Dr. med. dent. Karl Eichler
Dr. med. Roland Eichler

NEURODERMITIS:
erfolgreich behandelt durch
klassische Homöopathie

Die überdurchschnittliche Ausstattung
dieses Buches wurde durch die großzügige Unterstützung
des Pharmazeutischen Unternehmens
„Homöopathische Arzneimittel Barthel"
ermöglicht, das sich als Partner
der homöopathischen Ärzte versteht.

Nähere Informationen hierzu siehe am Ende des Buches.

Dr. med. dent. Karl Eichler
Dr. med. Roland Eichler

NEURODERMITIS:
erfolgreich behandelt durch
klassische Homöopathie

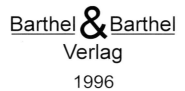

Barthel & Barthel
Verlag
1996

© 1996 Barthel & Barthel Verlag GmbH, Schäftlarn
Linzenzausgabe der Barthel & Barthel Publishing Corp., New York
Satz: Barthel & Barthel Verlag, Schäftlarn
Titelgestaltung: Gerhard Joksch, Starnberg
Gesamtherstellung: Kösel GmbH & Co., Kempten

Alle Rechte, insbesondere das Recht der Vervielfältigung und Verbreitung sowie der Übersetzung, vorbehalten. Kein Teil des Werkes darf in irgendeiner Form (durch Fotokopie, Mikrofilm oder ein anderes Verfahren) ohne schriftliche Genehmigung des Verlages reproduziert oder unter Verwendung elektronischer Systeme verarbeitet, vervielfältigt oder verbreitet werden.

ISBN 3-88950-100-1

Inhalt

Einleitung	6
Wissenschaftliche Grundlagen	9
Grundlegendes zur klassischen Homöopathie	18
Kasuistiken	27
Materia Medica	291
Ratschläge für den Neurodermitispatienten	346
Zur homöopathischen Selbstbehandlung	348
Literaturnachweis	349

Einleitung

Dieses Buch entstand aus der täglichen Praxis zweier homöopathischer Ärzte. Es soll keine rein wissenschaftliche Abhandlung über die Neurodermitis sein, hierzu möge sich der interessierte Leser in entsprechende Fachliteratur vertiefen. Unser Anliegen ist es, einerseits die klassisch-homöopathische Therapie an sich, als auch die durch diese Heilmethode gute Behandelbarkeit der Neurodermitis darstellen.

Anhand der Kasuistiken möchten wir zeigen, wie sich die klassische Homöopathie im Sinne Hahnemanns von anderen Therapiemethoden wie Komplexmittelbehandlung und Phythotherapie abgrenzen läßt, wodurch sie sich von solchen Methoden unterscheidet.

Die Neurodermitis nimmt in den letzten Jahren sehr stark zu, man darf von etwa drei Millionen Erkrankten ausgehen, man schätzt, daß 3–4 % aller Kleinkinder in Europa an Neurodermitis erkrankt sind.

Trotz zahlreicher auch neuester Erkenntnisse über die verschiedenen Ursachen der Erkrankung fehlt dennoch eine geniale, alle Aspekte erklärende Theorie der Neurodermitis, auch kann nicht mit einer idealen, im kausalen Sinne Heilung versprechenden Therapie aufgewartet werden (10). Es fehlt somit ein therapeutisches Gesamtkonzept, das man bei jedem Betroffenen anwenden könnte und dann auch immer und verläßlich Hilfe verspricht.

So stößt der rein schulmedizinisch ausgebildete Arzt hier sehr schnell an seine therapeutischen Grenzen und greift zu palliativ wirkenden Medikamenten.

Fast jeder Neurodermitispatient hat dieselbe Behandlungskarriere hinter sich. Zunächst die Behandlung mit Basis- bzw. Fettsalben, danach wegen unzureichender Wirkung die mit Kortison, dann schließlich die Behandlung in sogenannten alternativen Spezialkliniken, die sich alle mehr oder weniger intensiv der Diät-Therapie verschrieben haben, aber auch immer wieder zu den üblichen Salben greifen. Alle diese Therapien greifen in der Regel nur kurzfristig. Hinzu kommt, daß der Patient mit Ekzemen mit dem Eingeständnis seiner behandelnden Ärzte konfrontiert wird, die wahre Ursache für sein Leiden nicht zu kennen, was sich eher negativ auf die gemeinsame Vertrauensbasis auswirkt. Aus dieser Frustration heraus scheint es verständlich, daß solche Patienten oft den Weg zu alternativen Heilern und Laienbehandlern suchen, wo sie einer großen Vielzahl von „Therapien" ausgesetzt sind, die oft als „homöopathische Therapien" bezeichnet werden und mit der Homöopathie auch „in einen Topf geworfen werden", mit dieser aber nichts mehr gemein haben, so die Bachblütentherapie, die Phytotherapie, die Bioresonanztherapie, die Elektroakupunktur, das Heilfasten, die

Neuraltherapie, die Eigenblut-und Eigenharntherapie, das Schröpfen, die Blutegelbehandlung, der Aderlaß, die Fiebertherapie, etc.

Dazu kommt noch, daß der Betroffenen mit vielen unterschiedlichen Theorien über die Neurodermitis an sich konfrontiert wird , was der Unsicherheit der Patienten weiteren Nährboden gibt.

So gibt es Ärzte, die stets nur von einer Allergie sprechen und sich vollständig auf eine sehr strenge Diät verlassen. Andere verneinen dies und empfehlen eine konsequente Salben-und Kortisonbehandlung. Und wieder andere behandeln „über den Darm".

Der nächste vertritt die Ansicht, es sei „psychisch" bedingt.

Und wieder ein anderer sieht hier nur eine Verhaltensstörung der Mutter. Hier hat aber jeder nur „ein bißchen" recht, es wird damit dem multifaktoriellen Geschehen jeden einzelnen Falles nicht Rechnung getragen.

Dieses in ein bestimmtes Schema pressen ist unter wissenschaftlichen Gesichtspunkten falsch.

Kaum ein Patient, der sich da noch auskennt, der für sich oder sein Kind noch einen innerlich überzeugten therapeutische Weg gehen kann.

Die Situation für den betroffenen Patienten ist also alles andere als leicht einzuschätzen.

Aus dieser unüberschaubaren Vielzahl von verschiedensten Denkansätzen ragt die klassische Homöopathie als ein in sich geschlossenes streng wissenschaftliches Behandlungsprinzip.

Die homöopathische Behandlung fußt auf einigen grundlegenden Heilgesetzen, die sich seit ihrem Bestehen im Jahr 1796 nie geändert haben und von Hahnemann vorgegeben sind. Das exakte Befolgen dieser homöopathischen Heilgesetze vorrausgesetzt, kann, wie bei jeder anderen chronischen Krankheit auch, eine deutliche Besserung bei Neurodermitis erreicht werden. Der Name der Erkrankung spielt dabei nur eine untergeordnete Rolle, indem sich die Homöopathie stets unabhängig davon an diese von Hahnemann vorgegebenen Heilgesetze halten muß, was bedeutet, daß sie nicht einem ständigen Wechsel der gerade modern gewordenen (und nach einigen Jahren wieder verworfenen) Krankheitserkenntnisse und Theorien unterworfen ist.

Die erfolgreiche Behandlung bei Neurodermitis durch die homöopathische Heilmethode ergibt sich trotz der Tatsache, daß sie im Verlauf der Behandlung auf restriktive Pauschal-Diäten und unterdrückende Salbentherapien verzichtet.

Mit diesem Buch wollen wir den Versuch machen, dies zu demonstrieren. Die in diesem Buch veröffentlichten Fotografien haben wir in den letzten Jahren gesammelt, z.T. haben wir auch auf private Bilder zurückgreifen

Einleitung

müssen. Zum Teil wurden Bilder auch erst nach bereits erfolgter Besserung angefertigt, so daß der bei Behandlungsbeginn sehr dramatische Hautbefund nur noch beschrieben werden konnte.

Die teilweise schlechte Qualität bitten wir uns deshalb nachzusehen.

Würzburg, im Dezember 1995

Dr. med. dent. Karl Eichler
Arzt für Allgemeinmedizin
Homöopathie

Dr. med. Roland Eichler
Arzt für Allgemeinmedizin
Homöopathie

Übersicht über die wissenschaftlichen Grundlagen der Neurodermitis

Synonyme:

Neurodermitis constitutionalis. Neurodermitis diffusa. Neurodermitis disseminata. Neurodermitis atopica. Endogenes Ekzem. Atopische Dermatitis. Atopisches Ekzem. Milchschorf. Gneis. Eczema infantum. Eczema flexuarum.

Definition:

Das atopische Ekzem kann als eine chronische oder chronisch-rezidivierende, in ihrem morphologischen Aspekt und Gesamtablauf recht verschiedenartige entzündliche Hauterkrankung mit starkem Juckreiz gekennzeichnet werden, welche erbmäßig verankert ist und oft in der betreffenden Familie oder bei dem Erkrankten zusammen mit anderen atopischen Erkrankungen vom Soforttyp wie allergische Rhinitis, allergische Konjunctivitis, allergisches Asthma bronchiale und Heufieber vorkommt (Braun-Falco S. 313). (71)

Ursache:

Die wahre Ursache ist noch immer unbekannt, eine familiäre Belastung jedoch in 60-70 % der Fälle nachweisbar.

Erbgang:

Es dürfte sich weniger um die Vererbung eines einzelnen Gens handeln, als vielmehr um die Vererbung einer Disposition zur atopischen Reaktion verschiedener Systeme (Braun-Falco, S. 313). (71)
Das bedeutet auch, daß der Neurodermitispatient eine zwar angeborene Neigung dazu besitzt, und daß in der Familie des Patienten andere Erkrankungen wie allergisches Asthma und/oder Heuschnupfen gehäuft vorkommen, jedoch scheint diese Veranlagung nicht so imponierend zu sein, als daß sie ganz allein und in jedem Fall den Ausbruch der Erkrankung bedingt. Es müssen also noch weitere und bei jedem Erkrankten unterschiedliche Mitfaktoren für den Ausbruch der Erkrankung verantwortlich sein.
Interessant ist z. B. die Beobachtung, daß in den neuen Bundesländern die Neurodermitis seltener vorzukommen scheint als in den alten Bundesländern. Hier werden als mögliche Gründe der nicht vorhandene Verzehr von exotischen Früchten, die geringere Anzahl von Haustieren, die verstärkte

Immunitätslage der Kleinkinder durch Kleinkinderkrippen und seltenere Antibiotikatherapien diskutiert.

Neurodermitis und Allergie

Der Neurodermitispatient zeigt Störungen hinsichtlich der humoralen und zellulären Immunitätslage.
Neurodermitispatienten leiden häufig an Allergien, die über das Immunglobulin E (IgE) ablaufen und eine Sofortreaktion darstellen.
Diese Reaktionen treten bei Kontakt zu eigentlich nicht krankmachenden Umweltallergenen auf und sind durch den Intrakutantest nachweisbar.
IgE kommt demnach beim Neurodermitispatienten vermehrt vor.
IgE bedingte Erkrankungen wie das allergische Asthma bronchiale, Heuschnupfen, Reaktionen auf Tierhaare, Schimmelpilze und Hausstaub usw., sind daher beim atopischen Patienten gehäuft auftretend.
Da sich das IgE jedoch nicht nur an den Schleimhäuten, sondern auch auf der Haut befindet, sind hier bei entsprechendem Kontakt ebenfalls Möglichkeiten vorhanden, ekzematöse Beschwerden auszulösen, weshalb z. B. während der Pollenflugzeit bei einigen Patienten auch vermehrte Neurodermitisschübe auftreten können.
Liegen gegen bestimmte Nahrungsmittel entsprechende IgE-Antikörper vor, kann – wie bei 20 % der Kinder und nur bei etwa 5 % der Erwachsenen – auch hier eine neurodermitische Beschwerdezunahme auftreten.
Man schätzt, daß bei Neurodermitis-erkrankten Patienten in ungefähr 80 % der Fälle erhöhte IgE-Werte vorliegen.
Bei den restlichen 20 % liegen jedoch trotz starker Neurodermitis keine erhöhten Werte vor, so daß daraus der Schluß gezogen kann, daß die über das IgE laufende Allergie auch nicht die einzige und alleinige Ursache von neurodermitischen Hautveränderungen sein kann (7).
Das gleiche gilt für Allergien, die über zelluläre Mechanismen ausgelöst und gesteuert werden: sie sind bei Neurodermitikern nicht häufiger als bei anderen Menschen (7).
Hauttests vom Ekzemtyp mit Nachweis einer epidermalen Sensibilisierung (Kontaktallergie) sind beim Neurodermitispatienten selten, Hauttests vom urtikariellen Typ fallen dagegen bei etwa der Hälfte der Patienten positiv aus (8).
Ein positives Testergebnis kann vor allem dann erwartet werden, wenn gleichzeitig Erkrankungen wie allergisches Asthma bronchiale oder Heuschnupfen vorliegen.
Aus obigen Ausführungen ergibt sich, daß die Hauterscheinungen des Neurodermitikers keine rein allergischen Phänome darstellen (8).

Neurodermitis und zelluläre Immunität

Im Gegensatz zur überschießenden IgE-vermittelten Reaktion läßt sich bei der zellulären Immunitätslage hingegen eine Schwächung finden, was zur Folge hat, daß der Neurodermitispatient eine erhöhte Anfälligkeit für virale (z. B. Dellwarzenvirus, Verrucae vulgares und Herpesviren), bakterielle (z. B. Infektionen mit Staphylokokken) und mykotische (z. B. Hefepilze, Fußpilze) Infektionen besitzt. Im Falle von z. T. jahrelangen Kortisonanwendungen wird diese bereits vorhandene Schwäche natürlich gefördert, was solche Infektionen häufiger auftreten läßt.

Neurodermitis und Diäten

Gibt es eine spezifische Diät? Kann man damit Neurodermitis heilen?
Diese Fragen erhitzen seit Jahren die Gemüter.
Nein, es gibt keine eigentliche Neurodermitisdiät!
Der Neurodermitispatient kann eigentlich alles essen (Braun-Falco S. 322). (72)
Die moderne Gleichung „Milch = Ekzem" und „Keine Milch = Kein Ekzem" geht deshalb auch nicht zwangsweise auf.
Echte Nahrungsmittelallergien werden über das Immunglobulin E vermittelt und stellen somit Sofortreaktionen (selten später als innerhalb einer halben Stunde) am Magendarmtrakt in Form von Schmerzen, Übelkeit oder Durchfällen, an den Atemwegen in Form von Asthma bronchiale, an der Haut in Form von Urtikaria oder Ekzemverschlechterung oder an den Schleimhäuten in Form von geschwollenen Lippen, Kloßgefühl oder Juckgefühl im Hals dar.
Inwieweit jedoch der gleichzeitig an Neurodermitis erkrankte Patient auch eine gleichzeitige und sofortige und auch reproduzierbare Verschlechterung seiner ekzematösen Beschwerden durch ein bestimmtes Nahrungsmittel erfährt, kann nur sehr schwer beurteilt werden, da dieses Krankheitsbild von vielen verschiedenen Faktoren beeinflußt wird und nur schwerlich ein deutlich nachvollziehbarer Zusammenhang bewiesen werden kann.
Stellen sich jedoch Zeichen einer Überempfindlichkeitsreaktion gegen bestimmte Nahrungsmittel ein, so sind diese nach vorheriger Testung mittels Intracutantest und/oder oralem Provokationstest aus dem Speiseplan zu streichen.
Die uns in der Praxis oft vorgelegten seitenlangen Diätpauschalen sind dagegen strikt abzulehnen, da sie die große Gefahr einer Mangelernährung insbesondere bei Kindern in sich bergen.
So stellt z. B. Kuhmilch noch immer den größten Anteil an Calcium und Vitamin B_2 dar.
Sojaprodukte können keinen gleichwertigen Ersatz bieten.
Fleisch und Fisch liefern Proteine, Jod und Eisen, was gerade für Kinder in ihrem Wachstum unerläßlich ist.

Wissenschaftliche Grundlagen

Einseitige und unkritisch pauschale Neurodermitis-Diäten führen zu Wachstums- und Gewichtsstillstand, zu psychomotorischer Retardierung, zur Jodmangelstruma und alimentärer Hypothyreose, um nur einige Punkte aufzuzählen.

Auch ist eine generelle Prophylaxe der Neurodermitis durch eine spezielle Diät nicht möglich.

Jedoch „boomt" der Gedanke der Diäten nicht zuletzt auch deshalb, weil dem Betroffenen schulmedizinisch kaum befriedigende Therapien angeboten werden können. Die dann folgende Hinwendung zu Alternativen mündet oft in solchen Ergebnissen.

Dazu kommt sicherlich, daß ein betroffener Patient endlich das Gefühl hat, *aktiv* etwas tun zu können, was ihn aus seiner ehemals ohnmächtigen Situation herauszuführen scheint.

Die Erfahrung, die wir in unserer homöopathischen Praxis machen, ist die, daß fast jeder sich neu vorstellende Patient die eine oder andere Diät hinter sich gebracht hat, und daß nur ein sehr kleiner Teil dieser Patienten eine deutlich einzusehende Besserung seiner Beschwerden aufweisen kann, und dies um so seltener, je älter der Patient ist.

Kaum einer dieser Patienten wurde dabei einer fachärztlich-kompetenten oder klinischen Vordiagnostik zugeführt. Fast immer handelt es sich um Empfehlungen, Vermutungen und Laienratschläge.

Ausgehend von objektivierbaren Kriterien kommen verschiedene Autoren zu dem Ergebnis, daß bei höchstens 10-20 % der Patienten mit Neurodermitis eine Nahrungsmittelallergie von klinischer Relevanz ist (9).

Bei den sogenannten *Pseudoallergien* handelt es sich um Nahrungsmittelintoleranzen, die ohne die Beteiligung von IgE ablaufen. Pseudoallergie auslösende Nahrungsmittel sind oft Nahrungsmittelzusatzstoffe wie Konservierungsmittel (Benzoate, Salicylate und Disulfit), Farbstoffe (besonders Tatrazin und Cochenille-Rot- oft zu beobachten: Gummibärchen) und Weichmacher usw.

Zeigen sich im allergologischen Test eindeutige Ergebnisse, und stellt der Patient eindeutige Zusammenhänge zu seiner Neurodermitis fest, dann sollte er diese Stoffe natürlich auch in jedem Fall meiden, zumal solche Stoffe ja auch keinen wertvollen Nahrungsmittelbestandteil darstellen.

Bei den nicht-allergischen Reaktionen auf bestimmte Nahrungsmittel handelt es sich oft um Nahrungsmittel wie starke Gewürze, Alkohol, Zitrusfrüchte oder Schweinefleisch, die über eine Mehrdurchblutung der Haut und Schleimhäute über ihren erhöhten Säure- und Histamingehalt auf nicht-immunologischen Weg eine Zunahme der Beschwerden verursachen. Auch diese Nahrungsmittel sollten bei eindeutigen Zusammenhängen unbedingt gemieden werden.

Aus obigen Ausführungen ergibt sich, daß es demnach keine eigentliche Neurodermitisdiät geben kann, daß bei jedem Neurodermitispatienten eine individuelle Diagnostik vorgenommen werden muß und daß die Rolle der Diät sicherlich überschätzt wird.
Es empfiehlt sich jedoch ganz allgemein unter Berücksichtigung obiger Zusammenhänge, bei Zitrusfrüchten, exotischen Früchten, Farbstoffen, Konservierungsstoffen und gegebenenfalls bei Süßigkeiten, Nüssen und starken Gewürzen grundsätzlich Vorsicht walten zu lassen.
Die von Müttern oft gestellte Frage, ob sie bei ihrem Säugling auf Kuhmilch verzichten sollen und ob das Stillen von Bedeutung ist, bedarf einiger Erläuterungen:
Nun gilt für den Säugling, daß in den ersten sechs Monaten die Muttermilch sicherlich die optimale Ernährung darstellt, da diese alle notwendigen Nährstoffe in der richtigen Zusammensetzung enthält. Gerade bei atopisch veranlagten Kindern ist das Stillen von großer Bedeutung, da die Darmschleimhaut eines Säugling immunologisch noch nicht gereift, d. h. durchlässiger ist, was bei Kuhmilchgenuß zu einer erhöhten Invasion dieses Eiweißes führt und damit zu einer eventuellen Typ-I-Allergisierung beiträgt.
In diesen ersten Monaten ist es daher neben dem überaus wichtigen Stillen von Vorteil, auf mögliche Allergene wie Milch, Milchprodukte, Eier, Fisch, Nüsse und Sellerie zu verzichten, bis sich dann allmählich der Verdauungsapparat des Kindes immunologisch entwickelt hat, wodurch Fremdeiweiße wie zum Beispiel die Kuhmilch deutlich seltener eine Allergie auszulösen imstande sind.
Ist Stillen nicht möglich, kann zur Vorbeugung hypoallergene Kost verabreicht werden. Dieses Verfahren empfiehlt sich vor allem dann, wenn die atopische Belastung in der Familie hoch ist, d. h. wenn schon andere Familienmitglieder an Neurodermitis, Asthma oder Heuschnupfen erkrankt sind. Jedoch stellt auch das Stillen keinen verläßlichen Schutz dar und kann auch nicht ein Garant für ein verspätetes Auftreten der ersten neurodermitischen Hautveränderungen sein.

Klinik:

Man unterscheidet das Ekzem in der Säuglingszeit, das in der Kindheit und schließlich noch das des Jugendlichen und Erwachsenen.
Die Erstmanifestation zeigt sich meist nicht vor dem dritten Lebensmonat. Hier kommt es überwiegend im Gesicht und auf dem Kopf, selten an Stamm und Extremitäten zu trocken schuppenden oder nässenden und verkrustenden Erythemen bei sehr heftigem Juckreiz.
Dieses Stadium kann zur spontanen Abheilung kommen.

Wissenschaftliche Grundlagen

Jedoch veschlechtert sich bei spontaner oder therapiebedingter Besserung der Hauterscheinungen oft eine andere Erkrankung aus dem atopischen Formenkreis (Heuschnupfen, Asthma) (11) .

Je älter das Kind wird, um so mehr tritt dann ein ekzematöser, lichenifizierender und pruriginöser Charakter des Ekzems bei nun auch einsetzender Befallssymmetrie in den Vordergrund.

Hier sind dann auch meist die großen Gelenkbeugen, der Nacken und das Gesicht betroffen.

Der Neurodermitispatient bietet vom Aspekt her oft als Charakteristikum seitlich gelichtete Augenbrauen (Zeichen von Hertoghe).

Auch ein pelzmützenartiger Stirnhaaransatz und eine Lichtung der Haare im Schläfenbereich kann beobachtet werden ("Geheimratsecken").

Allen Erkrankten ist der quälende Juckreiz gemeinsam, der zu Schlaflosigkeit, Übermüdung und Leistungsminderung führt.

Um die Diagnose „Neurodermitis" zu stellen, unterteit man die Symptome der Patienten in Haupt- und Nebenkriterien ein. Zu den *Hauptkriterien* zählt man den Juckreiz, die typischen ekzemartigen Hauterscheinungen, den chronischen Verlauf und die positive Familienanamnese, zu den *Nebenkriterien* zählt man die trockene Haut, die Fischschuppenhaut, die allergischen Reaktionen vom Soforttyp im Hauttest, die erhöhten IgE-Werte im Blut, den frühen Beginn der Erkrankung, die Neigung zu Hautinfektionen mit Bakterien und Viren, die atopischen Hand- und Fußekzeme, die Brustwarzenekzeme, die Lippenentzündungen, das häufige Auftreten von Bindehautentzündungen, die Vorwölbung der Augenhornhaut, die Trübung der Augenlinse, die Gesichtsblässe oder auch Gesichtsrötung, die kleieförmige Hautschuppung, die ausgeprägten vorderen Nackenfalten, den Juckreiz beim Schwitzen, die Unverträglichkeit von Wolle und Reinigungsmitteln, die Betonung der Haarausführungsgänge, die Nahrungsmittelunverträglichkeit besonders bei Kindern, die Beeinflußbarkeit der Symptome durch Umwelteinflüße und emotionale Faktoren und den weißen Dermographismus (12).

Therapie:

Da eine kausale Behandlung nicht zur Verfügung steht, wird man sich schulmedizinisch auf eine überwiegend symptomatische, d. h. symptomunterdrückende Therapie stützen müssen.

Hierbei unterscheidet man die Behandlung mit Externa, die keine spezielle Wirksubstanz enthalten und überwiegend pflegenden und rückfettenden Sinn haben, also Fettsalben, Cremes und Öle von denjenigen Therapeutika, die innerlich oder äußerlich angewendet besondere Wirkkomponenten enthalten, z. B.:

– Kortisonpräparate
– Harnstoffpräparate

- Teerpräparate
- Zink
- Antibiotika
- Antimykotika
- Antihistaminika
- Nichtsteroidale Antiphlogistika (Bufexamac)

Die nach wie vor tragende Säule der Therapie stellen die Kortisonpräparate dar.

Offiziell wird empfohlen, eine Langzeitbehandlung mit Kortison zu vermeiden, da in Abhängigkeit von Länge und Stärke des verwendeten Präparates insbesondere bei Kleinkindern mit Nebenwirkungen wie z.B. adrenaler Suppression gerechnet werden muß.

Beim Erwachsenen drohen im Gesicht teleangiektatisches Erythem, eine Hypertrichose und eine rosazeaartige Dermatitis, in den Axillen und inguinalen Hautpartien kann es zu Striae-Bildung kommen und im Anogenitalbereich ist die Entwicklung eines Granuloma gluteale infantum nicht auszuschließen (13).

Empfohlen wird in Anbetracht dieser Schwierigkeiten eine sogenannte diskontinuierliche Therapie:

- die *Stufentherapie:* hier wird einige Tage lang ein starkes Kortisonpräparat angewendet, anschließend längere Zeit ein schwaches, um dann möglichst schnell nur noch ein Basisexternum zu geben.
- die *Tandemtherapie:* hier wird ein zwölfstündiger Wechsel zwischen Kortison und Basisexternum empfohlen.
- die *Intervalltherapie:* diese stellt einen mehrtägigen Wechsel dar.

Innerlich werden zur Linderung des Juckreizes meist Antihistaminika eingesetzt, bei schweren Fällen werden auch Tranquilizer wie Benzodiazepinverbindungen empfohlen.

In jüngerer Zeit therapiert man oft mit Gamma-Linolensäurepräparaten, da man, bedingt durch Forschungsergebnisse jüngeren Datums, annimmt, daß beim Neurodermitispatienten zwar die essentielle Fettsäure Linolsäure erhöht ist, die Folgeprodukte Gamma-Linolensäure (GLS) und Prostaglandin E 1, die im Körper durch enzymatische Umwandlung gebildet werden, dagegen erniedrigt sind, was auf einem Enzymdefekt beruhen dürfte. Ein Mangel an essentiellen Fettsäuren führt jedoch zu transepidermalem Wasserverlust mit schuppiger, trockener Haut, die auf Entzündungsreize sehr empfindlich reagiert; darüber hinaus ist PGE 1 für die Reifung von T-Lymphozyten von wesentlicher Bedeutung, so daß auch der immunologische Aspekt der Neurodermitis über den PGE-1-Mangel erklärt werden kann (14).

Weitere therapeutische Maßnahmen sind Umschläge, Bäder, Tuch- und Folienbehandlungen, sowie eine Kombination aus UVA- und UVB-Bestrahlungen.

Wissenschaftliche Grundlagen

Eine teilweise recht deutliche Linderung ihrer Beschwerden erfahren manche Patienten durch ein Reizklima, wobei sich hier das Hochgebirgsklima bei einer Höhe ab 1500 Meter, das Nordseeklima und das Hochseeklima besonders bewährt hat.

Zusammenfassend kann man sagen, daß es sich bei der Neurodermitis um eine unspezifische und genetisch bedingte Überempfindlichkeitsreaktion handelt, die durch multifaktorielle Faktoren und Unspezifität gekennzeichnet und starken individuellen Schwankungen unterworfen ist. Die Ursachen der Erkrankung sind letztlich nach wie vor ungeklärt. Liegen bei dem einen Patienten als Auslöser Nahrungsmittel auf der Hand, so mögen bei einem anderen nur Streßfaktoren eine auslösende Funktion haben. Wurde bei einem Patienten einmal ein Schub durch Nahrungsmittel ausgelöst, werden dieselben Nahrungsmittel vier Wochen später plötzlich vertragen, oder eine starke psychische Belastung, oder ein plötzlicher Wetterwechsel, oder eine hormonelle Umstellungsphase, oder die Einnahme eines Antibiotikums, oder eine Impfung führt zum Schub.
Die therapeutischen Möglichkeiten sind sehr begrenzt, denn durch die oben erwähnten Therapeutika lassen sich zwar durchaus momentane Besserungen erreichen, jedoch gelingt es trotz aller Maßnahmen nicht, diese Erkrankung zu heilen, so daß man durchaus sagen kann, daß die Neurodermitis durch diese Therapien nur palliativ zu beeinflussen ist.

Welche „alternativen" Therapien werden angeboten?
Therapien:
Phytotherapie, anthroposophische Therapie, Eigenbluttherapie, Immunglobuline, Gegensensibilisierung, Symbioselenkung, Milch-Peptide, Luftionisation, Neuraltherapie, Refelexzonenmassage, Ohrakupunktur, Ionensalben, Zelltherapie, Vitamintherapie und bakterielle Impfungen.
Auch bezüglich der Diagnostik existieren „Alternativmethoden":
Elektroakupunktur nach Voll, Haaranalysen, Decoder-Dermographie, Kirlian-Photographie, Pendel, Augendiagnose etc.
Es ist durchaus verständlich, daß Patienten, die an chronischen und therapierefraktären Krankheiten leiden, in der Hoffnung auf Heilung nach jedem „Strohhalm" greifen, daß sie gerne Außenseitermethoden „probieren". Eine überzeugende Wirksamkeit solcher Methoden konnten wir gemäß den Erfahrungen mit denjenigen Patienten, die sich in unserer Praxis vorstellen und die fast alle die eine oder andere Methode versucht haben, jedoch noch nicht feststellen. Damit nicht genug, bieten einige dieser Methoden, wie zum Beispiel die Zelltherapie, wegen der bei Atopikern möglichen Sensibilisierung sogar große Gefahren. Auch bezüglich der alternativen therapeutischen und diagnostischen Denkansätze scheint der Neurodermitis-Patient also auf mehr oder weniger „verlorenem Posten" zu stehen. Trotzdem möch-

ten wir betonen, daß es uns nicht darum geht, hier bestimmte Methoden zu verteufeln. Wenn ein Neurodermitis-Patient eine subjektive Besserung durch die eine oder andere Therapie erfährt, spricht auch nichts dagegen, wenn er bei dieser Therapieform bleibt. Entscheidend für den Patienten ist es nun einmal, daß ihm geholfen wird, und dem Patienten ist es völlig gleichgültig, ob eine Methode seriös und rational begründbar ist, solange es ihm nur besser geht.

Wie beurteilt der homöopathische Arzt die schulmedizinisch üblicherweise durchgeführte Therapie der Neurodermitis?

Die schulmedizinische Therapie der Neurodermitis ist eine rein symptomatische, indem die jeweiligen hierfür meist gebrauchten Medikamente wie Fett-, Teer- und Kortisonsalben nur aufgrund lokaler Symptome, nämlich trockene und juckende Haut, ohne Berücksichtigung der Gesamtsymptomatik angewendet werden. Diese Art des Behandelns gründet auf der Annahme, daß man den jeweiligen Krankheitssymptomen entgegenwirken müsse („Allopathie"). Das bedeutet, daß äußere Krankheitserscheinungen vorübergehend verschwinden, ohne daß die Krankheit selbst geheilt wurde. Nun ist für uns homöopathische Ärzte jedoch ein äußeres, sichtbares pathologisches Substrat nur eine Manifestation für eine gesundheitliche Störung des *gesamten* Menschen. Werden solche äußeren Manifestationen durch Salbenbehandlungen unterdrückt, folgen in der Regel schwerere und dann eben oft innere Leiden, in diesem Fall zum Beispiel Asthma bronchiale, nach.

Die heute beobachtete Häufung von Asthma bronchiale und Heuschnupfen bei Neurodermitispatienten könnte durchaus auch in diesem Zusammenhang zu sehen sein, d. h. auf einer lokalen Suppression beruhen, oder durch diese zumindest zu einem gewissen Teil mitverursacht werden.

HAHNEMANN schreibt dazu: „Denn, erstlich, darf, wenn der Arzt gewissenhaft und verständig verfahren will, kein Haut-Ausschlag, gar keiner, er sei von welcher Art er wolle, durch äußere Mittel vertrieben werden. Die menschliche Haut bringt aus sich allein, ohne Zuthun des übrigen, lebenden Ganzen, keinen Ausschlag hervor, wird auch auf keine Weise krank, ohne vom allgemeinen, krankhaften Befinden, von der Innormalität des ganzen Organismus dazu veranlaßt und genöthigt worden zu sein. Allemal liegt ein ungehöriger Zustand des ganzen, inneren, belebten Organismus zum Grunde, welcher daher zuerst zu berücksichtigen und also auch nur durch innere, das Ganze umändernde, bessernde und heilende Arzneien zu heben ist, worauf dann auch der, auf der inneren Krankheit beruhende Ausschlag, ohne Beihülfe eines äußeren Mittels, von selbst heilt und verschwindet, oft schneller, als durch äußere Mittel (15)."

Auch im § 189–193 des Organon nimmt er dazu ausführlich Stellung (16).

Grundlegendes zur klassischen Homöopathie

Über die Homöopathie bestehen nicht nur seitens der Laien, sondern auch unter Ärzten die z.T. abenteuerlichsten Vorstellungen. Ist das beim Laien verständlich, so stimmt es jedoch nachdenklich, daß so wenig Ärzte wirkliche Kenntnisse über diese Heilmethode besitzen und stets nur die gleichen von anderen übernommenen Vorurteile vorbringen.

Man muß sich fragen, woran das liegt. Sicherlich nur teilweise daran, daß es an einer diesbezüglich universitären Ausbildung der zukünftigen Ärzteschaft fehlt. Es liegt zum großen Teil auch an der mangelhaften Qualität derjenigen, die angeblich Homöopathie anwenden, und deren Ruf durch eine unsachgemäße Ausübung schädigen. Welch geradezu perversen Abarten werden da als angeblich „homöopathische" Behandlung angeboten. Da werden Heilmittel „ausgependelt", mit Horoskopen in Verbindung gebracht, durch Elektrotests ermittelt, usw. und dann werden Komplexmittel verabreicht, alles unter dem Namen der Homöopathie. Die (ärztlichen) Gegner der Homöopathie halten solche Methoden nun aber auch für „homöopathische" Behandlungsprinzipien, da sie ja nie gelernt haben, was wahre Homöopathie überhaupt bedeutet, so daß sich naturgemäß ein dann auch verständliches Feindbild gegen diese Heilmethode entwickeln muß.

Solche Behandlungsarten haben jedoch mit der von Hahnemann vorgegebenen Homöopathie nichts mehr gemein.

Aber auch solche homöopathischen Ärzte, die quasi mit Scheuklappen behaftet nur noch die Homöopathie lobpreisen und fast jede schulmedizinische Behandlung von vorneherein verteufeln, schaden dem Ruf derjenigen homöopathischen Ärzte, die sich um Seriosität bemühen und die Homöopathie entsprechend dem heutigen Wissensstandard anwenden. Denn welcher homöopathische Arzt wird sich beispielsweise nicht die Errungenschaften einer soliden Diagnostik zueigen machen, welcher homöopathische Arzt wird auf sinnvolle Diagnostik und evtl. Röntgenbefunde verzichten wollen, wo dies sinnvoll ist, usw.?

Manche Leser werden sich wohl fragen, warum wir hier den Begriff der klassischen Homöopathie wählen, denn es dürfte doch sowieso nur *eine* Homöopathie geben. Dies trifft völlig zu, dem kann man nur zustimmen. Doch wegen der wie oben beschriebenen begrifflichen Verwirrungen und Verzerrungen möchten wir dadurch zum Ausdruck bringen, daß es uns hier um diejenige Homöopathie geht, wie sie uns von Hahnemann gelehrt wurde.

Im folgenden möchten wir eine kurze Einführung in die Denkweise der klassischen Homöopathie geben.

Die vier wesentlichen Grundpfeiler, die diese Methoden kennzeichnen, sind folgende:

– Daß man solche Substanzen als Medikament verwendet, die man vorher am relativ gesunden Menschen erprobt hat (Arzneimittelprüfung am Gesunden).
– Daß man die so geprüften Substanzen gemäß dem Ähnlichkeitssatz in jedem Krankheitsfall als Medikament anwendet.
– Daß man in jedem Krankheitsfall nur einziges Medikament auf einmal verabreicht.
– Daß man mit kleinsten Dosen behandelt.

1. Das Ähnlichkeitsgesetz:
„Jedes wirksame Arzneimittel erregt im menschlichen Körper eine Art von eigener Krankheit. Man ahme die Natur nach, welche zuweilen eine chronische Krankheit durch eine hinzukommende heilt, und wende in der zu heilenden (vorzüglich chronischen Krankheit) dasjenige Arzneimittel an, welches eine andere möglichst künstliche Krankheit zu erregen imstande ist, und jene wird geheilt werden; Similia similibus (Ähnliches mit Ähnlichem)."
In dem § 22 u. folgenden des Organon (17) stellt Hahnemann das Ähnlichkeitsgesetz dar: Similia similibus curentur.
So erzeugt gemäß § 22 des Organon das ähnliche Arzneimittel im Organismus eine ähnliche, stärkere künstliche Krankheit, stimuliert die spezifischen Verteidigungskräfte und behebt dadurch die schwächere natürliche Krankheit.
Dieser Ähnlichkeitssatz geht auf einen Selbstversuch Hahnemanns zurück, der nach der Einnahme von Chinarinde an sich malariaähnliche Symptome feststellte.
Hahnemann schreibt darüber: „Ich nahm des Versuchs halber etliche Tage zweimal täglich jedesmal 4 Quentchen gute China ein; die Füße, die Fingerspitzen usw. wurden mir erst kalt, ich ward matt und schläfrig, dann fing mir das Herz an zu klopfen, mein Puls ward hart und geschwind, eine unleidliche Ängstlichkeit, ein Zittern (aber ohne Schauer), eine Abgeschlagenheit durch alle Glieder, dann Klopfen im Kopfe, Röte der Wangen, Durst, kurz alle mir sonst beim Wechselfieber gewöhnlichen Symptome erschienen nacheinander, doch ohne eigentlichen Fieberschauer. Mit kurzem: auch die mir bei Wechselfieber gewöhnlich besonders charakteristischen Symptome, die Stumpfheit der Sinne, die Art von Steifigkeit in allen Gelenken... Dieser Praoxysmus dauerte zwei bis drei Stunden jedesmal und erneuerte sich, wenn ich diese Gabe wiederholte, sonst nicht."
Nun fragte sich Hahnemann, ob die heilende Wirkung dieser Chinarinde auf die Malaria nicht vielleicht auf die Symptomähnlichkeit zurückzuführen sein könnte. An einem Patienten mit furchtbarem chronischen Brechdurchfall, kalten Schweißen und kollapsähnlichem Zustand, der seit Jahren von den

Grundlegendes

damaligen Ärzten erfolglos behandelt wurde, machte er den ersten erfolgreichen therapeutischen Versuch, der zur vollständigen Heilung führte. Dies führte dazu, daß Hahnemann begann, eine lange Kette von wissenschaftlich dokumentierten Arzneimittelprüfungen durchzuführen. Durch seine umfangreichen Arzneimittelprüfungen und deren Anwendungen am Kranken wurde Hahnemann schließlich klar, daß ein sinnvoller therapeutischer Weg nicht darin bestehen kann, Krankheitssymptome durch gegensätzliche Maßnahmen zu unterdrücken, sondern daß der Kranke eines therapeutischen Reizes bedarf, der seine natürlichen Heilungskräfte zu fördern in der Lage ist. Dies gelingt, indem er ein seinen Krankheitssymptomen ähnliches Arzneimittel erhält, wobei es erforderlich ist, bei jedem Arzneimittel genau zu wissen, was es auslöst (Ergebnis der Arzneimittelprüfung am Gesunden), um es dann mit den Symptomen des jeweiligen Kranken zu vergleichen. Ähneln sich die beiden Symptombilder, wird *dieses eine* Arzneimittel auch in der Lage sein, *diesen einen* Patienten zu heilen.

Um jedoch nach dem Ähnlichkeitsgesetz arbeiten zu können, müssen auch die Konsequenzen bedacht werden, die sich aus diesem ergeben:

Um zu den Symptomen des Patienten zu kommen, die mit den Symptomen der einzelnen Arzneimittel verglichen werden müssen, genügt es nun – im Gegensatz zur Schulmedizin – nicht, eine bloße Diagnose, z. B. „Ulcus ventriculi" oder „Konjunctivitis" oder „Pneumonie" oder „Schwindel" oder „Kopfschmerzen" zu stellen, auch veränderte Laborwerte sind kein ausreichendes „Symptom". Solche Angaben sind quasi nicht zu gebrauchen, da sie nicht individuell und viel zu allgemein gehalten sind, was jedoch nicht bedeuten soll, daß klinische Befunde keine Rollen spielen. Im Gegenteil spielen diese durchaus auch als pathognomoische Symptome für die Arzneiwahl eine wichtige Rolle.

Was den Homöopathen aber besonders interessiert, ist vor allem das komplette Symptom und die Totalität aller Symptome des Kranken.

Der homöopathische Arzt muß demnach seinen Patienten auffordern, alle seine Beschwerden, auch diejenigen, die er vielleicht für unwichtig hält, ganz genau zu schildern. Hier bieten sich beim direkten Befragen des Patienten die sieben W's an:

- Warum (cur): Hier interessiert vor allem die Äthiologie einer Krankheit, also etwaige Folgen von Gemütsschwankungen, von Temperatureinflüssen, Nässe, Hitze, Abkühlung, Verletzungen, Folge von Impfungen, usw.
- Wer (quis): Dies betrifft die Personalien, das Alter und das Geschlecht, den Beruf.
- Was (quis): An was leidet der Patient? Wie empfindet er seinen Schmerz? Welche Art von Gefühlen hat er bei bestimmten Beschwerden usw.

Grundlegendes

- Wo (ubi): Wo genau sitzt der Kopfschmerz, wo genau der Bauchschmerz, wo der Hautausschlag, an welcher Seite die Angina, an welcher die Ovarcyste usw.
- Wann (quando): Um wieviel Uhr begann das Fieber, wann friert er, wann ist er müde, wann wacht er nachts immer auf, ab wieviel Uhr ist er schlaflos, um wieviel Uhr kommt es zu Juckkrisen usw.
- Unter welchen Bedingungen (quamodo): Was bessert und was verschlimmert die Symptome, also was verstärkt z.B. das Jucken der Neurodermitis, was lindert usw.
- Welche Begleitsymptome (quibus auxilius): z.B. Augenflimmern immer bei Migräne, verstärker Hautausschlag immer bei Asthma usw.

Hat man nun wirklich alle Symptome des Kranken erfaßt, stellt sich die Frage, welche Symptome man denn nun zum Vergleich mit den Arzneimittelbildern in Betracht ziehen soll. Sicherlich wäre es falsch, alle 10, 20 oder vielleicht 100 Symptome quasi statistisch aufzulisten und diese alle zur Arzneiwahl heranzuziehen. Hahnemann gibt uns hierzu im §153 des Organon die Anweisung, daß aus der Gesamtheit der Symptome „fast einzig" die *charakterischen Symptome des Kranken zur Wahl zu nehmen sind und daß diesen sehr ähnliche in der Symptomreihe der gesuchten Arznei entsprechen müssen* (18).

Zunächst sind die vom Patienten erhaltenen Symptome in einer bestimmten Wertigkeit der folgenden Reihenfolge zu unterziehen (= Hierarchisation):
1. Auffallende Symptome
2. Geistes- und Gemütssymptome
3. Allgemeinsymptome
4. Ursachen
5. Begleitsymptome
6. Alternantien
7. Lokalsymptome

Die auffallenden Symptome eines Patienten lassen sich noch näher differenzieren (19):
1. Das *Symptom ist auffallend an sich.*
2. Das *Symptom fällt durch die Modalität auf.*
3. Das *Symptom fällt durch die Lokalisation auf.*
4. Das *Symptom fällt durch Gefühle auf.*
5. Das *Symptom fällt durch seine Erstreckung auf.*
6. Das *Symptom fällt durch Beginn, Verlauf und Ende auf.*
7. Die *Kombination konträrer Symptome ist auffallend.*
8. Das *Symptom fällt durch die Periodizität auf.*
9. *Abwechselnde Symptome fallen auf.*
10. Das *Symptom fällt durch die zeitliche Abfolge auf.*
11. *Auffallend durch vikariierende Symptome.*

Grundlegendes

12. *Auffallend durch das Fehlen von zu erwartenden Symptomen.*
Hat man nun endlich alle Symptome erfaßt und hat außerdem bezüglich der charakteristischen Symptome seine Auswahl getroffen, werden diese so erhaltenen Symptome gewertet, d.h. hierarchisiert.

Bei der Hierarchisation der Symptome geht man nach der oben angeführten Reihenfolge der Symptome vor.

Äthiologische Symptome haben unbedingten Vorrang, gefolgt von Gemütssymptomen, Geistessymptomen, Allgemeinsymptomen, Verschlimmerungen, Besserungen, Abneigungen, Verlangen, Schlaf- und Sexualssymptomen und ganz am Schluß den Lokalsymptomen.

Zur Arbeitserleichterung gibt es hierfür bis jetzt über 110 sogenannte „Repertorien", in denen sehr viele der bis jetzt bekannten Mittel bei den verschiedenen Symptomen aufgeführt sind.

Zum Repertorisieren wählt man aus der Gesamtheit der aufgenommenen Symptome des Kranken die charakateristischen und die pathognomonischen aus und hierarchisiert im allgemeinen fünf führende Zeichen; die Mittel, die in jedem der beiden an der Spitze stehenden Symptome vorkommen, werden in den nächsten Symptomen aufgesucht; gewählt wird das allein oder am stärksten sich durchziehende Mittel (20).

Aus obigen Zusammenhängen ist es nun auch leicht nachvollziehbar, daß ein Verordnen nach Diagnosen (z. B. Husten, Fieber, Bronchitis, Neurodermitis, Heuschnupfen, Ekzem usw.) eben nicht homöopathisch ist.

Bei jedem Krankheitsfall müssen neben der Diagnose vor allem die charakteristischen und individuellen Symptome dieses jeweiligen Kranken beachtet werden.

Die dann erfolgende Arzneigabe muß sich auf diese „Charakteriska" gemäß dem Ähnlichkeitssatz beziehen.

Doch wie oft wird diesen grundlegenden Gesetzen zuwidergehandelt. Beispiele: Chamomilla bei Zahnung (obwohl hier im Repertorium neben Chamomilla noch mehr als 20 Mittel aufgeführt sind), Belladonna bei Fieber, Sulphur und Graphites bei Ekzemen, Cantharis bei Blasenentzündungen usw.

Noch schlimmer wird es, wenn unterschiedliche Beschwerden gleichzeitig mit verschiedenen Mitteln behandelt werden: Z. B. erhält ein Patient ein Mittel für sein Hautjucken, eines für seine Magenschmerzen und noch eines für seine Schlafstörungen. Solche Verordnungen orientieren sich nicht am ähnlichsten Mittel, da die größtmögliche Ähnlichkeit ja nicht bei einem Gemisch von Mitteln vorkommen kann, ein solches Therapieren hat mit der Homöopathie nichts mehr zu tun.

2. Die Anwendung nur eines einzigen Medikamentes auf einmal.
Dies ergibt sich als logische Konsequenz aus den oben angeführten Zusammenhängen.

Hahnemann schreibt dazu im § 273 des Organon (21): „In keinem Falle von Heilung ist es nötig und deshalb allein schon unzulässig, mehr als eine einzige, einfache Arzneisubstanz auf einmal beim Kranken anzuwenden. Es ist nicht einzusehen, wie es nur dem mindesten Zweifel unterworfen sein könne, ob es naturgemäßer und vernünftiger sei, nur einen einzelnen, einfachen, wohl gekanntem Arzneistoff auf einmal in einer Krankheit zu verordnen, oder ein Gemisch von mehreren, verschiedenen. In der einzig wahren und einfachen, der einzig naturgemäßen Heilkunst, in der Homöopathie, ist es durchaus unerlaubt, dem Kranken zwei verschiedene Arzneisubstanzen auf einmal einzugeben." Und im § 274 des Organon (22): „Da der wahre Heilkünstler bei ganz einfachen, einzeln und unvermischt angewendeten Arzneien schon findet, was er nur irgend wünschen kann, (künstliche Krankheitspotenzen, welche die natürlichen Krankheiten durch homöopathische Kraft vollständig zu überstimmen, sie für das Gefühl des Lebensprinzips auszulöschen und dauerhaft zu heilen vermögen,) so wird es ihm nach dem Weisheitsspruche: „daß es unrecht sei durch Vielfaches bewirken zu wollen, was durch Einfaches möglich". nie einfallen, je mehr als einen einfachen Arzneistoff als Heilmittel auf einmal einzugeben, schon deshalb nicht, weil, gesetzt auch, die einfachen Arzneien wären auf ihre reinen, eigentümlichen Wirkungen, im ungetrübten, gesunden Zustande des Menschen völlig ausgeprüft, es doch unmöglich vorauszusehen ist, wie zwei und mehrere Arznei-Stoffe in der Zusammensetzung einander in ihren Wirkungen auf den menschlichen Körper hindern und abändern könnten und weil dagegen ein einfacher Arzneistoff bei seinem Gebrauche in Krankheiten, deren Symptom-Inbegriff genau bekannt ist, schon vollständig und allein hilft, wenn er homöopathisch gewählt war, und selbst in dem schlimmsten Falle, wo er der Symptom-Ähnlichkeit nicht ganz angemessen gewählt werden konnte, und also nicht hilft, doch dadurch nützt, daß er die Heilmittel-Kenntnis befördert, indem durch die in solchem Falle von ihm erregten neuen Beschwerden diejenigen Symptome bestätigt werden, welche dieser Arzneistoff sonst schon in Versuchen am gesunden menschlichen Körper gezeigt hatte; ein Vorteil, der beim Gebrauch aller zusammengesetzten Mittel wegfällt."

3. Die Erprobung der als Medikament verwendeten Substanzen am gesunden Menschen.
Hierauf sind wir schon oben eingegangen:
In solchen Arzneimittelprüfungen wird einem relativ gesunden Menschen eine einzige (!) Substanz verabreicht, die er solange morgens einnimmt, bis sich die ersten Symptome zeigen, die aus dieser Einnahme resultieren. Die

danach weiter zu beobachtenden Symptome werden notiert und mit den Symptomen anderer Prüfer zu einem sogenannten Arzneimittelbild zusammengefaßt. Erst die genaue Kenntnis dieser Arzneimittelbilder und Symptome und deren Vergleich mit den Symptomen des Kranken macht dann die Verordnung eines einzigen Arzneimittels nach dem Ähnlichkeitssatz möglich, indem eben dasjenige Arzneimittel verschrieben wird, welches die größtmögliche Ähnlichkeit zwischen den Symptomen des Arzneimittels und den Symptomen des zu behandelnden Kranken aufweist.

4. Dosierung und Potenzwahl
Da ein Patient auf ein ihm ähnlichstes Arzneimittel empfindlich reagieren kann, soll die kleinstmögliche Menge gegeben werden.
1-3 Globuli reichen völlig aus.
Das Medikament darf nur einmal gegeben werden, um danach zunächst abzuwarten. Die Wiederholung des Mittels orientiert sich an der Aktivität des Krankheitsprozeßes, an der Wirkdauer auf den Kranken und an der Potenzhöhe des gegebenen Mittels.
Hier sind teilweise monatelange Wirkphasen abzuwarten.
Als Hahnemann mit seinen Arzneimittelversuchen begann, mußte er bald feststellen, daß die Mittel in unverdünnter Form viel zu stark wirkten, so daß er damit begann, diese Arzneimittel zu verdünnen. Dabei zeigte sich, daß sogar und gerade hochverdünnte Substanzen in ihrer Anwendung am Kranken eine überzeugende Wirkung entfalteten. Diese Wirkung war um so größer, wenn er nicht nur verdünnte, sondern die Verdünnung auch noch mit heftigen Schüttelschlägen verband. Diese Verbindung aus Verdünnung und Verschüttelung nannte er Potenzierung.
Durch die Verdünnung meinte Hahnemann, die materielle Arzneimittelsubstanz allmählich in einen „inneren, geistartigen" Zustand zu überführen und dadurch die „latenten, vorher unmerklich, wie schlafend in ihnen verborgen gewesenen, dynamischen Kräfte" angeregt zu haben. Moderner ausgedrückt könnte man sagen, daß durch den Potenzierungsprozeß die Arzneikraft von ihren materiellen Hüllen befreit wird, daß dadurch sonst wirkungslose Substanzen zu hochwirksamen Arzneien werden.
Das Mittel wurde in kleinster Dosierung mit 99 Teilen Wasser, Weingeist oder Milchzucker aufgelöst (= C 1) und diese so gewonnene Verdünnung durch nochmalige Verschüttelung mit 99 Teilen zu einer zweiten Centesimalpotenz (= C 2) erhoben.
Heute in der Homöopathie übliche Potenzen sind die C 30, C 200, M, XM und MM.
Neuere Forschungsergebnisse der modernen Physik lassen erahnen, daß durch diesen Potenzierungsprozeß die Arzneienergie freigesetzt und übertragen wird.

Grundlegendes

5. Die Lehre von den Miasmen.
Laut HAHNEMANN sind die Miasmen durch Ansteckung oder Erbschaft eingeprägte Krankheiten. Wir unterscheiden zwischen der Psora (Hauptmittel nach HAHNEMANN Sulphur, nach ORTEGA Calcarea), der Pseudopsora (Hauptmittel Tuberculinum), der Sykosis (Hauptmittel nach HAHNEMANN Thuja, nach ORTEGA Pulsatilla) und der Syphilis (Hauptmittel Mercurius solubilis).
Der Miasmenlehre kommt in der Homöopathie größte Bedeutung zu.
Das Thema ist jedoch so komplex, daß es in diesem Rahmen nicht erläutert werden kann. Hier verweisen wir auf weiterführende Literatur.
Gerade bei der Behandlung von Neurodermitis-Patienten, die häufiger psorische oder pseudopsorische Belastungen aufweisen, läßt sich ohne Berücksichtigung chronisch-miasmatischer Symptome eine Heilung nicht erreichen. Grundsätzlich soll zuerst das aktivste Miasma behandelt werden, danach die – natürlich gemäß dem Ähnlichkeitssatz – folgenden miasmatischen Störungen.
Soweit zur Theorie der Homöopathie.
Lassen Sie uns nun zum wesentlichen Teil unseres Buches, zu den Kasuistiken weitergehen.

Kasuistiken

1. Fall:

39jährige Patientin.
Erstkonsultation am 7.12.1987.

Familienanamnese:
Vater: zweimaliger Herzinfarkt, Apoplex mit 64 Jahren.
Keine atopischen Erkrankungen, keine Allergien soweit bekannt.

Eigenanamnese:
Im Kleinkindalter Masern, Keuchhusten und Windpocken.
Das Ekzem begann 1977 i. B. der Arme und Hände, zunächst jedoch nur sehr gering ausgeprägt. Vor drei Monaten hatten sich dann Rötungen an den Fingern gezeigt, danach wurden auch die Handgelenke, die rechte Wade und beide Fußrücken befallen. Seit Anfang Dezember 1986 wird es von Tag zu Tag schlimmer.
Da die Patientin Friseurin ist, hatte man von dermatologischer Seite aus eine beruflich bedingte Kontaktdermatitis vermutet. Die daraufhin durchgeführten Allergietestungen hatten aber nichts ergeben, woraufhin man einen akuten Schub eines endogenen Ekzems diagnostizierte.

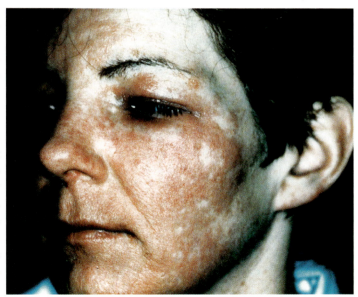

Befund vom 7.12.1987:
Im Bereich des Gesichtes und beider Arme, betont an den Unterarmen, finden sich flächige, relativ scharf begrenzte Erytheme, teilweise nässendkrustös, an Armen und im Gesicht fast im Sinne einer Erythrodermie (siehe Bilder). Die Haut war schwerstens betroffen durch ein akut entzündliches, exsudatives Geschehen.

Beschwerden am 7.12.1987:
Sie beklagt ein „fürchterliches" Brenngefühl in den betroffenen Hautpartien, was erheblich schlimmer sei als der auch vorhandene Juckreiz. Sie hätte

Kasuistiken

richtige Hitzeanfälle, die von den Händen ausgehen und sich wie eine Wallung über den Hals bis zum Gesicht erstrecken.
Die Haut würde nässen und sehr stark spannen. Sie würde sich täglich immer intensiver rot verfärben und sich immer stärker entzünden. Das Brennen wäre überaus schmerzhaft, besonders in frostiger und naßkalter Witterung.
Auch verschlimmere es sich abends.
Wärme wäre ohne Einfluß, Ruhighalten und Eincremen mit Fettsalben lindere nur wenig.
Durch den Genuß von stark gewürzten Speisen, wie z. B. griechischen Gerichten (die sie besonders gerne esse), würde es sich quasi sofort verschlimmern.

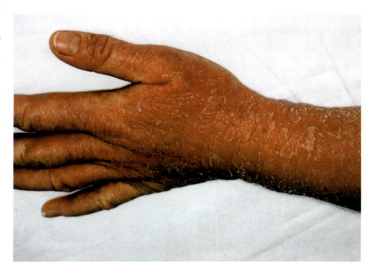

Ansonsten wäre sie gesund.
Ihr Appetit wäre normal.
Den größten Hunger hätte sie immer gegen 10 Uhr bis ½ 11 Uhr und abends zwischen 18 und 19 Uhr.
Vorlieben: Brot, Obst, Schokolade, Kaffee, Kuchen, Nachspeisen.
Abneigungen: Geflügel, Wild, stark gegen Fisch und fettes Fleisch, scharfe Getränke wie Cognac und Whiskey.
Sie rauche 20 Zigaretten pro Tag.
Durst eher wenig, ca. 1½ Liter täglich, hauptsächlich Kaffee.
Ab und zu salziger Mundgeschmack.
Ihr Stuhlgang wäre unproblematisch.
Menarche 14jährig. Periode alle 28–30 Tage, vier Tage dauernd. Normal starker Blutfluß, selten einmal hätte sie dabei etwas Kopfschmerzen.
Ihr Schlaf sei ruhig und traumlos. Ins Bett ginge sie nie vor ein oder zwei Uhr, weil sie vorher einfach nicht müde wäre. Schlaflage bevorzugt auf dem Bauch, die Arme angewinkelt und ohne Kopfkissen.
Schwitzen würde sie nur wenig.
Keine ihr bewußte Wetterfühligkeit bis jetzt. Lieber hätte sie es aber schon warm.

Gemüt: Sie beschreibt sich als manchmal aufbrausend, kämpferisch und teilweise fast fanatisch. Sie wäre sehr zuverlässig. Widerspruch ertrage sie nur, wenn er gerechtfertigt ist. Im Beruf wäre sie peinlich genau. Ängste kenne sie nicht, vor Tieren hätte sie aber schon etwas Respekt. Alleinsein könne sie sehr gut. Trost wäre für sie Mitleid oder tätige Mithilfe, sie selbst bräuchte aber keinen.
Soweit die anamnestischen Angaben.
Auffällig bei dem Gespräch war die Wortkargheit der Patientin, der ich die Antworten nur mit Mühe entlocken konnte.

Hierarchisation:
Wortkarg (SR I 987: u.a. **Nat-m.**, **PHOS.**, sep.).
Reizbarkeit (SR I 654: u.a. **NAT-M.**, **PHOS.**, **SEP.**).
Gewürze < (SR II 271: u.a. Phos.).
Hautausschläge brennend (RGD III 1111: u.a. Nat-m., *phos.*, sep.).
Hitzewallungen beginnen in den Händen (RGD III 857: *Phos.*).
Das eigentlich auffällig späte Schlafbedürfnis wurde meines Erachtens durch den offensichtlich zu hohen Kaffee-Konsum bedingt und konnte deshalb nicht als charakteristisches Symptom im Sinne des § 153 des Organon gewertet werden.

Therapie und Verlauf:
7.12.1987: Phosphorus XM.
11.1.1988: Auffallende Besserung.
Am 1.2.1988 war das Gesicht bereits vollkommen erscheinungsfrei. Nur die Arme waren noch unverändert. Brenngefühl und Hitzegefühl waren aber bereits erheblich geringer.
Es folgten nun Monate ständig zunehmender Besserung. Man konnte förmlich zusehen, wie das Ekzem von oben nach unten abheilte. Zuerst war das Gesicht erscheinungsfrei, dann der Hals, dann die Oberarme, dann die Unterarme, und bis zum 8.8.1988 waren schließlich nur noch die Fingerspitzen befallen.
Am 19.9.1988 kam es zu einem pfennigstückgroßen Rezidiv im Gesicht, woraufhin ich nun, da die oben-unten Richtung unterbrochen wurde, neun Monate nach der Erstverordnung *Phosphorus XM* wiederholte.
Am 14.11.1988 war das Gesicht erneut abgeheilt, die Fingerspitzen waren aber gleichbleibend.
Trotz weiteren Abwartens blieb der Befund so bis zum 17.4.1989, dann gab ich das zu Phosphorus komplementäre *Sepia* in der C 200 Potenz.
Bei der nächsten Wiedervorstellung am 26.6.1989 waren dann auch die Fingerspitzen in Ordnung und die Patientin vollkommen gesundet (siehe Bilder).

Kasuistiken

Beschwerden am 10.4.1995:
Sie wäre jetzt seit sieben Jahren beschwerdefrei gewesen. Vor 14 Tagen sei jedoch ein kleiner Rückfall im Gesicht aufgetreten. Der Juckreiz wäre gering, auch das ehemalige Brenngefühl von damals wäre nicht so da. Das Gesicht

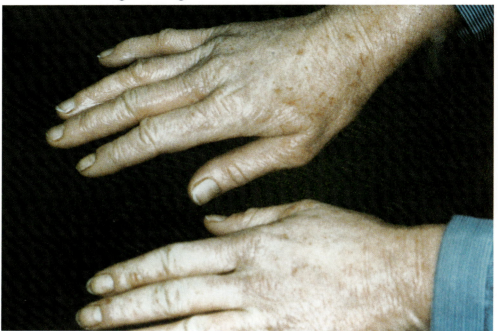

zeigte leichte Rötungen und teilweise ekzematöse Veränderungen. Anfang April hätte sie viel Tränenfluß gehabt mit Jucken in den Augen und Niesanfällen (Heuschnupfen RGD 298: u.a. **Nat-m**.). Ihren Kaffeekonsum hätte sie auf zuletzt vier Tassen eingeschränkt. Ihr Schlaf wäre aber schon noch unruhig, auch öfters Aufwachen zu unterschiedlichen Zeiten (RGD 1044: u.a. *Nat-m*.), z.T. mit Hitzewallungen im Schlaf am ganzen Körper (RGD 1151: u.a. Nat-m.). Die Anamnese gestaltete sich wegen der Wortkargheit der Patienten (SR I 987: u.a. **Nat-m**.) erneut schwierig. Trost bräuchte sie nicht (SR I 181: u.a. **NAT-M**.).

10.4.1995: *Natrium chloratum XM.*
Ein Kontrollanruf meinerseits am 12.5.1995 ergab wieder völlige Beschwerdefreiheit.

Die Patientin stellte sich unter dem Bild einer schweren akut exsudativen ekzematischen Erkrankung vor. Unter der homöopathischen Behandlung durch *Phosphorus* und *Sepia* konnte rasch vollkommene und über sieben Jahre lang anhaltende Beschwerdefreiheit erreicht werden. Der leichte

Rückfall 1995 wurde innerhalb weniger Wochen durch *Natrium chloratum* zur Abheilung gebracht.

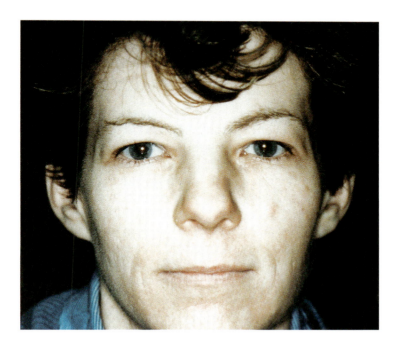

2. Fall:

3jähriger Junge.
Erstkonsultation am 14.10.1986.

Familienanamnese:
Vater: Schimmelpilzallergie.
Mutter: Arthritis urica.
Großvater väterlicherseits: Rheuma.
Keine atopischen Hinweise in der Familie.

Eigenanamnese:
Geburt per via naturalis nach schwerer und langer Geburt mit 10stündigen Wehen.

Gehen mit 15 Monaten, fließende Sprache im Laufe des dritten Lebensjahres.
DPT-Impfung mit drei, sechs und 18 Monaten, danach jeweils Erkältungskrankheiten, weinerlich und Schmerzen an der Injektionsstelle, sowie lokal starke Rötung.
Die Neurodermitis brach im dritten Lebensmonat durch, zunächst in Form von Milchschorf, indem sich kleine, dünne und hellgelbe Kopfherde bildeten; erst dünne plattenförmige Krusten, die aber zunehmend dicker wurden, zu diesem Zeitpunkt aber noch nicht näßten.
Hiervon zeigte er sich auch noch nicht beeinträchtigt, abgesehen von einer gewissen abendlichen Unruhe. Dann aber, ab dem neunten Lebensmonat, kam es in der Abstillphase zur Verlagerung der ekzematösen Hauterscheinungen in das Gesicht, indem sich hier auf der rechten Schläfe und Wange zwei kreisrunde, schuppende, jetzt teilweise auch nässende Herde entwickelten, die aber noch wenig Juckreiz verursachten. Etwa zwei Monate später wurden schließlich Ellenbeugen und Handgelenke befallen, wieder rechts schlimmer als links, nach nunmehr starkem Kratzen kam es dann zur Ausbreitung auf die ganzen Unterarme und Handrücken. Bisher zweimalige Impetiginisation.
Bisherige Therapie: Parfenacsalbe, Mitosylsalbe, Vaspitsalbe, Balneum-Hermal.

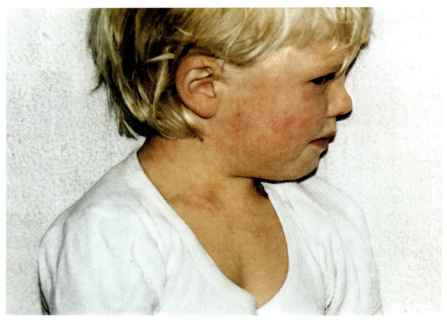

Befund vom 14. 10. 1986:
Nässendes, teilweise blutig exkoriiertes Ekzem im Bereich der Arme, Ellenbeugen und Handgelenke, sowie im Gesicht. Ansonsten altersgerecht entwickelter Junge von sympathischem und einnehmendem Wesen ohne andere Auffälligkeiten.

Beschwerden am 14. 10. 1986:
Das Kind leide jetzt unter erheblichem Juckreiz. Seine Haut wäre stets trocken und schuppig, oft auch blutig verkratzt. Teilweise komme es auch zum Nässen, wenn er länger gekratzt hat. Die austretende Flüssigkeit wäre wäßrig, hell und geruchlos.
Vor dem Mittagsschlaf, am späten Nachmittag, abends und nachts wäre es jeweils am schlimmsten. Verstärktes Kratzen auch bei Erregung, Wutausbrüchen, allgemein psychischen Streßsituationen oder Entsagungen. Auch Wärme verschlimmere ganz deutlich.
Die Beschwerden bestünden eigentlich dauernd, nur am Meer wäre es schnell besser gewesen, sogar besser als im Gebirge.
Nahrungsmittel: besonders Eier und Ketchup wirkten sich negativ auf die Haut aus, ansonsten sei der Mutter da noch nichts aufgefallen.
Er neige zu Erkältungskrankheiten besonders in der Übergangszeit. Herbst, Winter, regnerisches Wetter wäre auch schlecht für seine Haut. Bei schönem Wetter wäre er ausgeglichener und unternehmungslustiger. Wetterumschlag löse dagegen Stimmungswechsel und innere Unruhe aus.
Er wäre verfroren, leide oft an kalten Händen und Füßen.
Wärme sei ihm sehr angenehm, auch im Bett würde er sich immer ganz zudecken, nur die Arme auf der Decke.
Schlaflage rechte Seite, flach, Blick zur Wand.
Der Schlaf werde nach jeweils ca. vier Stunden unterbrochen, er schläft aber gleich wieder ein, täglich noch ein bis drei Stunden Mittagsschlaf.
Bei zunehmendem Mond, kurz vor Vollmond, werde er unruhig und quengelig und schlafe schlechter. Träume kämen öfter vor, dann werfe er seine Arme umher, bei Vollmond wandere er sogar im Schlaf nach oben und stoße sich den Kopf am Bett an.
Er lasse sich nur sehr ungern waschen, vor allem Haarewaschen möge er überhaupt nicht, das gebe jedesmal „ein Theater". Die Haut werde durch Waschen nicht schlechter.
Appetit: wechselhaft. Morgens nach dem Aufstehen eigentlich immer appetitlos, sonst ginge es so einigermaßen.
Abneigungen: Milch, Nüsse, Käse, Blattsalat, am schlimmsten gegen Milch, die er niemals trinke.
Vorlieben: Ketchup, allgemein scharf gewürzte Sachen, gerne auch Pommes, Kuchen und Obst.

Kasuistiken

Durst: habe er ständig. Am liebsten ganz kalte Getränke, höchstens lauwarm dürften sie sein. Gerne Säfte, süßen Tee, Malzbier.
Verdauung: gut, ein- bis zweimal täglich, vorwiegend morgens. Menge normal, weichlich, aber nicht durchfallartig. Blähungen nach Birnen, Lauch, Kohl, Zwiebeln mit übelriechenden Gasen.
Vor dem Stuhlgang störe ihn jegliche einengende Kleidung; das wäre überhaupt ein Problem für ihn, denn enge Hosen und Gürtel stören ihn immer sehr. Vor dem Stuhlgang wäre er widerwärtig und unruhig, danach gleich wieder ausgeglichen.
Nach viel gewürzten Speisen jucke es ihn am After.
Psyche: er wäre überaus lebendig und bewegungsfreudig. Stilles Sitzen wäre überhaupt nicht seine Stärke. Seine Bedürfnisse könne er gut durchsetzen, er würde sich auch gut behaupten gegen andere, hätte aber keinerlei Aggressionen in sich.
Auf der anderen Seite wäre er aber auch sehr sensibel, brauche viel Trost und Zuwendung bei Krankheit und Unwohlsein.
Bei Streßsituationen lege er großen Wert auf Versöhnung.
Ängste: in völliger Dunkelheit habe er Angst und brauche deshalb ein Nachtlicht.
Ängstlich reagiere er auch auf plötzliche Lärmquellen.

Hierarchisation:
Reizbarkeit vor Stuhlgang (SR I 671, u.a. **Calc**.).
Pavor nocturnus (SR I 61, u.a. **Calc**.).
Kleidung wird nicht ertragen (SR II 75, u.a. **CALC**.).
Zunehmender Mond < (SR II 370, u.a. **CALC**.).
Verlangen nach kalten Getränken (SR II 233, u.a. Calc.).

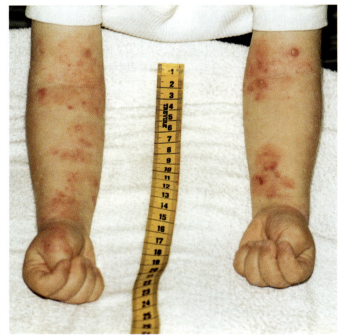

Therapie und Verlauf:
Am 30.10.1986 erhielt er *Calcarea carbonica XM*.

Rückruf der Mutter am 24.11.1986: In der ersten Woche wäre es viel schlimmer gewesen, dann aber kontinuierlich besser. Allgemein sei er stabiler und noch kontaktfreudiger geworden und spiele auch länger konzentriert allein.
15.12.1986: Die Haut sei am Hals und in der linken Gesichtshälfte ganz in Ordnung, der rechte Arm und die rechte Gesichtshälfte wären aber noch befallen, auch noch gerötet, und er kratze es auch noch auf. Insgesamt sei es aber schon wesentlich besser geworden, auch keine nächtlichen Juckkrisen mehr. Zwischenzeitlich habe er einmal einen Schnupfen gehabt, der aber von alleine vergangen wäre und zweimal Durchfall nach zuviel Süßigkeiten. Insgesamt wäre er nicht mehr wiederzuerkennen und in einem auffallend guten Zustand.

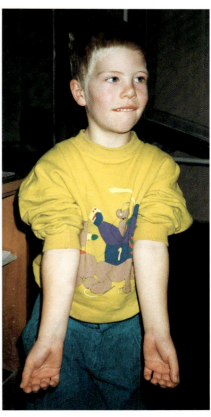

15.1.1987: Die Haut war jetzt vollständig abgeheilt, zur Zeit habe er eine Blasenreizung, habe seit drei Tagen jeweils drei- bis viermal „in die Hose gemacht".
Enuresis (RGD 576: u.a. Calc.)
In der linken Leiste gebe er Schmerzen an, der Tastbefund war aber unauffällig, auch keine Hinweise auf eine Hernie.
Schmerzen linke Leiste (RGD 495: u.a. Calc.).
19.1.1987: Haut und Allgemeinbefinden hervorragend, Enuresis weg, auch keine Leistenschmerzen mehr.
Befund am 11.2.1987: vollkommen erscheinungsfrei.
1994 rief mich die Mutter an, daß sie die weitere homöopathische Betreuung jetzt bei einem Kollegen in ihrem Heimatort durchführen lassen möchte, da sie doch sehr weit weg wohnt.
Ihrem Sohn ginge es seit 1987 gut.
Seitdem habe ich nichts mehr von dem Kind gehört.

Kasuistiken

3. Fall:

15 Monate alter Junge.
Erstkonsultation am 28.1.1986.

Familienanamnese:
Unergiebig, auch keine bekannten atopischen Hinweise.

Eigenanamnese:
Die Neurodermitis trat erstmals im Alter von sechs Monaten auf, als der erste Zahn durchbrach.
Das Ekzem war von Anfang an auf das Gesicht konzentriert, weitete sich aber zunehmend auf die Gelenkbeugen und das Gesäß aus.
Außer mehreren fieberhaften Infekten, häufigen Erkältungen im Winter, sowie einer schon mehrfach durchgemachten Bindehautentzündung sei noch nichts gewesen.
Auffällig sei seine schwere Zahnung, die jedesmal von heftigen und scharfen Durchfällen begleitet sei.
Freies Laufen mit einem Jahr, Sprachentwicklung bis dato bereits einsetzend.
Bisherige Therapie: Verschiedene Kortisonsalben, sowie Fettsalben.

Befund vom 28.1.1986 :
Stark exsudatives, blutig exkoriiertes Ekzem mit Betonung des Gesichtes (siehe Bild), vor allem um die Ohren, außerdem Befall des Gesäßes und der Gelenkbeugen.

Beschwerden am 28.1.1986:
Die Mutter schilderte ihr Kind als eigentlich fröhlich und zufrieden. Schlimm wäre aber der jetzt furchtbare Juckreiz, der so heftig sei, daß er sich blutig aufkratze. Bei diesen Kratzanfällen wäre er durch nichts zu beruhigen. Tags und nachts sei es gleich schlimm, in der Bettwärme nehme es aber noch mehr zu. Auch Wolle würde sofort verschlimmern.
Jahreszeitlich hätte sie noch keine Beobachtung gemacht. Zur Zeit zahne er wieder und habe heftige Durchfälle mit einem wunden After.
Ansonsten wäre alles in Ordnung. Die weitere Befragung ergab denn auch keine anderen verwertbaren Symptome, indem sich alles immer „nur" um den Juckreiz drehte.

Hierarchisation:
Dentitio difficilis (RGD 389: u.a. **Calc.**, **Cham.**, **Merc.**, **Sil.**, **Sulph.**).
Diarrhoe während der Zahnung (RGD II 538: u.a. **Calc.**, **Cham.**, *merc.*, **Sil.**, *sulph.*).
Stuhl wundmachend (RGD 559: u.a. Calc., *cham.*, **Merc.**, *sulph.*).
Wolle < (RGD 1153: u.a. *Sulph.*).

Hautausschläge blutend nach Kratzen (RGD 1110: u.a. *Calc.*, **Merc.**, **Sulph.**).

Therapie und Verlauf:
28.1.1986: *Sulphur XM* .
Rückruf am 21.2.1986: Es wird immer schlimmer.
Das ganze Gesicht wäre übersät mit dicken, braunroten Krusten (s. Bild).
Starkes Nässen. Die Sekrete würden stinken.
Laut Mutter liege der Höhepunkt des Kratzens nun immer gegen 11 Uhr vormittags (11 Uhr <: SR II 5, Sulphur). Ich erfuhr nun auch, daß das Kind am 19.2.1986 ohne mein Wissen gegen Tetanus geimpft wurde, eine Beurteilung von Sulphur war so-

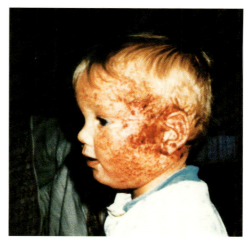

mit schwierig, denn einerseits wirkte es noch nicht lange, andererseits konnte auch eine Erstreaktion vorliegen, und schließlich war auch eine Impfreaktion (SR II 672: Sulphur) nicht sicher auszuschließen.
Es wurde daher zunächst abgewartet.
Am 21.4.1986 berichtete die Mutter, daß es zwischenzeitlich einige Wochen lang viel besser gewesen wäre, daß es aber seit ca. einer Woche wieder sehr viel schlimmer werde, woraufhin ich nun *Sulphur XM* wiederholte.
Rückruf der Mutter am 2.6.1986: Es habe sich überhaupt nichts getan, weiterhin furchtbare Kratzanfälle, weiterhin wundmachende Stühle bei der Zahnung. Sonst keine Symptome.
Daraufhin *Psorinum XM*.
Am 25.6.1986 war das Hautbild besser und der Juckreiz geringer, am 3.9.1986 war das Ekzem fast vollständig verschwunden.
Am 1.12.1986 trat ein überaus heftiger Rückfall auf: erneut war der gesamte Körper befallen, auch litt das Kind wieder unter stärkstem Juckreiz, was ihn sich ständig blutig kratzen ließ. Erneut *Psorinum XM*.
Am 26.1.1987 berichtete die Mutter von einem ständigen Hin und Her, mal sei es besser, mal wieder schlechter, mal würden die Hände, dann wieder das Gesicht befallen, dann wieder die Gelenkbeugen. Es komme z.T. zu stündlichen Wechseln. Dies hielt sich so bis zum 19.3.1987.
In Anbetracht der komplementären Verwandtschaft und der Tatsache, daß – wie ich glaubte – das gut gewählte Mittel Psorinum keine durchgreifende Wirkung zeigte, gab ich nun *Tuberculinum bovinum XM*.

Am 1.4.1987 war der Hautbefund deutlich gebessert.
Am 4.6.1987 war das Ekzem völlig verschwunden.
Am 27.1.1988 berichtete die Mutter, daß bis vor einer Woche alles in Ordnung war, daß es aber seit einer Woche wieder deutlich schlimmer würde. Seit dieser Zeit wieder Juckreiz mit blutig kratzen.
Die Mutter meint, daß das seit dem Schneefall so schlecht geworden wäre.
Wie war nun dieser Rückfall zu deuten?
Hatte Tuberculinum ausgewirkt?
Immerhin lag die Einnahme von Tuberculinum XM nun schon neun Monate zurück.
Außerdem ging es dem Kind doch in dieser Zeit wirklich gut und das Ekzem war vollständig verschwunden.
Nun, es hatte sich schon am 1.12.1986 gezeigt: Damals war es bei Wintereinbruch ebenfalls zu einem heftigen Rückfall gekommen, laut Mutter hatte es auch damals geschneit.
Diese Sommer-Winter-Modalität war nun retrospektiv eindeutig festzuhalten.
Ich fragte die Mutter nun noch nach evtl. neu zu verwertenden Symptomen ab, wobei sich folgendes ergab:
Zum Einschlafen brauche er Licht, sonst habe er Angst.
Sei Herbst 1987 habe er Nackenschweiß abends im Bett.
Er wäre hartnäckig und eigensinnig geworden, könne überaus zornig werden, wenn er seinen Willen nicht bekomme.
Er habe ein sehr starkes Süßverlangen.

Hierarchisation:
Schneewetter < (SR II 601: u.a. **Calc.**, **Sulph**.).
Pavor nocturnus (SR I 61: u.a. **Calc.**, **TUB**.).
Eigensinn (RGD 16: u.a. **Calc.**).
Nackenschweiß im Schlaf (RGD 812: u.a. **Calc.**, **Sulph**.).
Diese Symptome ergaben *Calcarea carbonica*.
Am 27.1.1988 erhielt der Junge daraufhin 3 Globuli *Calcarea carbonica XM*.
Die Neurodermitis heilte daraufhin innerhalb weniger Monate aus (siehe Bild).
Ein Telefonat 1995 ergab, daß er seit nunmehr sieben Jahren völlig beschwerdefrei war und auch anhaltend ist.

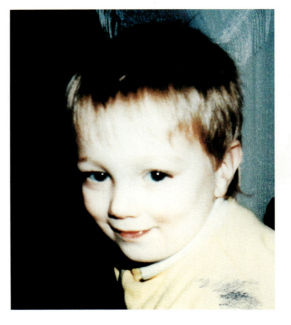

4. Fall:

1jähriger Junge.
Erstkonsultation am 3.1.1986.

Familienanamnese:
Die zwei Jahre ältere Schwester leidet ebenfalls an Neurodermitis, ansonsten keine atopischen Erkrankungen in der Familie.

Eigenanamnese:
Das Ekzem hatte zunächst im Gesicht begonnen, als er vier Wochen alt war. Es war trocken, nur mäßig gerötet und schuppte leicht. Bis vor vier Wochen hatte er auch noch keinen Juckreiz verspürt, in den letzten vier Wochen hat es sich nun aber dramatisch verschlimmert.

Befund vom 3.1.1986:
Schwerste Ausprägung eines frühkindlichen atopischen Ekzems (siehe Bild).
Das gesamte Integument dieses armen Kindes war ekzematös verändert. Die Haut war intensiv gerötet, trocken, rauh und großflächig lichenifiziert. Teilweise war die Haut trocken wie Papier.
Besonders deutlich war es um die Ohren, die Augen, in den Gelenkbeugen, am Hals und an den Beinen lokalisiert.
Am Hals und in den Leistenbeugen fanden sich multiple Drüsenschwellungen, die schmerzlos waren.
Das Kind war abgemagert, fast kachektisch, blaß und machte einen schwerstkranken Eindruck.

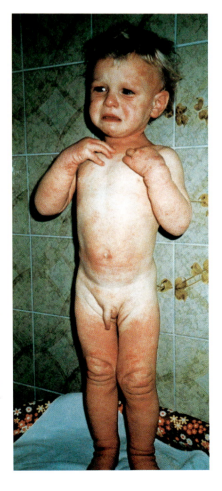

Beschwerden am 3.1.1986:
Die Mutter berichtet, daß ihr Kind jetzt unter schrecklichen Kratzanfällen leide.
Er kratze wie wild und würde sich durch nichts davon abbringen lassen.
Das ginge immer solange, bis es zu nässen anfängt, erst dann würde er zumindest für kurze Zeit aufhören.
Das Sekret sei scharf, wundmachend und stinkend.

Der Juckreiz wäre tags wie nachts gleich möglich.
Täglich müsse sie sein Bett frisch beziehen, weil das Bettlaken voller Blutflecke wäre.
Im warmen Bett, im warmen Wasser und wenn er ausgezogen wird, „lege er sofort los".
Warme Kleidung wäre auch verschlimmernd, er würde wohl deshalb immer die Bettdecke wegstrampeln und oben drauf liegen.
Kaltes Wasser beruhige, aber nur für Minuten.
Zu den allgemeinen Symptomen befragt, berichtet die Mutter, daß sie sich größte Sorgen wegen seiner körperlichen Entwicklung mache, denn er esse zwar sehr viel, nehme aber kein Gramm zu.
Auch seine Verdauung sei schlecht, nur unter größter Anstrengung bringe er so kleine „Böllerchen" heraus.
Stuhl und auch Urin hätten einen sehr intensiven, üblen Geruch.
Seit die Haut so schlimm sei, hätte er ein auffallendes Verlangen nach Salz entwickelt und würde es sogar vom Finger ablecken.
Der Durst wäre eher zu gering.
Er hätte sich auch wesensmäßig verändert.
Anstrengend wäre er zwar schon immer gewesen, aber inzwischen wäre es schon sehr schlimm mit ihm.
Er wäre richtiggehend boshaft, strample vor lauter Wut mit den Füßen auf den Boden, wenn ihm etwas nicht passe, trete auch nach anderen, oder werfe sich schreiend vor Wut auf den Boden.
Er würde richtiggehend blau im Gesicht vor lauter Zorn.
Wenn Besuch komme, drehe er immer den Kopf weg, keiner dürfe ihn ansehen oder ansprechen, geschweige denn anfassen.

Hierarchisation:
Zorn mit bläulichem Gesicht (SR I 34: Ars., carbo-v., **con.**, **NAT-M.**, petr., plat., **STAPH**.).
Abneigung gegen Gegenwart anderer (SR I 145: u.a. Ars., **carbo-v.**, **con.**, **NAT-M**., petr., **plat.**, **STAPH**.).
Verträgt es nicht, angesehen zu werden (SR I 712: u.a. **ARS.**, **nat-m**.).
Abmagerung trotz Heißhunger (SR II 172: u.a. Ars., **NAT-M.**, **PETR**.).
Salzverlangen (SR II 266: u.a. **CARBO-V.**, **con.**, **NAT-M**.).
Die Hierarchisation ergab *Natrium chloratum*.
Das Mittel wird zusätzlich bestätigt durch den bällchenartigen Stuhl (RGD 555), den üblen Stuhl (RGD 557) – und Uringeruch (RGD 597), und die Besserung durch kaltes Wasser (RGD 1139).

Therapie und Verlauf:
3.1.1986: *Natrium chloratum C 200*, die kortisonhaltigen Salben ließ ich absetzen.
Bis 20.2.1986 war Haut und Allgemeinbefinden besser geworden, nach einer 10tägigen Verschlimmerung, die wohl auf das Absetzen des Kortisons zurückzuführen war.
Am 25.2.1986 bekam er 1 Globulus Aconitum C 30, wegen eines akuten fieberhaften Infektes, der schnell abklang.
Am 7.4.1986 erschien die Mutter mit ihm wieder in der Praxis: Seine Haut, aber auch sein Verhalten war wieder genauso schlimm wie vorher.
Die Haut war wieder trocken wie Papier, wie verwelkt. Bis jetzt keine Gewichtszunahme.
Auch die Obstipation hatte sich wieder verschlimmert.
Das Salzverlangen wäre weg gewesen, sei jetzt aber auch wieder erkennbar.
Er jammere nur noch, müsse von der Mutter viel getragen werden.
Am 7.4.1986 wiederholte ich daher *Natrium chloratum C 200*.
Die nächste Rückmeldung erfolgte am 2.7.1986: Es gehe ihm bedeutend besser, er habe inzwischen auch zugenommen und wäre viel umgänglicher geworden.
Die Haut im Gesicht und am Hals war bereits ganz erscheinungsfrei.
Er war jetzt ein richtig hübscher Junge mit frischen Wangen und gekräftigter Muskulatur.
Am 4.12.1986 erfolgte ein Rückfall: Zwar hätten sich Gewicht und Verhalten relativ gut gehalten, die Haut war aber wieder deutlich schlechter geworden.
Am 4.12.1986 gab ich *Natrium chloratum M*.
Am 14.5.1987 sah ich ihn wieder. Die Mutter meinte, es ginge nicht voran.
Einige Stellen an den Extremitäten würden sich konstant halten.
Auch wären ihr neue Symptome aufgefallen:
Besonders morgens nach dem Aufstehen in den ersten ein bis zwei Stunden wäre er unausstehlich, stur und eigenwillig.
Zu allem sagt er „Nein", man könne ihm nichts mehr recht machen.
Er will auch wieder dauernd herumgetragen werden.
Auffallend wäre sein jetzt ständiger Durst, er trinke aber nur wenig auf einmal.
Sehr stark wäre seine Vorliebe für Süßigkeiten, richtigehend süchtig wäre er da.
Seine Kleidung reiße er sich vom Leib, wenn sie nicht weit genug ist, es wäre jedesmal ein „Theater" beim Anziehen.
Die Haut war an den betroffenen Stellen noch rauh und trocken wie Papier.

Hierarchisation:
Eigensinn bei Kindern (SR I 788: u.a. Lyc., **TUB**.).

Kasuistiken

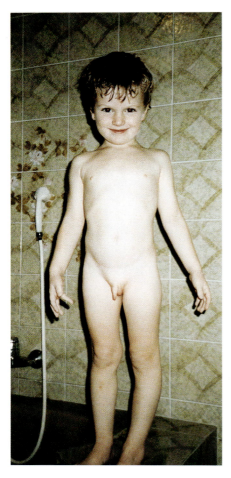

Mürrisch morgens (SR I 766: u.a. **Lyc**.).
Kleidung wird nicht ertragen (SR II 75: u.a. **Lyc**., tub.).
Durst nach kleinen Mengen, oft (RGD 432: u.a. Lyc.).
Süßverlangen (SR II 275: u.a. **LYC**., **tub**.).
Haut wie Pergament (RGD 1108: u.a. *Lyc.*).
Die Hierarchisation ergab *Lycopodium*.

Am 14.5.1987 erhielt er 3 Globuli *Lycopodium C 200*.
Innerhalb von 8 Monaten wurde er unter diesem Mittel vollständig gesund, nur am 7.8.1987 war eine nochmalige Gabe des Mittels in der C 200-Potenz erforderlich.
Seit Herbst 1987 geht es dem Jungen ausgezeichnet.
Ein sehr großes Lob muß man besonders dieser Mutter zollen, die trotz der Schwere des Falls durch ihr Vertrauen und ihre Geduld diesen überzeugenden Erfolg ermöglichte.
Zu einem Rückfall kam es nunmehr seit acht Jahren nicht mehr.

5. Fall:

42jährige Patientin.
Erstkonsultation am 8.3.1991.

Familienanamnese:
Keine atopischen Erkrankungen.
In der Familie des Vaters viele Krebsleiden. In der Familie ihres Großvaters mütterlicherseits Nervenleiden.

Eigenanamnese:
Pollinose vom 14.–16. Lebensjahr.

Asthma bei Pollenflug, weg seit Umzug ins neue Haus.
Als Kind häufige Tonsillitiden bis zur TE im Alter von neun Jahren.
Bekannt sind stumme Gallensteine.
Vor längerer Zeit einmal für ein Jahr lang Furunkulose, sehr hartnäckig damals, inzwischen aber weg.
Das Ekzem brach im Dezember 1990 erstmals aus.
Es kam zunächst zum Befall der Achselhöhlen, breitete sich dann aber schnell über den ganzen Körper aus, mit Ausnahme von Gesicht, Brust und Händen.
Im Dezember sei auf Nachfragen „nichts los gewesen", eine logische Erklärung für das plötzliche Auftreten liege somit laut Patientin nicht vor.
Sie könne sich aber vorstellen, daß Streß im Beruf (selbständig), zuviele gesellschaftliche Verpflichtungen und zu wenig Schlaf eine Rolle gespielt haben.
Bisherige Therapie mit unzähligen Tabletten, Salben und Badezusätzen, alles jedoch ohne durchgreifenden Erfolg.

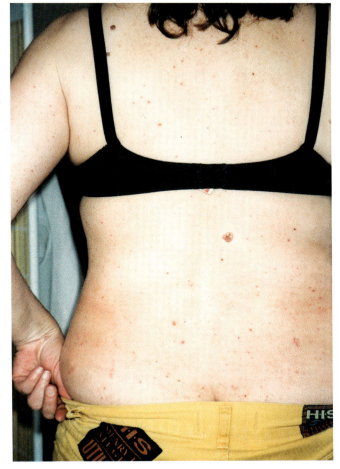

Befund vom 8.3.1991:
Diffus über den ganzen Körper verstreut fanden sich aufgekratzte, papulöse Ekzemherde bei insgesamt trockener Haut (siehe Bild).

Beschwerden am 8.3.1991:
Sie klagt über heftigen Juckreiz, der sie nicht mehr schlafen lasse, tagsüber dagegen kaum auftrete. Jede Form von Wärme, Bettwärme und auch Zimmerwärme verschlimmere sofort.
Auch Wolle vertrage sie nicht.
Nach dem Duschen würde es auch schlimmer.

Kasuistiken

Die Haut heize sich im Bett und in warm geheizten Zimmern richtiggehend auf.
Es träten dann jeweils eitrige Pusteln auf, die sie unbedingt aufkratzen müsse, erst dann lasse der Juckreiz etwas nach.
Besser werde es durch Ablenkung, Hausarbeit, Büroarbeit, Gespräche und Besorgungen.
Sonst wäre sie beschwerdefrei.
Bei der gezielten Befragung ergaben sich dann nur noch sehr dürftige Angaben:
Vorlieben: Süßigkeiten, gute Soßen, oder auch mal schwere Speisen, herber Frankenwein und auch gerne Milch.
Abneigung gegen Bier.
Unverträglichkeit von Knoblauch, obwohl sie ihn sehr gerne mag.
Sie rauche ca. 20 Zigaretten täglich.
Vor der Regel etwas nervös und ungeduldig, manchmal ein bißchen Kopfschmerzen, bei Einsetzen der Regel sofort wieder fit und schnell ausgeglichen.
Schlaflage rechte Seite, Arme unter Kopfkissen.
Etwas Müdigkeit nach dem Essen.
Insgesamt etwas verfroren, seit der Hauterkrankung vertrage sie Zimmerwärme aber nicht mehr.
Rückenschmerzen, wenn sie lange stehen muß.

Hierarchisation:
Hautausschläge Pusteln juckend (RGD 1117: u.a. *Crot-t.*, merc., *rhus-t.*, *sulph.*).
Hautauschläge juckend, Wärme < (RGD 1114: u.a. **Merc.**, *sulph.*).
Hautauschläge juckend nachts (RGD 1114: u.a. Crot-t., **Merc.**, *rhus-t.*).
In diesem Fall lagen keine auffallenden allgemeinen oder psychischen Syptome vor.
Alles diesbezüglich wurde bei der Befragung von der Patientin relativiert durch „manchmal", „selten", „ein bißchen", „nur ab und zu". Ein wirklich konstant beobachtetes Charakte-

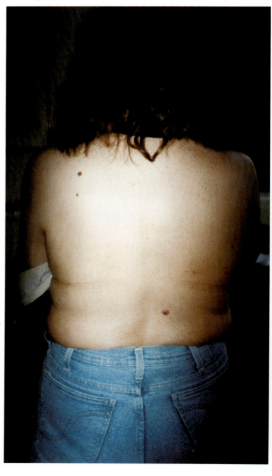

ristikum war somit nicht zu finden. Ich entschloß mich daher, zunächst nur obige Lokalsymptome zu hierarchisieren.

Therapie und Verlauf:
8.3.1991: *Mercurius solubilis XM.*
Am 24.4.1991 stellte sie sich wieder vor.
Der Ausschlag war seit der dritten Woche besser, ihr Allgemeinbefinden ausgezeichnet und die Patientin überglücklich.
Bis zum 12.6.1991 war die Haut dann schließlich vollkommen erscheinungsfrei (siehe Bild).
Am 26.7.1991 kam es nach dem Genuß von Erdbeeren zu einem Rezidiv mit denselben Symptomen, woraufhin ich *Mercurius solubilis XM* wiederholte.
Seitdem ist die Patientin bezüglich der pustulösen Hauterscheinungen rezidivfrei geblieben.

6. Fall:

3jähriger Junge.
Erstkonsultation am 25.1.1990.

Familienanamnese:
Ein Bruder leide ebenfalls an Neurodermitis, ein weiterer an rezidivierenden spastischen Bronchitiden. Auch der Vater habe oft Bronchitis und auch trockene Haut.

Eigenanamnese:
Die Neurodermitis brach im September 1989 im Anschluß an einen vierwöchigen Urlaub an der Nordsee aus.
Es bildeten sich zunächst kleine Bläschen auf entzündeter Haut im Gesäßbereich, durch Aufkratzen wurde es dann schließlich nässend und krustös.
Bei jedem Schub breitete es sich im Anogenitalbereich weiter aus.
Bronchitisneigung im Winter.
Bisherige Therapie mit Bisolvon, Isocillin, Acetylcystein, Ben-u-ron, Linola-H-Fettsalbe.

Befund vom 25.1.1990:
Ekzematöse Herde im Bereich des Unterbauches, sehr stark am Gesäß (siehe Bild), am Scrotum und am Penisschaft.

Beschwerden am 25.1.1990:
Er leide unter Juckreiz, der besonders morgens, sofort beim Erwachen, am schlimmsten sei.
Nachts schlafe er dagegen ganz gut.
Ablenkung bessere.
Jahreszeitlich habe sie bis jetzt keine eindeutige Veränderung festgestellt.
Naßkaltes Wetter sei aber insgesamt nicht gut verträglich, auch wegen der Anfälligkeit für Bronchitis.
Nahrungsmittel wären ohne Einfluß.
Wolle vertrage er problemlos.
Warmes Baden rufe eine stärkere Rötung hervor, Bettwärme würde er aber wohl vertragen.
Weitere Symptome wurden spontan nicht geäußert.
Sein Appetit wäre ganz normal.
Vorlieben: Süßigkeiten, Butter, Obst, Fleisch und Fisch, jedoch ohne deutliche Betonung.
Ungern Tee, Gemüsesäfte, Käse und Kohl.
Verdauung gut und regelmäßig.
Der Schlaf wäre schon etwas unruhig wegen des Kratzens, er würde aber davon nicht wach werden.
Die Schlaflage wechsle, oft schräg und immer die Bettdecke wegstrampelnd.
Seit November 1989 kaue er Fingernägel.
Er sei sehr lebhaft, wolle immer beschäftigt werden und spiele nur ungern allein.
Phasenweise wäre er gereizt und reagiere aggressiv.
Angst vor Tieren.
Er wäre sehr geschickt und würde schon frei mit dem Fahrrad fahren, auch schon mit dem Roller und Rollschuhen.

Hierarchisation:
Furcht vor Tieren (SR I 479: u.a. **BELL.**, calc., **CHIN.**, **stram.**, **tub.**).
Naßkaltes Wetter < (SR II 753: u.a. Bell., **CALC.**, **TUB.**).
Nägelkauen (SR II 64: u.a. Calc.).

Therapie und Verlauf:
25.1.1990: *Calcarea carbonica XM.*
Meine Zweifel ob der Richtigkeit des Mittels bestätigten sich, denn bis 12.4.1990 hatte sich keinerlei Besserung ergeben. An diesem Tag rief mich die Mutter wegen eines sehr starken Durchfalls des Jungen an. Er hätte starke, wäßrige Durchfälle mit Bauchschmerzen und lauten Geräuschen im Bauch vor den Entleerungen. Der Stuhl käme dann mit großem Druck, wür-

Kasuistiken

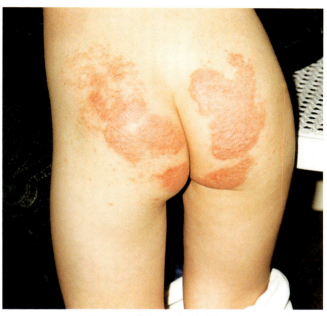

de richtiggehend herausschießen. Wenn er nur die geringste Menge esse oder trinke, ginge es sofort wieder los.

Hierarchisation :
Rumpeln im Abdomen vor diarrhoeischem Stuhl (RGD 484: u.a. *Crot-t.*).
Diarrhoe nach dem Essen (RGD 535: u.a. **Crot-t**.).
Stuhl schießt heraus (RGD 560: u.a. **Crot-t**.).
Stuhl wäßrig (RGD 561: u.a. *Crot-t.*).
Aus diesen Symptomen ergab sich *Croton tiglium*.
Nun ist ja dieses Mittel gerade bei genital lokalisierten Hautausschlägen oft indiziert. Die entsprechenden Symptome finden sich im Repertorium Generale (RGD):
Hautausschläge männliche Genitalien, Ekzem (RGD 609: u.a. *Crot-t.*).
Hautausschläge Penis (RGD 609: u.a. *Crot-t.*).
Ekzem Scrotum (RGD 609: u.a. *Crot-t.*).

Ich gab deshalb am 12.4.1990 *Croton tiglium XM*. Am 18.4.1990 rief mich der Vater an, daß der Durchfall nach zwei Tagen weg war, das Ekzem aber noch unverändert schlimm sei.
Bis 22.6.1990 zeigte sich dann aber ein deutlicher Fortschritt.
Der Juckreiz hatte nachgelassen und die ekzematösen Veränderungen waren in Abheilung begriffen.
Am 9.7.1990 erkrankte er an einem kruppösen Husten, der unter *Sulphur C 30* schnell abheilte.

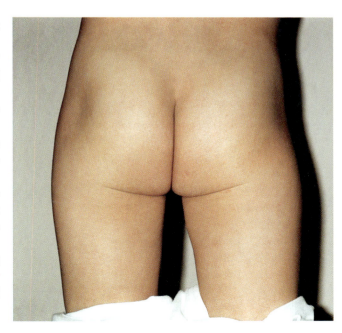

Am 14.9.1990 mußte ich wegen eines kleinen Rezidivs *Croton tiglium XM* wiederholen, danach kam es zur vollständigen und bis jetzt dauerhaften Beschwerdefreiheit (siehe Bild, leider liegt hier nur eine Aufnahme von der Gesäßregion vor).
Ein Kontrollanruf meinerseits im Mai 1995 bestätigte, daß er seitens seiner Neurodermitis beschwerdefrei ist, es geht ihm sehr gut.

7. Fall:

3jähriger Junge.
Erstkonsultation am 30.11.1979.

Familienanamnese:
Leer, auch keine atopischen Hinweise.

Eigenanamnese:
Das Ekzem begann bereits kurz nach der Geburt und wurde bis jetzt mit fett- und kortisonhaltigen Salben behandelt.

Befund vom 30.11.1979:
Schweres, blutig aufgekratztes, nässendes und verkustendes Ekzem, betont im Gesicht (siehe Bild), hinter den Ohren, aber auch im Nacken, am Rumpf, den Handgelenken und an den Knöcheln.

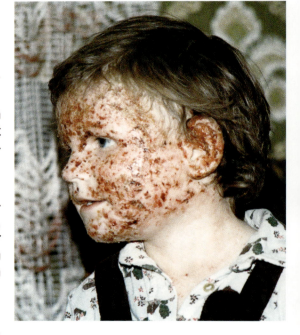

Beschwerden am 30.11.1979:
Er leide unter furchtbarem Juckreiz, besonders schlimm abends und nachts.
Das Ekzem nässe sehr stark und sondere eine scharfe, stinkende und wäßrige Flüssigkeit ab.
Durch Antrocknen bildeten sich dann die Krusten, die er wieder aufkratze, bis es blutet.
Je mehr er kratzt, umso mehr nässe es.
Abends im Bett und nachts im Schlaf breche ihm der Schweiß aus, und zwar am Kopf und auch am Körper.
Der Schweiß wäre sehr stark stinkend und verschlimmere den Juckreiz deutlich.

Die nächtliche Unruhe steigere sich dadurch immer mehr, bis er eben aufwache, und sich „fürchterlich" zu kratzen beginne.
Dieser unangenehme Körpergeruch sei laut Mutter schon beim Eintreten in sein Zimmer vernehmbar.
Die Art des Geruchs könne sie nicht spezifizieren.
Die Unruhe, die Schweiße und der Juckreiz, alles wäre nachts schlimmer.
Er habe oft starken Mundgeruch.
Mehrmals jährlich, besonders im Winter, habe er Husten und Schnupfen, oder Angina.
Bei Schnupfen habe er immer ganz rote Nasenlöcher, oft auch wunde Mundecken.
Nachts habe er starken Speichelfluß.
Er wäre sehr lichtempfindlich und leide an anfallsweise auftretendem Tränen der Augen.
Er kneife deshalb immer die Augen etwas zusammen, wenn er ins Licht schaut, oder er drehe den Kopf weg. (Tatsächlich war mir während des Gesprächs aufgefallen, daß der Junge die Augen etwas zusammenkniff, wenn er aus dem Fenster schaute).
Im Dunkeln und vor dem Alleinsein, da wäre er schon ängstlich.
Man könne ihn laut Mutter als ziemlich empfindlich bezeichnen.
Er weine auch schnell.
Oft jammere er einfach unzufrieden herum.
Alleine mit seinen Sachen zu spielen, falle sehr schwer.
Der Appetit wäre zufriedenstellend.
Gerne Zucker, aber auch mal geräuchertes Fleisch, auch gerne Obst, süße Limonade.
Viel Durst auf kalte Sachen.
Schlaflage meist auf der linken Seite.
Knieellenbogenlage nein. Kein Zähneknirschen.
Gegen Kälte im Winter wäre er empfindlich wegen seiner Infekte, große Hitze im Sommer sei ihm aber auch äußerst unangenehm, da bleibt er dann lieber im Haus.

Hierarchisation:
Nächtliche Verschlimmerung (SR II 13: u.a. **MERC**.).

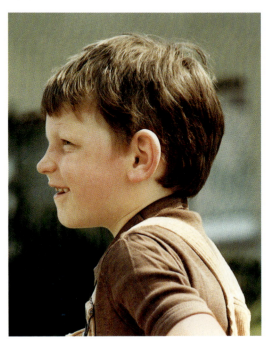

Schweiß < (SR II 491: u.a. **MERC**.).
Schweißgeruch widerlich nachts (SR II 503: u.a. **MERC**.).
Speichelfluß im Schlaf (RGD 370: u.a. **Merc**.).
Lichtscheu Tageslicht (RGD 211: u.a. *Merc*.).

Therapie und Verlauf:
25.1.1980: *Mercurius solubilis C 200*.
Bis 18.4.1980 war die Haut wesentlich besser geworden, vor allem im Gesicht; Rumpf und Extremitäten blieben zunächst noch unverändert. Das Allgemeinbefinden hatte sich ebenfalls gebessert.
Am 27.5.1980 kam es zu einer dick-eitrigen Rhinitis mit wunden Nasenlöchern, die Ekzeme verschlimmerten sich wieder, und auch allgemein ging es ihm wieder schlechter bezüglich des Juckreizes.
Erneut *Mercurius solubilis* C 200.
Am 6.8.1980 berichtete die Mutter von einer wesentlichen Besserung bis vor 2 Wochen, seitdem verschlimmere es sich wieder.
Es würde ihr vor allem sein schlechter Appetit auffallen (RGD 422 u.a. Merc.). Erstmals berichtete sie mir von seiner Enuresis nocturna (RGD 576 u.a. *Merc*.), die in den letzten Monaten wesentlich besser gewesen wäre.
Am 6.8.1980 deshalb *Mercurius solubilis M*.
Bis 1.10.1980 kam es dann zu einer erneuten Besserung, der Schlaf wäre viel ruhiger geworden, der Juckreiz wesentlich geringer ausgeprägt.
Am 25.11.1980 zog er sich bei frostigem Wetter eine Angina zu mit starken Schmerzen vor allem beim Leerschlucken (RGD 401 u.a. Merc.) und Erstreckung zum Ohr (RGD 401 u.a. Merc.), starkem nächtlichem Speichelfluß (RGD 370 u.a. **Merc**.), sowie eine begleitende Rhinitis und schmerzhaftem Husten im Hals.
Mercurius solubilis M.

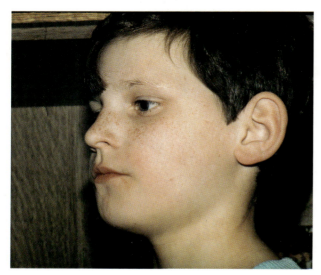

Bis 5.3.1981 war die Neurodermitis dann insgesamt sehr viel besser, auch die Konjunctivitis hatte sich weitgehendst verloren, und die Enuresis war nur noch ab und zu vorkommend.
Dieser Zustand hielt sich so bis 4.12.1981, dann mußte wegen eines deutlichen Rezidivs *Mercurius solubilis XM* wiederholt werden.

Bis zur nächsten Besprechung am 19.3.1982 blieb dann die Neurodermitis wieder geheilt, die Enuresis kam nicht mehr vor, die Augen waren nicht mehr lichtempfindlich und die Erkältlichkeit nicht mehr festzustellen.
In einer bis jetzt zwölfjährigen Nachbeobachtungszeit ist kein Rückfall mehr aufgetreten. Es geht ihm gut.

8. Fall:

2jähriger Junge.
Erstkonsultation am 9.4.1992.

Eigenanamnese:
Erste Ekzemstellen traten im Oktober 1991 in Form kleiner trockener Flecken im Nacken auf. Es wanderte dann auf die Wangen, die Arme und zum Rücken. Kurz vor Ausbruch des Ekzems wurde er einer Dreifach-Impfung unterzogen, ansonsten sei nichts gewesen.

Befund vom 9.4.1992:
Gesichtsbetonte trocken-schuppende Herde (siehe Bild) im Bereich beider Wangen, desweiteren kleinere trockene Stellen am Rücken und am rechten Bein.

Beschwerden am 9.4.1992:
Es bestehe sehr starker Juckreiz.
Ablenkung und Beschäftigung lindere etwas.
Nachts wäre es in der Regel schlimmer.
Auch morgens beim Erwachen viel Kratzen.
Besser durch Abkühlung, durch frische Luft.

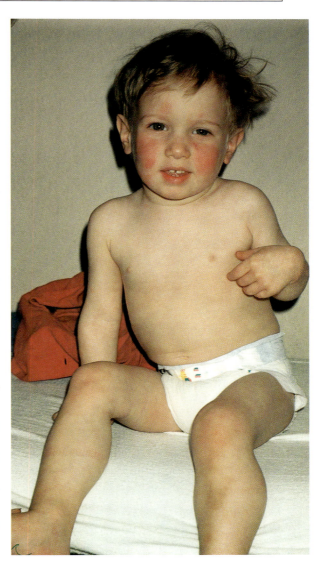

Nahrungsmittel hätten keinen Einfluß.
Wärme verschlimmere.
Gemüt eigentlich problemlos.
Appetit ständig, aber schnell satt und bald danach wieder hungrig.
Verlangen nach Milch und Eiern.
Keine Abneigungen.
Keine Unverträglichkeiten.
Oft aufgetriebener Bauch.
Flatulenz nein, Bauchweh nein.
Stuhlgang normal.
Stuhl klebrig.
Schläft durch, gerne auf dem Bauch oder dem Rücken.
Zuckt manchmal mit den Beinen und Armen im Schlaf.
Kein Schweiß.
Durst gut, normal.

Hierarchisation:
Beschäftigung bessert (RGD 9: u. a. Calc., lyc., **Sep**.).
Auftreibung des Leibes bei Kindern (RGD 474: u. a. **Calc.**, **Sulph**.).
Heißhunger bald nach Essen (RGD 420: u. a. *Calc.*, **Lyc.**, *sulph*.).
Verlangen nach Milch (RGD 467: u. a. *Calc.*, sulph.).
Ekzem Gesicht (RGD 316: u. a. **Calc.**, *lyc.*, *sep.*, **Sulph**.).

Therapie und Verlauf:
Calcarea carbonica XM am 9. 4. 1992.
28.8.1992: Haut vollkommen erscheinungsfrei. Gehe sehr gut.
6.11.1992: Anhaltend erscheinungsfrei.
29.1.1993: Haut war bis Ende Januar vollkommen unauffällig, seit ein paar Tagen wieder einige trockene Flecken neben der Nase, sonst ist alles erscheinungsfrei geblieben.
Sehr eigensinnig in letzter Zeit (SR I 788: u. a. Lyc., **TUB**.).
Wenn er seinen Willen nicht gleich bekomme, könne er schon auch mal „ausflippen".
Appetit fast nicht mehr zu stillen (RGD 431: u. a. **Lyc**.).
Starkes Süßverlangen (RGD 468: u. a. *Calc.*, **Lyc., Sulph**., *tub*.).
Oft klumpiger Stuhl (RGD 559: u.a. Calc., **Lyc**.).
Zähneknirschen nachts (RGD 376: u.a. Calc., *sulph*., **Tub**.).
Viel Gurgeln im Bauch (RGD 478: u.a. *Lyc.*, **Sulph**.).

Daraufhin Lycopodium XM.
2.4.1993: Gemüt viel besser geworden. Stuhlgang normal geworden. Spielt selbständiger. Zähneknirschen im Schlaf noch sehr stark vorhanden (RGD

376: u.a. Calc., Thuj., **Tub**.). Seit kurzem Condylome am After (RGD 533: u.a. *Lyc.*, sulph., **Thuj**.).
Thuja C 200.
30.6.1993: Haut erscheinungsfrei, Condylome weg. Zähneknirschen war auch ganz weg, ist jetzt aber wieder vorhanden. Im Urlaub wäre eine große Hundeangst aufgefallen (SR I 495: u.a. Calc., **tub**.).
Tuberculinum bovinum XM.
24.9.1993: Haut weiterhin erscheinungsfrei. Zähneknirschen noch da, aber besser. Hundeangst geringer. Warzen am After sind nicht mehr aufgetaucht. Gemüt gut, vielleicht etwas zu unruhig laut Mutter. Störend wäre, daß er nachts noch ins Bett macht.
Enuresis nocturna (RGD 576: u.a. *Calc., tub*.). Starkes Verlangen nach harten Eiern (RGD 466: **Calc**.).
Calcarea carbonica XM.
10.12.1993: Geht bis auf anhaltende Enuresis sehr gut.
16.2.1994: Derzeit am linken Oberschenkel und an der linken Wange ein jeweils kleiner schuppender Herd. Enuresis zwar besser, aber noch nicht weg. War aber bis vor kurzem alles in Ordnung.
Calcarea carbonica CM.
15.4.1994: Haut völlig in Ordnung. Zähneknirschen viel besser, Enuresis auch besser.
18.11.1994: Wieder verstärkte Enuresis nocturna. Auch wieder verstärktes Zähneknirschen. Haut bestens.
Calcarea carbonica CM.

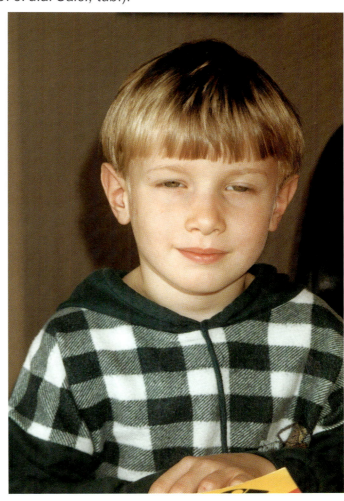

10.1.1995: War alles viel besser, jetzt wieder verstärktes Einnässen.
Tuberculinum bovinum XM.
Seitdem geht es ihm sehr gut.
Eine weitere Behandlungsbedürftigkeit ergab sich nicht mehr.

9. Fall:

46jährige Patientin.
Erstkonsultation am 1.2.1991.

Familienanamnese:
Bei der Mutter liegen offene Beine wegen Krampfadern vor.
Ansonsten leer.

Eigenanamnese:
1974 erstmals Gürtelrose.
Im August 1990 Röschenflechte, im November erneute Gürtelrose, die hausärztlicherseits mit Spritzen und Tabletten behandelt wurde.
Seit Ende November 1990 bestehe nun ein heftig juckendes Ekzem am Rücken, sowie ein starker Juckreiz am ganzen Körper ohne Ausschlag.
Eine daraufhin durchgeführte Allergietestung bei einer Hautärztin hätte einen positiven Befund auf Haarfarbe, verschiedene Sprays, Gewürze, p-Phenylendiamin, Nickel-II-sulfat, Wollwachsalkohole, Duftstoff-Mix, 3-Aminophenol, etc. ergeben.
Die daraufhin durchgeführte Behandlung mit Lysino und Kortisonsalbe habe aber nicht geholfen, insbesondere das Ekzem am Rücken sei unverändert. Deshalb suche sie mich jetzt auf.
Frauenärztlicherseits sei vor kurzem ein Hormonmangel diagnostiziert worden, die verschriebenen Hormontabletten habe sie aber von sich aus wieder abgesetzt, da sie sie nicht vertragen habe.
1983 und 1990 jeweils Gallenkolik, seitdem Einnahme von Chenofalk.
Beim 3. Kind Wochenbettpsychose.
Von 1984–1981 Einnahme von Limbatril.

Kasuistiken

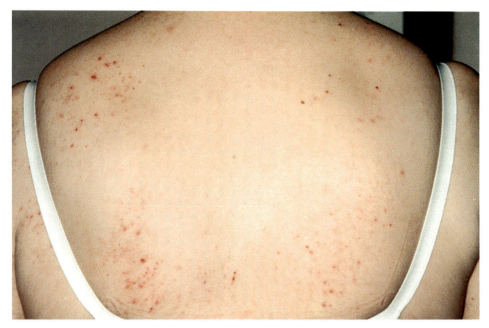

Befund vom 1.2.1991:
Blutig aufgekratztes Ekzem am gesamten Rücken (siehe Bild), die restliche Haut war zwar trocken, aber nicht ekzematös.
Schwere großvolumige Varikosis an beiden Beinen, betont Unterschenkel.
Hände und Füße kalt.
Knöchelregion etwas ödematös.

Beschwerden am 1.2.1991:
Wärme verschlimmere den Juckreiz stark, z. B. warme Zimmer oder warme Kleidung.
Auch Wolle könne sie nicht mehr ertragen.
Bettwärme sei dagegen gut verträglich.
Kälte bzw. Abkühlung lindere.
Sie müsse sich immer blutig kratzen, vorher könne sie nicht mit dem Kratzen aufhören.
Es sei „furchtbar" und „unerträglich".
Sonst äußerte sie spontan keine Beschwerden.
Auf Nachfragen ergab sich dann noch:
Appetit normal mit Vorliebe für Süßigkeiten, Kuchen, Gebäck und Kaffee.
Unverträglichkeit von Fett.
Stuhlgang und Wasserlassen unauffällig.
Menarche 14jährig, letzte Periode vor fünf Jahren, also mit 41 Jahren.
Einschlafen schwierig wegen innerer Unruhe.
Schlaflage auf dem Bauch mit den Armen oben neben dem Kopf.

Oft schläfrig und müde, benötigt lange Schlafphasen, nach dem Schlaf aber erholt und erfrischt.
Schweiß eher zu wenig.
Im Winter wäre alles schlechter, auch ihr allgemeines Wohlbefinden.
Nebel wäre ihr egal.
Empfindlich gegen direkte Sonnenbestrahlung.
Auf Wetterwechsel reagiere sie schon etwas niedergedrückt.
Insgesamt sei sie verfroren, sie bade gerne heiß.
Zugluft würde sie schlecht vertragen.
Bettwärme sei ihr angenehm, sonstige Wärme wie zu warme Zimmer verschlimmere aber den Juckreiz.
An der frischen Luft sei es viel besser.
Sodbrennen durch Fett und sehr kalte Getränke.
Längeres Stehen tue ihr wegen der Krampfadern nicht gut.
Eng anliegende Kleidung sei ihr höchst unangenehm, sowohl am Bauch, als auch am Hals.
Als ich sie nun nach ihrem Gemütszustand fragte, kamen ihr sofort die Tränen. Sie sei eben sehr sensibel und habe „nahe am Wasser gebaut".
Sie neige dazu, sich zu viele Gedanken zu machen, sei immer voller Sorgen um die Belange der Familie. Trost täte ihr sehr gut.
Ängste vor Gewitter, vor Hunden (ohne traumatisches Erlebnis), vor einer schweren Erkrankung.
Wenn sie daheim allein auf ihre Angehörigen warte, habe sie immer gleich furchtbare Angst, daß ihnen etwas passiert sei, wenn es etwas später wird.
Ihre Ehe wäre sehr gut, auch mit der Familie wäre alles in Ordnung, einen direkten Grund für ihre gedrückte Stimmung wisse sie also nicht.

Hierarchisation:
Unwillkürliches Weinen (SR I 1080: u.a. **IGN.**, **NAT-M.**, **PULS.**, **SEP**.).
Voller Sorgen (SR I 121: u.a. **Nat-m.**, **puls.**, sep.).
Furcht vor schwerer Krankheit (SR I 493: u.a. Ign., Nat-m., **puls.**, **sep**.).
Melancholie (SR I 866: u.a. **IGN.**, **NAT-M.**, **PULS.**, **SEP**.).
Hautjucken schlimmer durch Wärme (RGD 1114: u.a. *Puls.*).
Das sich dabei ergebende Mittel *Pulsatilla* findet zusätzlich Bestätigung bei der Fettunverträglichkeit (RGD 1163), der Varikosis (RGD 1031), der Schlaflage mit den Armen nach oben (RGD 1047), der Unverträglichkeit von Stehen (RGD 1194), bei der eigenanamnestisch angegebenen Gürtelrose (RGD 1114), der abendlichen Schlaflosigkeit durch Gedankenandrang (RGD 1052), der Wolleunverträglichkeit (RGD 1153) und bei der zu früh aussetzenden Periode (RGD 629).
HAHNEMANN schreibt zu Pulsatilla u.a.: „Es wird auch der arzneiliche Gebrauch der Pulsatilla um desto hülfreicher sein, wenn in Übeln, in denen in Rücksicht der Körperzufälle dieses Kraut passt, zugleich ein schüchternes,

weinerliches, zu innerlicher Kränkung geneigtes, wenigstens mildes und nachgiebiges Gemüth im Kranken zugegen ist, zumal, wenn er in gesunden Tagen guthmütig und mild (wohl auch leichtsinnig und gutherzig schalkhaft) war. Vorzüglich passen daher dazu langsame, phlegmatische Temperamente, dagegen am wenigsten Menschen von schneller Entschließung und rascher Beweglichkeit, wenn sie auch guthmütig zu sein scheinen. Am besten ist's, wenn auch untermischte Frostigkeit nicht fehlt und Durstlosigkeit zugegen ist. Bei Frauenzimmern paßt sie vorzüglich dann, wenn ihre Monatszeit einige Tage über die rechte Zeit einzutreten pflegt; so auch besonders, wenn der Kranke abends lang wach liegen muß, ehe er in den Schlaf geraten kann, und wo der Kranke sich abends am schlimmsten befindet. Sie dient in den Nachteilen vom Genuß des Schweinefleisches." (1)

Therapie und Verlauf:
1.2.1991: *Pulsatilla XM.*
26.3.1991: Noch keine durchgreifende Besserung.
3.5.1991: Alles wäre viel besser, ihr Allgemeinbefinden, ihre psychische Verfassung und das Ekzem.
21.6.1991: Der Juckreiz und das Ekzem sind vollständig verschwunden. Ihr Allgemeinbefinden wäre „wunderbar", auch der Schlaf klappe gut.
18.9.1991: Seit einer Woche wieder weinerlich, wieder viele Sorgen um die Familie, allgemein ängstlich um alles.
Pulsatilla XM.

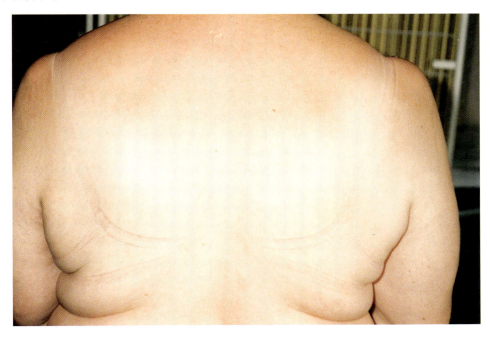

Kasuistiken

3.12.1991: Alles sei wieder in Ordnung gewesen, jetzt habe sie aber ihre Mutter ins Krankenhaus bringen müssen, seitdem wieder schlechter.
Pulsatilla CM.
Danach kam es zur vollständigen Ausheilung (siehe Bild).
Am 21.2.1992 mußte ich wegen eines plötzlich aufgetretenen Ulcus cruris mit *Carbo vegetabilis C 200* akut behandeln. Das Ulcus schloß sich damit innerhalb weniger Wochen. Die wahlanzeigenden Symptome, die zu diesem Mittel führten, waren das Ulcus am Unterschenkel (RGD III 1030), die Wärmeverschlimmerung (RGD III 1030), die jauchig stinkende Absonderung (RGD III 1128), die Schwarzfärbung (RGD III 1131) und der Juckreiz (RGD III 1130).
Die depressive Grundstimmung und das Ekzem der Patientin konnten durch Pulsatilla erfolgreich behandelt werden, eine erneute Arzneigabe war seit 3.12.1991 bis jetzt nicht mehr erforderlich.
Laut Rückfrage im Juni 1995 geht es ihr bezüglich des Ekzems anhaltend sehr gut, sie ist da völlig beschwerdefrei.
Was die Varikosis angeht, so dürften die fixierten organischen Veränderungen zu weit fortgeschritten sein, um eine Heilung zu ermöglichen, so daß man sich hier mit einer Besserung zufrieden geben muß.

10. Fall:

4jähriges Mädchen.
Erstkonsultation am 4.3.1987.

Familienanamnese:
Die Mutter leidet an Hausstauballergie, in der näheren Verwandtschaft sei ebenfalls Neurodermitis vorkommend.

Eigenanamnese:
Schon im Alter von einigen Monaten waren immer wieder fleckige und trockene Ekzeme im Gesicht und auf der Kopfhaut aufgetreten.
Im Dezember 1986 kam es dann zur Ausbreitung über den Hals und auf die ganze Stirn.
Das Ekzem zeigte sich zunehmend trockener und rötete sich auch stärker, trotz der daraufhin hautärztlich durchgeführten Therapie mit Parfenacsalbe, Bepanthensalbe, Hydrokortisonsalben und Hismanaltabletten.
Sonst: Magendarm-Infekte im dritten Lebensjahr, Otitis media 1986 mit nachfolgend häufigen Ohrenschmerzen.

Der erste Zahn brach im neunten Lebensmonat durch.
Diarrhoe jeweils während der Zahnung.
Freies Laufen und Sprechen lernen zeitlich normal.
Allgemein erkältungsanfällig.
Seit November 1986 habe sie dauernd Schnupfen oder Hustenbeschwerden.
An Scheide und Gesäß oft wund.

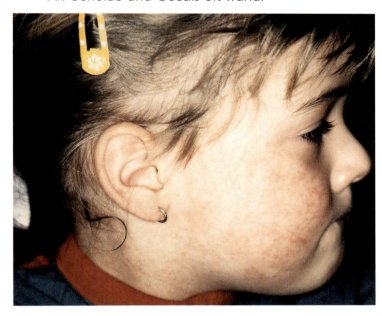

Im Säuglingsalter schon oft Windeldermatitis.
Im Oktober sei es einmal zu einer äthiologisch unklaren Urtikaria gekommen.

Befund vom 4.3.1987:
Trockenes blutig exkoriiertes Ekzem, betont im Gesicht (siehe Bild), am Hals und im Nacken.
Ansonsten Normalbefund.

Beschwerden am 4.3.1987:
Sie klagt über Juckreiz, der besonders morgens beim Erwachen und in den Abendstunden auftrete. Nachts im Bett ginge es so einigermaßen. Früh morgens sei die Haut aber stark gerötet und trocken und der Juckreiz entsprechend stärker.
Der Juckreiz sei sehr stark, so daß sie sich immer blutig aufkratzen müsse.
Im Winter wäre es immer schlimmer.
Gegen Wasser sei sie besonders im Gesicht sehr empfindlich.
Auch Wolle sei unverträglich und führe schnell zu Juckreiz.
Nahrungsmittelunverträglichkeiten wären keine bekannt.
Sie sei überaus kälteempfindlich und friere besonders abends im Bett trotz Schlafsacks und warmer Zudecke.
Sie habe eigentlich immer kalte Füße.
Trotzdem habe sie ein großes Bedürfnis, nach draußen zu gehen. Ein ganzer Tag im Haus, das wäre ihr ein „Greuel". Da falle auch nie auf, daß sie friert.
Seit einigen Wochen leide sie an einem Reizhusten, der sich draußen bessere.

Ihr Schlaf sei wohl bedingt durch den Juckreiz unruhig mit viel herumwälzen und auch nur oberflächlichem Schlafen. Lage bevorzugt Bauch- bzw. Rückenlage.
Sie träume viel und wache sogar durch Alpträume auf.
Eine Zeitlang hätte sie oft mit den Zähnen geknirscht, seit längerem aber nicht mehr.
Sie schwitze relativ leicht, besonders im Gesicht, wenn sie sich anstrengt, aber auch im Bett, wohl wegen der vielen Decken, will aber trotzdem warm zugedeckt werden.
Ihr Appetit sei schlecht. Auch der Durst sei gering.
Sie verlange nach Süßigkeiten, Breien, Obst.
Gerne auch Brot mit Butter, sowie lauwarme Milch. Zu warm dürften die Speisen nie sein. Abneigungen gegen gekochte Eier, Käse, Tomaten und Fisch.
Ab und zu harter Stuhl.
Ab und zu auch Bauchschmerzen und Blähungen, ohne erkennbaren Grund.
Ihr Gemütszustand habe sich seit der Hautverschlechterung geändert: Sie sei insgesamt weinerlich und empfindlich geworden.
Kleinste Anlässe wären schon auslösend.
Auffallend sei jetzt auch ihre große Angst vor dem Alleinsein.
Sie vergewissere sich immer, daß jemand in ihrer Nähe sei, würde ständig nach der Mutter suchen.
Sie sei unruhiger und insgesamt wohl nervös geworden, könne schlecht länger still sitzen.

Hierarchisation :
Furcht vor dem Alleinsein (SR I 477: u.a. Calc.).
Weinen bei Kleinigkeiten (SR I 1089: u.a. Calc.).
Mangel an Lebenswärme (RGD 158: u.a. **Calc**.).
Frostig abends, äußere Wärme erleichtert nicht (RGD 1067: u.a. Calc.).
Alpträume (RGD 1055: u.a. *Calc.*).

Therapie und Verlauf:
4.3.1987: *Calcarea carbonica XM.*
Bis 29.4.1987 war das Ekzem im Gesicht und an den Händen wesentlich gebessert, der Schnupfen war vollkommen verschwunden und sie hustete auch nicht mehr.
Am 29.5.1987 berichtete die Mutter, daß seit einer Woche der Dauerschnupfen wieder da sei, daraufhin wurde *Calcarea carbonica XM* wiederholt.

Bei der nächsten Wiedervorstellung am 1.7.1987 war das Gesicht vollkommen erscheinungsfrei, der Schnupfen und der Husten nicht mehr vorhanden, ihre Weinerlichkeit hatte sich auch wesentlich gebessert und auch die Kälteempfindlichkeit war nicht mehr auffällig.
Am 29.7.1988 stellte sie sich vor mit einem akuten vesikulösen Hautausschlag am Hals.

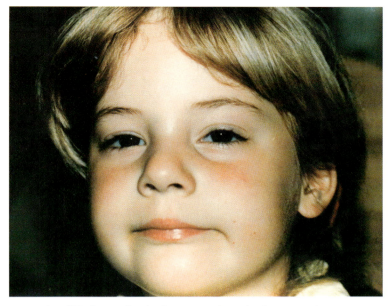

Dieses Ekzem war genau an der Stelle aufgetreten, an der sie kurz vorher ein Kettchen getragen hatte (Nickelallergie?).
Sie bekam deshalb noch *Apis C 200*, was schnell heilte.
Seitdem geht es ihr sehr gut.
Die Neurodermitis trat nicht mehr in Erscheinung.
Ihr anhaltend gutes Befinden wurde mir 1995 bestätigt.

11. Fall:

3jähriger Junge.
Erstkonsultation am 30.10.1990.

Familienanamnese:
Eltern beide gesund. Bei den Großeltern väterlicherseits verstarb die Großmutter an Brustkrebs, der Großvater an Nierenkrebs. Keine Hinweise auf Atopie.

Eigenanamnese:
Er sei mit einer Gaumenspalte geboren worden, die im Dezember 1988 operiert wurde.

Kasuistiken

Danach hatte er oft Kruppanfälle, die jeweils durch Kortisonsuppositorien behandelt wurden.
Seit dieser Zeit wiederkehrende Anfälle von spastischen Bronchitiden und vielen fieberhaften Infekten.
Im August 1987 hatte er vier Monate lang Diarrhoe, die erst durch einen zweiwöchigen Krankenhausaufenthalt gestoppt wurde.
Zweimal wurde bereits eine Paukendrainage durchgeführt.
Laut Mutter habe er bis heute ungefähr 25mal Antibiotika eingenommen, neben anderen mehr oder weniger ständigen Medikamenten wie Promuk, Sinuselect, Bronchicum-Elixier, Spiropent, Codipront, Nasivin, etc..., es sei eine endlose Anzahl von auch nicht mehr erinnerlichen Medikamenten.
Was von all dem übrig ist, sind seine rezidivierenden spastischen Bronchitiden und sein Dauerschnupfen.
Es sei außerdem ein nicht therapiepflichtiges Herzgeräusch vorhanden.
Bezüglich der Neurodermitis habe die Mutter schon sehr frühzeitig ab und zu trockene Hautstellen an den Oberarmen entdeckt, die durch äußere Behandlung mit Vaselinesalbe beherrschbar waren.
Im Oktober 1989 trat dann ein kleiner trockener Fleck auf der Nase auf. Seit Mitte November 1989 kamen dann mehrere trockene Stellen im Nasen- und Mundbereich dazu.
Ende Dezember 1989 wurde von einem Hautarzt schließlich die Diagnose Neurodermitis gestellt.
Seitdem behandle sie mit Linola-Fettsalbe, was zwar lindere, die Ekzeme aber nicht zum Verschwinden bringe, weshalb sie nun zu mir komme.

Befund vom 30.1.1990:
Einige trockene Ekzemstellen im Gesicht, an den Armen und Händen.
Leises Systolikum.
Landkartenzunge.
Pulmo derzeit auskultatorisch o. B.

Beschwerden am 30.1.1990:
Die Beschwerden seitens der Neurodermitis wären eigentlich nicht vordergründig. Er leide unter etwas Juckreiz, der durch Wärme verstärkt auftrete, sowie durch Wollmützen.
Nach Streicheln seiner Katze reibe er sich vermehrt die Augen. Auf Nachfragen: keine Atemnot dabei.
Viel auffälliger seien seine Hustenbeschwerden: Er habe fast dauernd Bronchitis, mit festsitzendem Husten, der sich schlecht löse, jedoch ohne subjektive Atemnot.
Besonders trete er abends in der Einschlafphase, nachts und morgens beim Erwachen auf.

Beim Husten müsse er sich aufsetzen.
Nachts würde er durch Hustenanfälle zu unterschiedlichen Zeiten aus dem Schlaf gerissen.
Auslösend sei insbesondere feuchtkaltes, nebliges Wetter.
Seine Landkartenzunge trete bei akuten Hustenbeschwerden stärker hervor.
Ab und zu komme es auch zu pfeifenden Atemgeräuschen.
Geheizte Räume würden den Husten eher verschlimmern, ihr Kind schlafe seitdem kühler.
Sein anderes Hauptproblem sei eine mehr oder weniger ständig laufende Nase, fast nicht beeinflußbar und ohne erkennbare Modalitäten.
Ansonsten sei eigentlich alles „normal" mit ihm.
Bei der gezielten Befragung ergaben sich dann noch weitere Symptome:
Sein Appetit lasse sehr zu wünschen übrig, insgesamt eher morgens als tagsüber.
Besondere Vorlieben: Gezuckerte Speisen, Brot, Butter, Milch, lieber kalte Sachen, Limonade und Coca-Cola.
Abneigung gegen Gemüse, Fleisch und Südfrüchte.
Sein Durst sei durchschnittlich.
Seine Verdauung sei ganz normal.
Enge Kleidung vertrage er überhaupt nicht, sie könnte ihm seine Jacke nie bis oben zumachen.
Am Meer fühle er sich sehr wohl, habe da auch weniger Husten.
Er schlafe am liebsten auf dem Bauch und schüttele beim Einschlafen den Kopf hin und her.
Beim Einschlafen wolle er immer Licht im Gang haben.
Er wäre vom Gemüt her sehr lebhaft, aber nicht nervös.
In den ersten drei Monaten des Kindergartens habe er Eingewöhnungsprobleme gehabt, was sich dann aber gelegt habe.
Richtige Ängste eigentlich nicht, außer vor Hunden, er sei aber einmal gebissen worden, und vorher hatte er auch keine Angst.

Hierarchisaton:
Dieser Fall ist einer jener, bei denen sich die atopische Belastung frühzeitig an den Schleimhäuten manifestiert, wodurch es dann leicht zum Ausbruch von Asthma bronchiale kommen kann. Gerade weil die Haut laut Mutter wenig Beschwerden machte, lag hier wohl ein zentripetales Krankheitsgeschehen vor, das dringend der Umkehrung bedurfte. Einen entscheidenden Einfluß auf das Einschlagen dieser Richtung könnte die vorherige suppressive (Kortison-) Therapie ausgeübt haben, es kann aber auch ohne unterdrückende Maßnahmen je nach Fall zum frühzeitigen Ausbruch von Asthma bronchiale kommen.

Ziel der homöopathischen Behandlung mußte es deshalb vordergründig sein, einen zentrifugalen Heilungsverlauf herbeizuführen, wie dies bei (erfolgreich) homöopathisch behandelten Fällen ja immer eintritt (HERING' sches HEILGESETZ).
Zur Arzneimittelfindung zog ich folgende Symptome heran:
Rollt den Kopf (RGD 92: u.a. Ars., *lyc.*, *stram.*, *sulph.*, **Tub**.).
Angst im Dunkeln (SR 488: u.a. Ars., *lyc.*, **STRAM.**).
Husten asthmatisch (RGD 679: u.a. **Ars**., lyc., *stram.*, sulph.).
Husten beim Schlafengehen (RGD 694: **Lyc**., **Sulph**.).
Husten, muß aufsitzen (RGD 679: u.a. *Ars.*).
Landkartenzunge (RGD 360: u.a. *Ars.*, lyc., *tub.*).
Herzgeräusch (RGD 720: u.a. *Lyc.*, stram., tub.).
Enge Kleidung unverträglich (RGD 1153: u.a. **Lyc**., *sulph.*).

Therapie und Verlauf:
30.1.1990: *Arsenicum album XM.*
Dieses Mittel schien mir im Vergleich mit dem ebenfalls ähnlichen *Lycopodium* bei den Hustensymptomen näher zu kommen.
MEZGER schreibt zu diesem Mittel, bezogen auf diesen Fall: „Nächtliche Hustenanfälle zum Ersticken und mit zusammmenschnürendem Gefühl. Husten abends, sobald er sich niederlegt, oder nach Mitternacht; ist genötigt aufzusitzen." (2)
15.3.1990: Es wäre eigentlich nicht viel zu sagen. Das eine Ohr sei einmal stark gelaufen und einmal habe er nachts stark gehustet. Der Dauerhusten sei vielleicht etwas besser, die Landkartenzunge weg.
Anruf am 30.3.1990: Er habe starke Schmerzen im rechten Bein, das er sogar beim Gehen nachziehe. In der letzten Zeit sei er laut Mutter drei Zentimeter gewachsen. Der Husten sei noch immer vorhanden, allerdings vielleicht etwas weniger obstruktiv.
Acidum phosphoricum C 30 (Wachstumsschmerzen SR II 432).
Anruf am 2.4.1990: Die Beinschmerzen seien quasi sofort weg gewesen, seit zwei Tagen aber jetzt sehr starke Hustenanfälle, und zwar speziell abends, wenn er einschlafen wolle, auch wieder deutliche Landkartenzunge.

Hierarchisation:
Husten beim Schlafengehen (RGD 694: u. a. **Lyc.**)
Landkartenzunge (RGD 360: u. a. Lyc.)
Am 2.4.1990 Lycopodium XM.
Anruf am 10.4.1990: Der Husten sei deutlich besser, die Landkartenzunge nicht mehr so imponierend, die Nase laufe noch wäßrig, der AZ sei gut, die Haut würde aber plötzlich sehr viel schlimmer.

Anruf am 7.5.1990: Der Husten sei jetzt die ganze Zeit vollständig weg gewesen, auch der Schnupfen war viel weniger aufgefallen, seit gestern aber wieder die alten Beschwerden mit starken Hustenattacken abends im Bett, mit jetzt auch leichter Atemnot und Pfeifen auf der Brust, die Landkartenzunge sei auch wieder sehr deutlich, und auch der Schnupfen wieder voll ausgebrochen.
Lycopodium XM.
21.9.1990: Es wäre ganz „toll".
Er habe seit Mai 1990 überhaupt nicht mehr gehustet, sein Dauerschnupfen sei ebenfalls vollständig weg, Ekzemstellen seien ebenfalls nicht mehr zu erkennen.
Zur Zeit habe er etwas Leistenschmerzen rechts. Bei der Palpation ließ sich ein kleiner Leistenbruch tasten (Leistenhernie rechts bei Kindern: RGD 479: Aur., Lyc.).
Ich riet zum Abwarten und wiederholte noch nicht.
Ein Jahr später, am 2.10.1991, rief mich die Mutter an, um mir von der vollständigen Ausheilung ihres Kindes zu berichten, alle alten Symptome seien verschwunden. Auch der dezente Leistenbruch sei nie mehr auffällig gewesen.
Seitdem kam es bis heute zu keinem Rückfall.
Laut Rückfrage im Juni 1995 geht es ihm anhaltend sehr gut, weder Lunge noch Haut machen irgendwelche Beschwerden.

12. Fall:

5jähriges Mädchen.
Erstkonsultation am 9.4.1991.

Familienanamnese:
Die Mutter leide an Heuschnupfen.
Die Großmutter väterlicherseits hat Diabetes, die Großmutter mütterlicherseits sei leberkrank wegen einer durchgemachten Hepatitis. Ansonsten keine schweren Krankheiten, auch keine weiteren atopischen Hinweise.

Eigenanamnese:
Frühgeburt in der 36. Woche mit dann stark ausgeprägtem Ikterus neonatorum.
Schwere Darminfektion in den ersten Wochen.
In der vierten LW Leistenbruch rechts, Z.n.Operation.

Die Neurodermitis brach im sechsten Lebensmonat aus, zunächst in Form einiger Flecke am Hals und an den Handgelenken, mit dann folgender Ausbreitung auf die ganzen Hände, Wangen, Ellenbeugen und Kniekehlen.

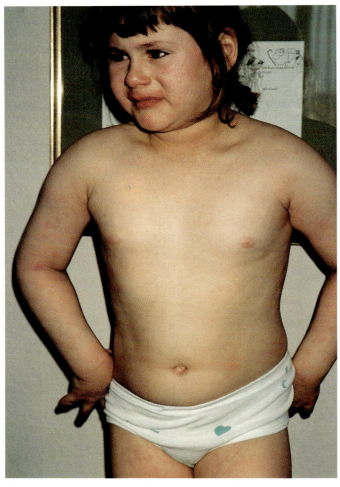

Bisherige Behandlung mit üblichen Fettsalben und teilweise auch Kortison.

Befund vom 9.4.1991:
Starke, tief gerötete und trockene Hautstellen mit Betonung der Hände, Kniekehlen und Ellenbeugen.
Eine Untersuchung des Kindes war allerdings nur „von weitem" per Blickdiagnose möglich, da es sich von mir nicht anfassen ließ.
Es schrie und tobte, und alles Zureden der Mutter war völlig zwecklos. Ich muß schon sagen, daß ich eine solche Widerspenstigkeit bis zu diesem Tag noch nie erlebt hatte.
Wohl gibt es oft ängstliche und nicht gerade kooperative Kinder.
Doch dieses Schreien spiegelte keine Angst wieder, sondern einfach Zorn und Wut.
Selbst ein bloßes Ansprechen des Kindes löste schon lautes Schreien und Anklammern an die Mutter aus.
Beim Versuch, ihre Haut anzufassen, fing sie an, mich auch noch zu treten, so daß ich schließlich kapitulierte und auf einen besseren Tag hoffte.

Beschwerden am 9.4.1991:
Sie klagte jetzt über mittelschweren Juckreiz, der abends und nachts verstärkt auftrete.
Blutig kratzen käme vor, wäre aber doch eher selten.

Verschlimmernd wirke sich auch der Frühling und Sommer und auch frostige Luft im Winter aus.
Auch Wärme in jeder Form und Schwitzen verschlimmere.
Erregungen würden sich ganz besonders stark auswirken.
Abkühlung helfe ein bißchen.
Auf Nüsse, Zucker, Sellerie, Tomaten, Süßigkeiten, Orangen, Mandarinen, Kaba, Milch, Eier und Ketchup würde es auch schlimmer.
Sonst fiele der Mutter jetzt spontan eigentlich nichts ein.
Ich frage nach der Psyche des Kindes: Sie sei extrem eigensinnig, hartnäckig, z.T. auch aggressiv mit Schlagen, Treten und Zwicken nach anderen. Gleichzeitig sei sie aber auch sehr zuneigungsbedürftig, liebevoll und anhänglich.
Beim Schreien könne es vorkommen, daß sie einige Sekunden „ausbleibe".
Bei Ärger und Aufregungen, oder bei unvorhergesehenen Ereignissen schwitze sie in den Handinnenflächen.
Vor, bei und nach Vollmond sei der Schlaf sehr unruhig mit Einschlaf- und Durchschlafstörungen.
Ihre bevorzugte Schlafstellung sei auf dem Arm der Mutter.
Sie reiße sich die Fingernägel ab, damit sie ihr nicht geschnitten werden könnten.

Hierarchisation :
Zorn mit rotem Gesicht (SR I 34: u.a. **BELL**., calc., **CHAM**., **NUX-V**., stram.).
Will nicht angefaßt werden (SR I 1028: u.a. **Bell**., calc., **CHAM**., nux-v., stram.).
Schlagen bei Kindern (SR I 964: u.a. **CHAM**.).
Hysterische Ohnmacht (SR II 193: u.a. Cham., nux-v.).
Will getragen werden (SR I 124: u.a. Bell., **CHAM**.).

Therapie und Verlauf:
9.4.1991: *Chamomilla XM*.
24.6.1991: Sie war zwischenzeitlich im Urlaub, wo es ihr besser ging, auch sei sie zugänglicher gewesen.
Die Haut war etwas weicher und nicht mehr so trocken.
Zur Zeit bestünde eine Bronchitis mit erheblichen Rasselgeräuschen und nächtlichem Erbrechen.
Und nun ließ das Kind tatsächlich seine Lunge abhören!
Als ich nun auch einmal die Haut gründlich anschauen wollte, war allerdings wieder Schluß mit der Zusammenarbeit, aber immerhin, sie hatte sich zumindest einmal ohne Schreien von mir abhören lassen.
Die Bronchitis heilte unter *Ipecacuanha C 30* schnell ab.

Kasuistiken

2.8.1991: Sie habe sich jetzt doch wieder deutlich verschlechtert, sei wieder aggressiv, unwirsch schon morgens, nichts könne man ihr recht machen.
Die schwitzigen Hände und der Schlaf seien aber anhaltend besser.
Da sich jetzt wieder alte Symptome zeigten: *Chamomilla XM*.
3.9.1991: Es sei alles viel besser.
Die Psyche sei gut, der Schweiß nicht wieder aufgetaucht, die Haut wesentlich weicher.
Sie ginge jetzt sogar alleine ins Bett.
8.10.1991: Zustand nach Windpocken, die leicht verlaufen seien.
Es ginge ihr hervorragend, der Hautbefund sei gut, Kratzen komme überhaupt nicht mehr vor, die Zornesanfälle und die Reizbarkeit seien wie „weggeblasen".
Sie könne auch alles essen, sogar Nüsse und Orangensaft, ohne darauf wie früher zu reagieren.
27.2.1992: Anruf: Es sei alles in Ordnung.
Im Frühling 1995 trat kurzzeitig eine sonnenallergische Reaktion in den Armbeugen auf, begleitet von leichten Heuschnupfenbeschwerden, was jedoch auf *Natrium chloratum C 200* schnell abklang, Seitens der Neurodermitis bestehe seit 1992 so gut wie Beschwerdefreiheit, auch der Allgemeinzustand sei sehr gut.

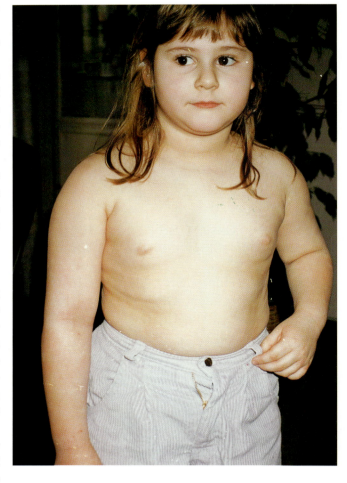

Das heilende Mittel konnte in diesem Fall über konstant vorhandene charakteristische Gemütssymptome leicht gefunden werden.

Auch dieser Fall zeigt deutlich, daß die Neurodermitis nicht über Diäten heilbar ist, sondern nur über das dem Fall entsprechende homöopathische Einzelmittel, wodurch durchaus auch vorher unverträgliche Nahrungsmittel wieder verträglich werden können, wie hier gezeigt.

KENT schreibt zu dem Mittel u.a.: „Die Hauptzüge von *Chamomilla* sind große Empfindlichkeit gegen Eindrücke, Empfindlichkeit gegen Menschen und vor allem Schmerzempfindlichkeit. Chamomilla passt also zu dem Nervensystem leicht erregbarer, sehr sensibler und leidender Frauen. Der psychische Zustand steht dementsprechend unter dem Zeichen großer Reizbarkeit und Empfindlichkeit. Die psychischen Symptome überwiegen im *Chamomilla*-Bild. Weinen. Jämmerliches Stöhnen. Reizbarkeit. Kinder weinen, schreien und sind über alles ungehalten. Sie wissen nicht, was sie wollen, und sind sehr launenhaft. Die Kinder müssen umhergetragen werden. Das *Chamomilla*-Kind läßt sich nicht anrühren. Es tut nur das, was es will...." (3)

Chamomilla gehört heute zu den am häufigsten falsch verordneten homöopathischen Medikamenten, indem einem Kind, welches zahnt, quasi „automatisch" *Chamomilla* verschrieben wird. *Chamomilla* ist auch in verschiedenen Komplexmitteln enthalten und wird dort zur Therapie der Dentitio difficilis empfohlen. Dies ist aber nicht nur homöopathisch falsch, sondern kann auch „ins Auge gehen", da durch die lange anhaltende Einnahme von *Chamomilla* unfreiwillige Arzneimittelprüfungen ausgelöst werden können. Sicherlich kann Chamomilla bei der Dentitio difficilis angezeigt sein, jedoch nur dann, wenn entsprechende Symptome des Patienten dieses auch indizieren, ansonsten muß die Dentitio difficilis eben mit einem anderen Mittel behandelt werden (Zahnung schwierig: RGD 389: enthält neben *Chamomilla* weitere 22 Mittel).

So wäre bei obigem Kind bei evtl. gleichzeitig erschwerter Zahnung Chamomilla sicherlich indiziert gewesen, aber nicht auf Grund der bloßen Diagnose, sondern weil die charakteristischen Gemütssymptome des Kindes diesem Mittel am ähnlichsten waren. Dieser Zusammenhang, d.h. die Berücksichtigung des Ähnlichkeitssatzes, ist die unabdingbare Voraussetzung für eine erfolgreiche homöopathische Behandlung.

13. Fall:

26jährige Patientin.
Erstkonsultation am 18.8.1989.

Familienanamnese:
Vater: Varikosis, Ulcus ventriculi, Cholecystopathie, Übergewicht.
Mutter: Varikosis.

Eigenanamnese:
Als Kind dreimalige LK-Tuberkulose, dreimal wurden LK herausoperiert, letztmals 1981.
Rez.Tonsillitiden im Kindesalter, sowie zweimalige Otitis media.
Damals auch häufige Bronchitiden.
Die Neurodermitis brach nach der Entbindung von der 2. Tochter 1988 aus.

Befund vom 18.8.1989:
Stark gerötete, trocken-schuppige, z.T. auch vesikulöse Hauterscheinungen an den Händen, betont am Handrücken und interdigital.
Haut insgesamt trocken und rauh. Schuppung am Haarrand.
Schweißige Nase.
Derzeit Gravidität in der 22. Woche.
Varikosis in der rechten Kniekehle und unter den Schamlippen.

Beschwerden am 18.8.1991:
Seit drei oder vier Monaten sei nun der Juckreiz schlimmer geworden.
Sie klagt über Bläschen am Handrücken und zwischen den Fingern, die sie aufkratzen müsse.
Verschlimmernd wirke sich Sommerhitze und Bettwärme aus, aber auch warmes Wasser und Wolle, während kalte Handbäder linderten.
Am Meer sei alles vollständig weg.
Sonst sei sie derzeit beschwerdefrei und könne spontan nichts mehr angeben.
Auf Nachfragen ergaben sich noch folgende Symptome:
Sie sei ein eher hektischer Typ, ungeduldig und unruhig.
Im Haushalt sei sie übertrieben reinlich, es störe sie schon ein Krümel am Boden.
Als pedantisch könne man sie aber nicht bezeichnen.
Sie habe gerne alles immer perfekt, müsse aber Abstriche machen wegen der Kinder.
Sie neige zu Wutausbrüchen, zu plötzlichen Reaktionen, auch zu schneller Begeisterung wie ein Strohfeuer.
Ein ruhiges, geordnetes Leben bräuchte sie aber schon, mit etwas Abwechslung dazwischen.
Selten einmal habe sie Kopfschmerzen, dann an der linken Schläfe auf Höhe der Stirn oder am Hinterkopf.
Es trete zu verschiedenen Zeiten auf, wie ein kurzer, stechender und blitzartiger Schmerz, der sich durch Druck bessere.
Nach den Kopfschmerzanfällen Tränenfluß am linken Auge.
Gelegentlich Gerstenkörner.
Die Augen seien empfindlich gegen direktes Sonnenlicht.
Kurzsichtigkeit (Links - 4dptr., rechts - 4,25 dptr.).

In Dämmerlicht sehe sie schlecht.
Zeitweise trete ein rauschendes Ohrgeräusch auf, teilweise pulsierend, besonders nach dem Frühstück, besser durch reduzierten Teegenuß.
Am Haarrand habe sie oft einen etwas schuppenden und leicht juckenden Hautausschlag.
Die Haut im Gesicht sei oft fettig, ab und zu Risse in den Mundwinkeln.
Schweißbildung an den Nasenflügeln.
Mitesser im Gesicht.
Es bestehe Neigung zu Herpes labialis an der Unterlippe.
Ab und zu Aphthen an der Mundschleimhaut, unter der Unterlippe.
Ihr Appetit sei gut.
Heißhunger ab und zu nach Schokolade, Abneigung gegen Fisch.
Sie trinke gerne Milch, habe überhaupt immer sehr viel Durst.
Stuhlgang problemlos, keine Flatulenz.
Menarche 13jährig. Periode alle 23–24 Tage, tagsüber stärker als nachts und bei Bewegung mehr fließend.
Fluor nein.
Mißlaunisch vor und während der Regel.
Ab und zu Stiche am Herzen, bei viel Anstrengung, manchmal auch etwas Beklemmungen dann.
Selten einmal Herzklopfen bis zum Gefühl, daß der ganze Körper mitschwingt, meistens vor dem Einschlafen oder beim Ausruhen.
Schlaf gut, außer bei Vollmond.
Feuchtwarmes Wetter sehr ungern, in frischer und kühler Luft fühle sie sich am besten.
Seltenst einmal Wadenkrämpfe beim Herumgehen oder auch im Liegen, nachts nicht.
Träume nur selten.
Bevorzugte Schlaflage auf dem Bauch.
Manchmal Zuckungen und lautes Aufeinanderschlagen der Zähne bis zum Wachwerden.
Sie decke sich eigentlich immer auf, weil Bettwärme verschlimmere.
Nach Teegenuß Hitzewallungen und Schweißausbrüche.
Auch heiße Getränke würden Schweiße provozieren.
Das Ekzem sei mit Stechen und Prickeln verbunden, auch mit Spannungsgefühl in den wassergefüllten Bläschen, durch kaltes Wasser nachts nehme Rötung und Spanngefühl ab, weshalb sie nachts kaltes Wasser über die Hände laufen lasse.

Hierarchisation:
Seeluft bessert (SR II 31: Lyc., **nat-m.**, **tub**.).
Kalt baden bessert (SR II 42: u.a. **Nat-m**.).
Zuckungen im Schlaf (RGD 1038: u.a. *Lyc.*, nat-m.).

Hautausschlag Haarrand (RGD 97: u.a. *Nat-m*.).
Juckende Bläschen zwischen den Fingern (RGD 849: u.a. *Nat-m*.).
Diese Symptome führten mich zu Natrium chloratum, was durch die folgenden Symptome zusätzlich bestätigt wurde:
Schweiß Nase (RGD 300)
Gerstenkörner (RGD 206)
Fettige Gesichtshaut (RGD 313)
Herpes labialis (RGD 317)
Abneigung Fisch (RGD 417)
Reizbarkeit vor und während den Menses (RGD 45)
Herzklopfen abends im Bett (RGD 721)
Druck bessert bei Kopfschmerzen (RGD 118)

Therapie und Verlauf:
18.7.1989: *Natrium chloratum XM*.
8.9.1989: Es wäre mal besser, mal schlechter gewesen, seit ein paar Tagen sei es jetzt wieder ganz schlimm.
Extremer Juckreiz, der sie kaum noch zur Ruhe kommen lasse, besonders im warmen Bett.
Nur wenn sie kaltes Wasser drüber laufen lasse, wäre es besser auszuhalten sein.
Die Haut schmerze und spanne sehr stark nach dem Kratzen.
Seit kurzem jetzt auch heftige Wadenkrämpfe.
Auch der objektive Befund hatte sich verschlimmert.
Wegen der Symptome:
Wadenkrämpfe in der Schwangerschaft (RGD 880: u.a. *Sep*.).
Jucken der Haut beim Warmwerden im Bett (RGD 1123: u.a. *Sep*.).
Haut schmerzt nach Kratzen (RGD 1125: u.a. Sep.).
Spannung der Haut (RGD 1126: u.a. *Sep*.).
gab ich nun *Sepia XM*.
25.10.1989: Die Wadenkrämpfe seien gleich weg gewesen, die Haut viel besser.
21.2.1990: Seit Wetterwechsel zum warmen Wetter hin jetzt wieder schlimmer, es war die ganze Zeit aber sehr gut, auch ihr Allgemeinbefinden war „phantastisch" gewesen.
Ansonsten gebe es nichts Neues.
Ich wiederholte *Sepia XM*.
Erneute Gaben waren dann nötig am 11.5.1990 (*Sepia CM*) und am 27.8.1990 (*Sepia CM*).
25.11.1991: Ihr Gynäkologe habe ein rechts vergrößertes Ovar diagnostiziert, jedoch nicht von einer Cyste gesprochen, die Periode sei noch zu spät

kommend, und dann sehr stark und auch lange dauernd. Vor der Periode sei sie wieder sehr reizbar.
Die Haut jucke am Haarrand wieder etwas.
Der Periodenschmerz sitze genau in der Gebärmutter und erstrecke sich von da aus nach oben.
Unter Berücksichtigung der Symptome:
Reizbarkeit vor Regel (RGD 45: u.a. *Sep.*)
Menses zu spät (RGD 632: u.a. **Sep**.).
Menses reichlich (RGD 631: u.a. *Sep.*).
Menses zu langdauernd (RGD 630: u.a. *Sep.*).
Schmerz Uterus, erstreckt sich aufwärts (RGD 638: u.a. *Sep.*).
erhielt sie am 25.11.1991 *Sepia C 200*.
Seit der letzten Arzneigabe im November 1991 geht es der Patientin sehr gut, die Neurodermitis ist abgeheilt und das allgemeine Befinden laut Patientin sehr gut.
Die Ovarschwellung wurde bei der letzten sonographischen Kontrolluntersuchung als verschwunden befundet.

14. Fall:

21jährige Patientin.
Erstkonsultation am 12.2.1990.

Familienanamnese:
Ihre Mutter reagiere allergisch auf Waschmittel, sei an Schilddrüse und Krampfadern operiert worden.
Ansonsten keine Krankheiten in der Familie, auch keine Hinweise auf Atopie.

Eigenanamnese:
Im ersten Lebensjahr einmal Angina tonsillaris, im vierten Lebensjahr Windpocken.
Die ersten Hautveränderungen zeigten sich im Dezember 1988 im Form von kleinen, juckenden Hautstellen am Handrücken.
Durch Weglassen von Handcreme und alkoholischen Desinfektionsmitteln für Hände wurde es besser und heilte dann zunächst ganz ab.
Im August 1989 erschien dasselbe Krankheitsbild erneut, allerdings breitete es sich nun nach oben auf die Handgelenke aus.
Da sie von Beruf Zahnarzthelferin sei und sich oft die Hände waschen müsse, habe sie es zunächst auch darauf zurückgeführt.

Sie bemühte sich daher, die Hände in der Folgezeit viel einzucremen und nicht mit zuviel Wasser in Berührung zu kommen.
Mit Handschuhen habe sie es auch versucht, was aber den Juckreiz verstärkt hätte.
Die Ausschläge breiteten sich dann trotz dieser Maßnahmen auf die Unterarme aus, zunächst nur rechts.

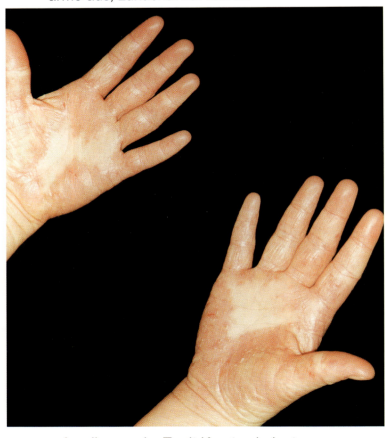

In den letzten Wochen wurde nun das Ekzem immer schlimmer und hat jetzt auch den linken Arm befallen.
Bisherige Therapie seitens einer Hautärztin mit Fettsalben und Hydrokortisonsalben.

Befund vom 12.2.1990:
An beiden Unterarmen und Händen, inclusive den Fingern, finden sich stark gerötete, fleckartige, z. T. trockene, z. T. feucht-nässende, größtenteils vesikulöse Ekzemherde in stärkster Ausprägung (siehe Bilder).
Die Haut ist heiß, geschwollen, und z.T. mit Krusten belegt.
Teilweise Risse im Hand-Fingerbereich.
Teilweise kreisrunde Effloreszensen. Betroffen sind Beuge- und Streckseiten beider Arme und Hände.
Auch im Gesicht finden sich angedeutete Ekzemstellen.
Ansonsten insgesamt trockene Haut.

Beschwerden am 12.2.1990:
Sie klagt jetzt über sehr heftigen Juckreiz, der anfallsweise besonders in den Abendstunden, aber auch nachts mit Erwachen auftrete.

Am schlimmsten sei Waschen, was deutlich und schnell verschlimmere, aber auch Wärme, weshalb sie keine Handschuhe tragen könne.
Der Juckreiz sei verbunden mit starken Spannungsgefühlen, sowie einem schmerzhaften Brennen auf der Haut.
Nahrungsmittel seien ohne Einfluß.
Auch Schweiß sei egal.
Jahreszeitlich sei es wohl schlimmer im Winter, bei Frost platze die Haut richtig auf und bekomme Risse.
Seit kurzem nun auch Nässen der Haut nach dem Aufkratzen der Bläschen, sowie Druckempfindlichkeit der Haut, z. B. durch ein Handtuch.
Sonst sei sie vollkommen beschwerdefrei.

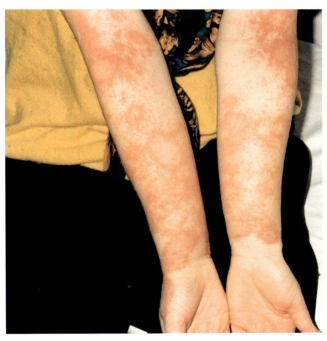

Bei der direkten Befragung ergaben sich noch folgende Symptome:
Heißhunger auf Süßes nach dem Essen.
Schnell satt, und bald darauf wieder hungrig.
Abneigung gegen Gurken, Essig und fettes Fleisch.
Blähungen durch fettes Fleisch, Sauerkraut und griechische Gerichte.
Trockene Lippen im Winter.
Neigung zu Herpesinfektionen an der Zunge und den Lippen.
Fettige Gesichtshaut im Bereich von Stirne und Kinn.
Periode unregelmäßig ohne festen Rhythmus.
Nachts öfters Aufwachen wegen eines Taubheitsgefühles am Arm, wenn sie mit dem Kopf darauf gelegen hat. Anziehen des Armes lindere.
Oft kalte Füße und Hände, ohne aber verfroren zu sein.
Schlaflage wechselnd, störend sei die Bauchlage.

Hierarchisation :
Verlangen Zucker (SR II 273: u.a. Sulph.).
Schnell satt (RGD 421: u.a. **Lyc**., *sulph*.).
Appetit bald nach dem Essen (RGD 420: u.a. **Lyc**., *sulph*.).
Rissige Hände im Winter (RGD 892: u.a. **Petr**., **Sulph**.).

Hautausschläge juckend, Waschen < (RGD 1114: u.a. Sulph.).
Hautausschläge juckend, Wärme < (RGD 1114: u.a. *Lyc.*, *sulph.*).
Hautausschläge juckend mit Brennen (RGD 1121: u.a. **Lyc.**, **Sulph.**, petr.).
Gefühllosigkeit Arme nachts beim Liegen drauf (RGD 835: u.a. Petr.).
Diese Symptome führten zu *Sulphur.*
Materia Medica:
HAHNEMANN gibt dazu folgende Prüfungssymptome an:
Symptom 600: „Unwiderstehliche Neigung zu Zucker." (CK V, S.350)
Symptom 601: „Hunger-Gefühl im Bauche; doch schnelle Vollheit von wenig Bissen." (CK V, S.350)
Symptom 616: „Heisshunger, der ihn öfters Etwas zu essen nöthigt." (CK V, S.351)
Symptom 1684: „Die Haut springt hie und da auf, besonders in freier Luft." (CK V, S.391)
Symptom 1661: „Beissen, wie von Flöhen, abends, nach Niederlegen und nachts, den Schlaf hindernd, nach Kratzen stets an anderer Stelle erscheinend." (CK V, S.391)
Symptom 1664: „Juckendes Brennen an verschiedenen Theilen, nach Kratzen that es weh wie wund." (CK V, S.391)
Symptom 1665: „Jucken, am schlimmsten Nachts, und früh im Bette, nach Erwachen." (CK V, S.391)
Symptom 1667: „Jucken an verschiedenen Stellen des Körpers, meist nach Kratzen vergehend, zuweilen auch mit Stechen darnach, auch wohl Brennen darauf." (CK V, S.391)
Symptom 1858: „Abends im Bette, zwei Stunden lang kitzelndes Kriebeln im linken Arme und Beine, was zu öfterem Anziehen desselben nöthigt." (CK V, S.399)

Therapie und Verlauf:
12.2.1990: *Sulphur C 200.*
27.2.1990: Befundbesserung, nachdem es über eine Woche schlimmer geworden war.
28.3.1990: Anruf der Patientin, die nun glaubte, eine Empfindlichkeit gegenüber Zucker festgestellt zu haben. Dieses Symptom der Zuckerverschlimmerung findet sich im Synthetischen Repertorium, Band II, auf Seite 273, wo ebenfalls *Sulphur* aufgeführt ist.
Da auch der Hautbefund weitere Fortschritte zeigte und sich Juckreiz, Nässen und Entzündungsaktivität deutlich gebessert hatten, ließ ich weiter abwarten.
29.5.1990: Der Befund war nun schon ganz hervorrragend, das Gesicht und die Arme bereits fast erscheinungsfrei.

19.6.1990: Bis auf die Fingerzwischenräume war alles in Ordnung.
18.8.1990: Rückfall mit erneut starkem Juckreiz, betont an den Unterarmen. Daraufhin *Sulphur C 200*.
28.8.1990: Laut Patientin sei es nur eine Woche lang besser gewesen, würde sich aber jetzt wieder verschlimmern. *Sulphur M*.
10.10.1990: Gesicht und Arme waren wieder besser geworden, der durchschlagende Erfolg vom Frühjahr 1990 war aber nicht mehr eingetreten. Die Haut an den Händen war schuppig, stark gerötet und sehr rissig.
Zwischen den Fingern fanden sich einige Bläschen, die starken Juckreiz verursachten.
Die Gefühllosigkeit des Armes war übrigens noch immer ab und zu vorkommend.
Laut Patientin könnte die frostige Luft, die jetzt früh aufkam, die Ursache für die Beschwerdezunahme sein.

Hierarchisation :
Rissige Hände im Winter (RGD 892: u.a. **Petr.**, *psor.*, **Sep**., **Sulph**.).
Gefühllosigkeit der Arme nachts beim Liegen drauf (RGD 835: u.a. Petr.).
Auch trotz der Tatsache der erst 43 Tage dauernden Wirkung des Mittels wollte ich an eine weitere Besserung nicht mehr glauben, da auch schon die letzte Gabe nur unzureichend gewirkt hatte.

Materia Medica:
HAHNEMANN gibt zu Petroleum folgende fallbezogenen Symptome an:
Symptom 570: „Haut der Hände, spröde und rauh." (CK IV, S.521)

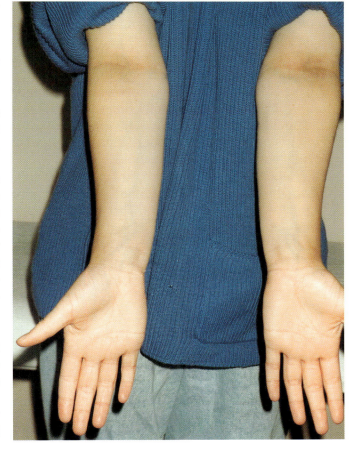

Symptom 571: „Aufgesprungene, rissige Haut der Hände, voll Schrunden." (CK IV, S.521)

Symptom 551: „Leichtes Einschlafen der Arme und Hände, wenn er sich nachts drauf legt." (CK IV, S.520)
10.10.1990: *Petroleum C 200*.
20.12.1990: Deutliche Befundbesserung.
25.1.1991: Laut Patientin stehe es seit vier Wochen, ginge nicht mehr voran, ansonsten ginge es ihr sehr gut. *Petroleum C 200*.
18.3.1991: Sie berichtet mir nun begeistert, daß ihre Periode plötzlich ganz pünktlich komme, die Haut war vollkommen erscheinungsfrei.
2.4.1991: Wieder leichtes Rezidiv, die Haut an den Händen war wieder merklich rauher und trockener geworden.
Petroleum M.
21.6.1991: Vollkommen erscheinungsfrei bei subjektiv sehr gutem Befinden (siehe Bilder).
Sie erzählte mir an diesem Tag, daß bei ihr jetzt ein Allergietest durchgeführt worden sei, bei dem sich eine Reaktion auf Methylmethacrylat (in Arbeitsstoffen einer Zahnarztpraxis enthalten) ergeben hatte, außerdem sei die Neurodermitis anamnestisch bestätigt worden.
Die an Neurodermitis erkrankte Patientin, deren Krankheitsbild durch eine zusätzliche Kontaktallergie kompliziert wurde, konnte somit durch *Sulphur* und *Petroleum* erfolgreich therapiert werden.
Die Richtigkeit der Behandlung bestätigte sich auch im Verlauf, indem die Hauterscheinungen von oben nach unten und in der umgekehrten Reihenfolge ihres Auftretens abheilten.
Die Patientin hat inzwischen aus prophylaktischen Gründen ihren Beruf gewechselt, ich möchte aber darauf hinweisen, daß die damalige Behandlung bereits während noch unveränderten beruflichen Kontakten zu ihren Allergenen den oben geschilderten erfolgreichen Verlauf nahm.
Am 12.5.1994 stellte sie sich wegen eines Rückfalls wieder bei mir vor.
Die letzten Jahre sei es ihr gut gegangen.
Jetzt wieder Ekzeme an den Händen, den Handgelenken, den Unterarmen. Bläschen, stark juckend, zwischen den Fingern.
Im März 1994 habe sie einen Abort im dritten Schwangerschaftsmonat gehabt, was sie schon sehr mitgenommen habe, inzwischen habe sie es aber vom Verstand her realisiert.
Bei der Befragung ergaben sich dann folgende Symptome:
Angst vor Dunkelheit.
Angst vor Einbrechern.
Trösten bessere.
Abneigung gegen fettes Fleisch und gegen Essig.
Abneigung gegen alkoholische Getränke.
Bei Menses abwärtsziehendes Schmerz in die Beine.
Diarrhoe während der Menses.

Erbrechen während der Menses.
Schlaf viel, nicht erholsam.
Viel Achselschweiß in letzter Zeit.
Leicht Sonnenbrand, vom Typ her helle Haut.

Hierarchisation:
Abort (RGD 623: u.a. Phos., **Sep**.).
Dunkelangst (RGD 24: u.a. *Phos.*).
Furcht vor Einbrechern (RGD 26: u.a. *Phos.*).
Trösten > (SR I 181: u.a. **Phos**.).
Diarrhoe während Menses (RGD 537: u.a. *Phos.*).

Therapie und Verlauf:
Phosphorus XM am 12.5.1994.
Anruf am 29.6.1994: Sie habe wieder im dritten Monat einen Abort gehabt, die Haut sei wieder besser geworden, seit dem Abort aber wieder schlechter.
Bläschen überwiegend nur noch im Bereich der Hände.
Bläschen juckend zwischen den Fingern. Unter Berücksichtigung der Symptome Neigung zum Abort (RGD 623: u.a. *Sep.*) und der Hautausschläge zwischen den Fingern (RGD 849: u.a. Sep.) gab ich nunmehr *Sepia C 200*.
Phosphorus war zweifelsohne das falsche Mittel gewesen.
11.7.1994: Es geht besser.
27.7.1994: Insgesamt besser.
14.9.1994: War doch deutlich besser, seit ein paar Tagen aber viel schlechter mit starkem Juckreiz.
Bei der Regel stark abwärtsziehende Schmerzen (RGD 638: u.a. **Sep**.).
Braucht sehr viel Schlaf, oft müde fühlend den ganzen Tag (RGD 1162: u.a. **Sep**.).
Nun *Sepia M*.
23.11.1994: Dysmenorrhoe viel besser. Haut wird immer besser. Müdigkeit besser.
9.2.1995: Sie sei nun wieder schwanger in der siebten Woche.
Keine Ekzeme mehr, nur noch leichte Trockenheit.
Seitdem geht es ihr recht gut.
Die Neurodermitis macht ihr kaum noch Beschwerden, wenn es auch noch nicht gelungen ist, diese vollständig zum Verschwinden zu bringen.
Dieser Fall zeigt auch, daß trotz jahrelanger Beschwerdefreiheit jederzeit Rückfälle möglich sind, vor allem dann, wenn die Verfassung des Menschen durch innere oder äußere Einflüße schwer beeinträchtigt wird, wie in diesem Fall wohl durch die Aborterlebnisse.

Kasuistiken

Man wird sehen müssen, wie sich die Behandlung weiterentwickelt.
Trotz dieses Rückfalls nach mehreren Jahren darf auch hier von einer überaus erfolgreichen Behandlung gesprochen werden.

15. Fall:

54jährige Patientin.
Erstkonsultation am 27.6.1990 akut ohne Terminabsprache.
Befund vom 27.6.1990:
Das gesamte Integument war von eiternden, nässenden und z. T. hämorrhagischen Bläschen übersät (siehe Bilder).
BSG 40/60 mm Hg, 14.000 Leukozyten.
Die Haut war schweißbedeckt und stank widerlich.

Beschwerden am 27.6.1990:
Sie berichtete, daß sie sich vor Ausbruch der Krankheit in einem schwerem Erschöpfungszustand befunden habe, ging aber nicht näher darauf ein. Jetzt fühle sie sich ganz elend, schlapp und kaputt. Sie war hochgradig erregt und voller Angst, denn in der am Tage zuvor aufgesuchten Universitätshautklinik habe man zur sofortigen stationären Aufnahme gedrängt (was durchaus verständlich

war), da es auch tödliche Verläufe gäbe.
Sie würde aber lieber homöopathisch behandelt werden, da sie die Nebenwirkungen der allopathischen Medikamente fürchte.
Sie klagte über einen „schrecklichen" Juckreiz mit Brennen auf der Haut. Schlimmer würde es durch Wärme, insbesondere Bettwärme. Bessern würde Abkühlung und frische Luft.
Seit Ausbruch des Ekzems schwitze sie sehr stark, was alles noch viel schlimmer mache. Auffallend war der intensive und wirklich widerliche Geruch, der von der Haut ausging.
Auf Nachfragen gibt sie an, vorher nie so geschwitzt zu haben.
Zeitlich wäre das Schwitzen am schlimmsten nachts.
Soweit die an diesem Tag in aller Eile erfaßten Symptome.

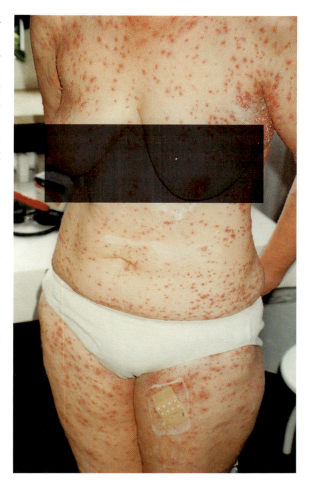

Hierarchisation :
Schweiß foetid und stinkend (RGD 1096: u.a. *Merc.*, *psor.*).
Schweiß reichlich nachts (RGD 1099: u.a. **Merc.**, *psor.*).
Schweiß schwächend (RGD 1100: u.a. **Merc.**).
Symptome < durch Schweiß (RGD 1100: u.a. **Merc.**, *psor.*).
Hautausschläge eiternd (RGD 1111: u.a. **Merc.**, *psor.*).
Diese Symptome führten zu *Mercurius solubilis.*
Materia Medica:
HAHNEMANN führt dazu folgende Prüfungssymptome an:
Symptom 1197: „Schweiß, welcher brennende Empfindung in der Haut macht." (RA I, S.27)
Symptom 1199: „Starker Schweiß die ganze Nacht, von Abend bis früh." (RA I, S 27)

Symptom 1200: „Stinkender Schweiß viele Nächte hindurch." (RA I, S.27)
Symptom 1203: „Heftig stinkende Schweiße...." (RA I, S.27)
Symptom 1206: „Ungemein starker Schweiß, der sauer und widerlich riecht...." (RA I, S.28)
Symptom 980: „Ganz kleine, wäßrige Feuchtigkeit enthaltende, durchsichtige (Bläschen) Hübelchen kamen an verschiedenen Stellen des Körpers hervor...." (RA I, S.406)
Symptom 987: „Pusteln an den Ober- und Untergliedmaßen mit Eiter an der Spitze und Jucken." (RA I, S.406)

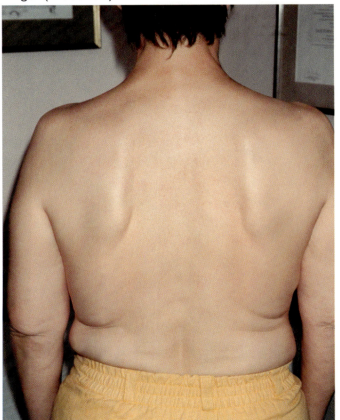

Therapie und Verlauf:
Am 27.6.1990 erhielt die Patientin *Mercurius solubilis XM*, am 29.6.19990 sollte sie sich zur Erstanamnese und Kontrolle des Befundes vorstellen. Ich klärte die Patientin aber auch darüber auf, daß im Falle einer nicht schnell einsetzenden Besserung eine Klinikeinweisung nicht zu umgehen sei.
Am 29.6.1990 stellte sie sich zum vereinbarten Termin vor.
Doch wie erfreut konnte man über die bereits eingetretene deutliche Besserung sein. Wir verabredeten deshalb, zunächst abzuwarten. Bis 3.7.1990 war es weiter besser geworden, und bis 3.8.1990 war alles vollständig abgeheilt, siehe Bilder.
Seitdem geht es ihr gut.

Kasuistiken

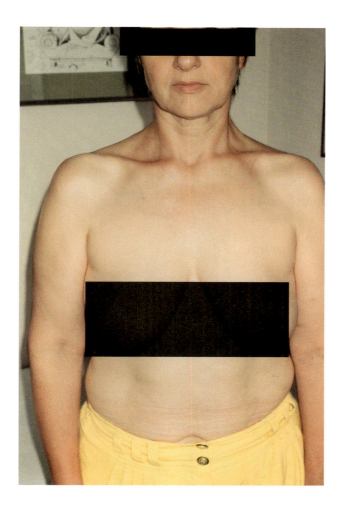

16. Fall:

3jähriger Junge.
Erstkonsultation am 27.12.1990.

Eigenanamnese:
Als Neugeborener leichter Ikterus, sowie Tränengangsstenose.
Die Neurodermitis brach schon in der sechsten LW hinter den Ohren, um den Mund herum und im Windelbereich aus.
Die Mutter habe bis zum siebten Monat gestillt, und dann vor allem diätetisch behandelt, jedoch ohne Erfolg.

Kasuistiken

Im 18. LM wurde beim Hautarzt ein Allergietest durchgeführt, der ein positives Ergebnis auf Milcheiweiß und Hühnereiweiß ergeben hatte, der daraufhin durchgeführte konsequente Verzicht auf diese Nahrungsmittel hatte jedoch auch keine Heilung bewirkt.
Neben den Diäten wurde bis jetzt überwiegend mit Fettsalben und zeitweise auch mit Dermatop-Salbe behandelt.
Inzwischen habe sich das Ekzem auf die Region um den Mund herum mit Betonung der Mundwinkel konzentriert, hinter den Ohren und im Windelbereich sei es fast verschwunden.
Neben der Neurodermitis sei er auch sehr infektanfällig, besonders für Schnupfen und Husten, diesbezüglich behandle sie meistens mit Nasentropfen und Mucosolvansaft.
Im Winter sei er eigentlich dauernd krank.
Am 17.12.1990 wurde er an einer Phimose operiert.

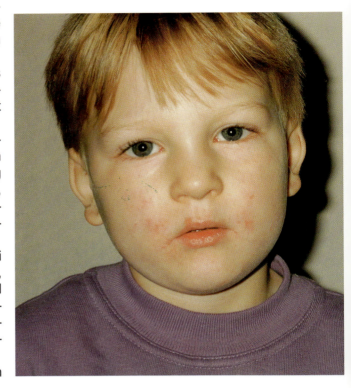

Befund vom 27.12.1990:
Um den Mund herum, mit Betonung der Mundwinkel, findet sich ein trockenes, leicht gerötetes Ekzem (siehe Bild), ansonsten insgesamt trockene Haut. Kind wirkt blaß und hypoton.

Beschwerden am 27.12.1990:
Er kratze eigentlich selten, höchstens im Winter, wenn die Haut durch die Kälte einreißt.
Saure Gurken würden auch verschlimmern, auf Milchweiß reagiere er nicht mehr so wie früher.
Auf Bananen bekomme er ein fleckiges Gesicht, warmes Wasser in der Wanne lindere etwas.
Er sei überaus lichtempfindlich, vor allem gegen Sonne.
Er schreie dann laut, Mama, die Augen tun so weh, und verlange einen kalten Waschlappen auf die Augen.

Er sei höchst eigensinnig und würde auch aggressiv, wenn es nicht nach seinem Willen gehe oder wenn die Dinge nicht in der von ihm gewohnten Reihenfolge abliefen.
Er bestehe auf seinen Wünschen und Forderungen, und lasse sich nur sehr schwer mit Argumenten überzeugen, Ablenkung sei dann kaum möglich. Er ziehe nur das an, was er wolle, lasse sich nur sehr ungern anziehen, wolle sich nicht eincremen lassen, das Haarwaschen sei eine Katastrophe, Duschen und Baden auch nur unter Protest.
Durch Widerspruch würde er überaus zornig werden, sei kaum zu beruhigen.
Er könne stundenlang stur schreien, da helfe nichts mehr.
Morgens nach dem Aufstehen sei er besonders schwierig.
Er könne schlecht länger ruhig sitzen.
Er ziehe es vor, immer daheim zu bleiben, gehe ungern raus, wolle nicht einmal auf den Spielplatz.
Er sei schüchtern, selbst Personen gegenüber, die er gut kennt.
In einer Gruppe von mehreren Kindern spiele er lieber allein.
Der Appetit sei sehr groß. Vorlieben für saure Gurken, Brot mit viel Butter und Banane.
Abneigungen gegen Fleisch, Wurst, Fisch und Marzipan.
Der Stuhl sei überwiegend weich, fast breiig, zwei- bis dreimal täglich.
Sein Urin sei heiß, fast schon dampfend und rieche sehr intensiv.
Er schlafe nicht durch, meist zwischen drei bis vier Uhr würde er wach. Schlaflage zum Einschlafen auf den Knien, dann auf dem Bauch oder der Seite.
Er schlafe nur mit offener Zimmertür ein, damit Licht ins Zimmer fällt.
Im Schlaf schwitze er überwiegend, teilweise sei er richtiggehend naß, besonders am Rumpf, meist in den Morgenstunden.
Im Schlaf auch Speichelfluß.
Sehr großer Durst auf Tee und Apfelsaft.
Im Auto sei es ihm oft übel, auch erbrochen habe er da schon oft.
Enge Kleidung sei ihm völlig unmöglich, da gebe es richtige „Kämpfe" mit ihm.

Hierarchisation :
Diktatorisch (SR I 398: u.a. **Lyc.**, **merc**.).
Schüchternheit (SR I 1024: u.a. **LYC**.).
Eigensinn bei Kindern (SR I 788: u.a. Lyc., **TUB**.).
Reizbarkeit bei Kindern (SR I 661: u.a. Lyc., **tub**.).
Mürrisch beim Erwachen (SR I 775: u.a. **Lyc**.).
Die daraus resultierende Arzneiwahl findet ihre Bestätigung auch in den Symptomen:
Ruhelosigkeit im Sitzen (SR I 856).

Knieellenbogenlage im Schlaf (RGD 1047).
Brustschweiß nachts nach Mitternacht (RGD 757).
Speichelfluß im Schlaf (RGD 370).
Übelkeit beim Autofahren (RGD 462).
Photophobie Sonnenlicht (RGD 211), auch Augenschmerzen, Sonnenlicht < (RGD 216).
Urin brennend (RGD 594).
Urin stark riechend (RGD 597).
Ekzem Mundwinkel (RGD 316).
Die Hierarchisation ergab *Lycopodium*.
Materia Medica:
HAHNEMANN führt dazu folgende Prüfungssymptome an:
Symptom 52: „Trotzig, eigenmächtig, halsstarrig, auffahrend, zornig." (CK IV, S.75)
Symptom 7: „Leute-Scheu." (CK IV, S.74)
Symptom 55: „Sie kann nicht die mindeste Widerrede vertragen, und kommt gleich ausser sich vor Ärgerlichkeit." (CK IV, S.75)
Symptom 57: „Leichte Erregbarkeit zu Ärger und Zorn." (CK IV, S.76)
Symptom 1567: „Nachts wohl Schlaf, aber nicht erquickend, und früh ist er müde und lebenssatt." (CK IV, S.132)
Symptom 1603: „Alle Nächte Schweiss, nach Mitternacht, am meisten auf der Brust." (CK IV, S.134)
Symptom 810: „Heftiger Geruch des Harns." (CK IV, S.104)
Symptom 376: „Wundheit der Mundwinkel". (CK IV, S.87)
Symptom 378: „Ausschlag um den Mund." (CK IV, S.87)

Therapie und Verlauf:
27.12.1990: *Lycopodium XM*.
22.2.1991: Seit kurzem abendlicher Husten beim Einschlafen (RGD 676: u.a. **Lyc**), durch körperliche Anstrengung (RGD 688: u.a. *Lyc*.), schlimmer im Liegen (RGD 689: u.a. *Lyc*.).
Der Hautbefund war leicht gebessert.
Der Eigensinn war besser, würde jetzt aber wieder schlimmer, auch der Jähzorn trete wieder deutlicher hervor.
Der nächtliche Schweiß war ganz weg, komme jetzt aber auch wieder, der Uringeruch sei zwischenzeitlich normal, der Urin sei jetzt aber oft zitronengelb. Der Speichelfluß sei ganz weg.
Lycopodium XM.
5.4.1991: Es sei zwei Wochen lang besser gewesen, seitdem eigentlich wieder schlechter.
16.5.1991: Eigentlich keine deutliche Besserung mehr, er huste auch wieder und sei verschnupft.

Husten abends im Bett und ab und zu nachts im Schlaf, sowie bei Anstrengung.
Liegen verschlimmere, oft offener Mund im Schlaf.
Seine Gemütsverfassung sei wieder wie gehabt.
Die Augenschmerzen durch Licht seien ganz schlimm.
Er schreie schon, wenn morgens das Licht angemacht wird.
Der Urin sei noch immer hellgelb.
Der Speichelfluß sei wieder da.
Die Neurodermitis betrifft nicht mehr nur den Bereich um den Mund, sondern nun auch einige Stellen am Gesäß und Bauch.

Hierarchisation:
Diktatorisch (SR I 398: u.a. **Lyc.**, **Merc.**).
Eigensinn (SR I 788: u.a. Merc.).
Ruhelosigkeit bei Kindern (SR I 846: u.a. **MERC.**, <u>**RHUS-T.**</u>, **tub**.).
Augenschmerzen durch Licht (RGD 216: u.a. *Merc.*)
Speichelfluß im Schlaf (RGD 370: u.a. **Merc.**).
Nachtschweiß (RGD 1094: u.a. **Merc.**).
Husten abends im Bett (RGD 676: u.a. **Merc.**, rhus-t.).
Dies führte zu *Mercurius solubilis.*
Materia Medica:
HAHNEMANN gibt dazu folgende Prüfungssymptome an:
Symptom 1250: „Gemüth reitzbar, zornig, unternehmend." (RA I, S.420)
Symptom 1252: „Mit Jedermann zänkisch, wollte überall recht haben, zanksüchtig." (RA I, S.420)
Symptom 1249: „Den ganzen Tag verdrießlich und ärgerlich."
(RA I, S 420)
Symptom 1220: „Unruhe, auf keiner Stelle hat er Ruhe..." (RA I, S.419)
Symptom 120: „Die Augen können den Feuer-Schein und das Tageslicht nicht vertragen." (RA I, S.363)
Symptom 1201: „Hefiger Nachtschweiß."

16.5.1991: Mercurius solubilis C 200.
27.6.1991: Hautbefund besser und Husten weg, sonst jedoch gleichbleibender Zustand.
Am 27.9.1991 mußte ich wegen eines kruppösen Hustens mit *Spongia C 30* und am 15.10.91 mit *Hepar sulfuris C 30* behandeln.
25.10.1991: Haut relativ gut, Pulmo in Ordnung, Lichtempfindlichkeit insgesamt besser, Speichelfuß weg.
Aber noch schwierig, sehr schüchtern anhaltend (SR I 1023: u.a. Merc.), und immer wieder hustend, meist im Schlaf, sowie oft Schnupfen mit verstopfter Nase.
Mercurius solubilis C 200 wurde deshalb wiederholt.

2.12.1991: Seit kurzem wieder alles deutlich schlimmer werdend. *Mercurius solubilis M*.
17.7.1992: Alles war sehr gut, jetzt schreit er wieder, hat wieder Augenschmerzen bei Licht und zwar jetzt bevorzugt nachts (RGD 215: u.a. Merc.), seine Gemütsverfassung, die wesentlich besser war, verfiel langsam wieder in die alten Symptome.
Mercurius solubilis XM.
11.3.1993: Neurodermitis anhaltend verschwunden, das Gemüt sei aber katastrophal schlecht.
Er will nicht, akzeptiert nichts, folgt nicht, will nicht das Haus verlassen, will keine Freunde um sich haben, will nicht in den Kindergarten, an allem habe er etwas auszusetzen, extreme Sturheit. Mit das auffallenste sei, daß er immer nur daheim bleiben wolle. Penibel in allem.
Am 11.3.1993 erhielt er *Hyoscyamus XM*.
25.5.1993: Gemüt sei 70 % besser, Haut anhaltend gut.
20.7.1993: Das Gemüt sei wieder in Ansätzen so wie vor dem Mittel. *Hyoscyamus XM*.
7.12.1993: Eigensinn sehr gut geworden, Neinsagen weg, Abneigung Gesellschaft weg, spricht jetzt auch mit anderen Leuten, Heimweh nicht mehr vorhanden, nicht mehr penibel, Zorn viel besser. Aktuell Reiben und Jucken der Augen, im Freien besser (RGD 208: u.a. *Puls.*, *Sulph.*), Verlangen sich unter dem Tisch zu verstecken (SR I 575: u.a. **Puls**.).
Pulsatilla C 200.
Seitdem geht es dem Kind sehr gut. Nicht nur seitens der Haut, sondern auch seine allgemeine Entwicklung betreffend. Eine Medikation war seitdem nicht mehr nötig. Das anhaltend gute Befinden des Kindes wurde mir 1995 bestätigt.

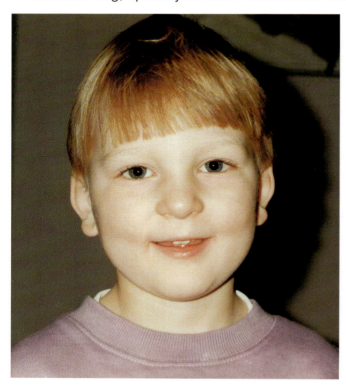

17. Fall:

2jähriger Junge.
Erstkonsultation am 7.5.1986.

Eigenanamnese:
Das Ekzem begann im 15. Lebensmonat und wurde bis jetzt mit den üblichen Fettsalben, teilweise auch mit kortisonhaltigen Salben behandelt. Das Asthma brach danach im zweiten Lebensjahr aus.
Von Anfang an stark infektanfällig im Bereich der Atemwege mit häufigem Schnupfen und Husten.

Befund vom 7.5.1986:
Trockenes, diffus exkoriiertes Ekzem mit Betonung der Handgelenke, Arme, Ellenbeugen, des Gesichtes, der Region um die Ohren, der Fußgelenke, am Hals und im Nacken.
Haut rissig, trocken, teilweise feucht, an vielen Stellen blutig verkratzt. Gerötete Lidränder.

Beschwerden am 7.5.1986:
Starker Juckreiz, schlimmer durch Waschen, sehr schlimm durch Wärme und Warmwerden in jeder Form.
Bettwärme verschlimmere ganz deutlich, er strecke immer die Füße aus dem Bett, ertrage die Bettdecke nicht.
Abkühlung lindere.
Nächtliche Verschlimmerung sei deutlich.
Schlimmer auch stark durch feuchtwarmes Wetter.
Schlimmer auch im Frühling, wenn es warm wird, aber auch im Herbst, wenn naßkaltes Wetter kommt.
Unverträglichkeit stark von Wolle.
Juckreiz schlimmer beim Ausziehen.
Allgemeine Unruhe.
Es sei ihm immer zu warm.
Starker Eigensinn in allem.
Nachts schwitzen.
Asthmatische Beschwerden schlimmer durch feuchtwarmes und feuchtkaltes Wetter, im Frühling, im Herbst, bei Regen, vor Gewitter, durch warme Zimmer, besser durch trockenes und dabei warmes Wetter. Bei Asthma Giemen und Pfeifen. Er ringe dann nach Luft.
Die Neurodermitis und das Asthma seien abwechselnd schlimmer und besser, je nach Wetterlage und Jahreszeit.
Er habe oft Durchfall ohne ersichtlichen Grund.
Der Schlaf sei sehr unruhig.

Schweiß an Handinnenflächen und den Füßen.
Wenn er hungrig ist, sei er unausstehlich.
Durst groß.

Hierarchisation:
Asthma abwechselnd mit Hautausschlägen (RGD 662: Calad., *crot-t.*, dulc., hep., *kalm.*, lach., mez., rhus-t., *sulph.*).
Asthma bei Kindern (RGD 663: *Acon.*, ambr., **Cham.**, **Ip.**, kali-br., kali-i., *mosch.*, **Nat-s.**, nux-v., psor., **Puls.**, **Samb.**, stram., sulph.).
Wärme < (RGD 1197: unter vielen Mitteln *Dulc.*, *lach.*, *nat-s.*, **Puls.**, *sulph.*).
Naßkaltes Wetter < (RGD 1152: u.a. unter vielen Mitteln **Calc.**, **Dulc.**, hep., kali-i., *lach.*, *mez.*, **Nat-s.**, nux-v., *puls.*, *sulph.*).
Feuchtwarmes Wetter < (SR II 756: u.a. **LACH.**, **NAT-S.**, puls., tub.).
Vor Gewitter < (SR II 756: u.a. **Lach.**, **nat-s.**, **PSOR.**, puls., sulph., **tub.**).
Wetterwechsel < (RGD 1198: u.a. *Calc.*, **Dulc.**, lach., **Psor.**, *puls.*, *sulph.*, **Tub.**).
Hunger < (RGD 1151: u.a. *Crot-t.*, *psor.*, **Sulph.**).
Hitze Füße, deckt sie ab (RGD 858: u.a. **Med.**, **Puls.**, **Sulph.**).
Es ergab sich zunächst *Sulphur.*

Therapie und Verlauf:
7.5.1986: *Sulphur XM.*
22.4.1987: Es ginge ihm sehr viel besser, jetzt hätte er einen leichten Rückfall, woraufhin nun *Sulphur XM* wiederholt wurde.
7.8.1987: Asthma wieder rückfällig bei feuchtwarmem Wetter mit Hustenanfällen, Niesen, Rasseln auf der Brust, bläulicher Gesichtsfarbe, Atemnot mit nach Luft ringen, wenig Auswurf, will Fenster und Türen offen haben.

Hierarchisation:
Feuchtwarmes Wetter < (SR II 756: u.a. **Ip.**).
Asthma bei Kindern (RGD 663: u.a. **Ip.**).
Atmung erschwert im warmen Raum (RGD 669: u.a. Ip.).
Atmung erschwert, will Türen und Fenster offen (RGD 668: u.a. *Ip.*).
Atmung rasselnd (RGD 671: u.a. **Ip.**).
Bläuliches Gesicht bei Husten (RGD 308: **Ip.**).
Ausatmen schwer (RGD 666: u.a. *Ip.*).
7.8.1987: *Ipecachuana C 200.*
27.10.1987: Erneut Rückfall des Asthmas bei Wetterwechsel mit Kälte, Nässe und Regen. Bis jetzt sei wieder alles in Ordnung gewesen.
Ipecachuana C 200.
28.3.1988: Wieder Asthmaanfall bei regnerischem Wetter.
Die Neurodermitis war wesentlich geringer ausgeprägt, blutig kratzen kam praktisch nicht mehr vor.

Er hustete feucht und wies starke Rasselgeräusche auf, meist schlimmer in den frühen Morgenstunden, hatte Schmerzen beim Husten und hielt sich die Brust dabei.
Begleitend gelb-grüner Schnupfen und grünlicher Auswurf.

Hierarchisation:
Naßkaltes Wetter < (SR II 753: u.a. **NAT-S**.).
Asthma bei feuchtkaltem Wetter (RGD 663: *Nat-s.*).
Muß die Brust halten beim Husten (RGD 684: u.a. *Nat-s.*).
Auswurf grünlich (RGD 707: u.a. **Nat-s**.).
Atmung rasselnd (RGD 671: u.a. *Nat-s.*).
28.3.1988: *Natrium sulfuricum C 200*.
21.7.1988: Erneuter Asthmarückfall bei schwülwarmem Wetter.
Natrium sulfuricum C 200.
11.11.1988: *Natrium sulfuricum M* wegen erneutem Asthmarückfall.
12.12.1988: Erneuter Asthmaanfall bei Wetterwechsel auf Regen und Kälte. Husten mit Zusammenschnürungsgefühl auf der Brust, Pfeifen, Rasseln und Giemen.
Husten überwiegend locker klingend, jedoch nur schwere Expektoration, dickes gelbes Sekret aus der Nase, Auswurf zäh.

Hierarchisation:
Naßkaltes Wetter < (SR II 753: **DULC**.).
Asthma bei feuchtkaltem Wetter (RGD 663: u.a. **Dulc**.).
Zusammenschnürungsgefühl Brust (RGD 760: u.a. *Dulc.*).
Auswurf schwierig (RGD 709: u.a. *Dulc.*).
Auswurf zäh (RGD 710: u.a. *Dulc.*).
12.12.1988: *Dulcamara C 200*.
Dulcamara wurde dann am 3.5.1989 (*C 200*), am 4.9.1989 (*M*) und am 4.7.1990 (*M*) wiederholt, wenn die alten Symptome rezidivierten.
31.1.1991: Bis jetzt war alles gut, auch im letzten Herbst kam es zu keinem Anfall mehr.
Auch die Neurodermitis war nicht mehr „der Rede wert".
Erst jetzt seit einer Woche bei Wetterwechsel auf naßkalt wieder asthmatische Symptome.
Auffallend laut Mutter sehr deutliche Angst vor Hunden, ohne ersichtlichen Grund.
Beim Ausziehen müsse er sich in letzter Zeit wieder kratzen.

Hierarchisation:
Angst vor Hunden (SR I 495: **BELL**., calc., **caust**., **CHIN**., **hyos**., lyss., **stram**., **tub**.).
Reaktionsmangel (SR II 557: u.a. **TUB**.).

Erkältungsneigung (RGD 1152: u.a. **Tub**.).
Naßkaltes Wetter < (SR II 753: u.a. **TUB**.).
Atemnot im Freien besser (RGD 666: u.a. *Tub*.).
Hautjucken beim Entkleiden (RGD 1121: u.a. *Tub*.).

Am 31.1.1991 bekam er (endlich!) *Tuberculinum bovinum C 200.*
Seitdem hatte er nie mehr asthmatische Beschwerden, seine Infektanfälligkeit ist auf ein durchschnittliches Maß gesunken, Wetterwechsel machen ihm nichts mehr aus, und die Neurodermitis darf als so gut wie geheilt beurteilt werden.
In der mehrjährigen Nachbeobachtungszeit ist es nie mehr zu einem Rezidiv gekommen.

18. Fall:

24jährige Patientin.
Erstkonsultation am 4.3.1992.

Befund vom 4.3.1992:
Rissige, aufgekratzte Ekzeme der Hände mit Betonung der Interdigitalräume (siehe Bild), insgesamt sehr trockene Haut. Übergewicht.
Varikosis seit der zweiten Schwangerschaft.

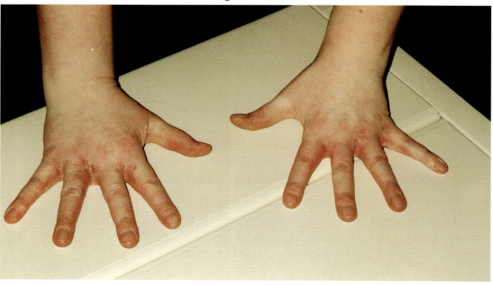

Leichte Akne im Gesicht.
Zur Zeit schwanger in der 16. Woche.

Beschwerden am 4.3.1992:
Seit 1987 bestünden die Ekzeme, zunächst nur an den Unterarmen mit jetzt erfolgter Ausbreitung auf beide Hände und Finger. Von der Universitätsklinik Würzburg sei sie anfangs überwiegend mit kortisonhaltigen Salben behandelt worden, habe damit aber inzwischen aufgehört, da es nach dem Absetzen immer schlimmer geworden sei.
Jetzt wende sie nur noch Melkfett an.
Sie habe starken Juckreiz, besonders im warmen Bett und durch Wasserkontakt. Da sie Masseurin sei, sei das eben besonders schwierig zu umgehen. Im Winter reiße die Haut je nach Kälte noch mehr ein.
Ansonsten könne sie keine näheren Angaben zum Ekzem machen, auch Nahrungsmittel hätten keinerlei Einfluß.
Befragt zu sonstigen Beschwerden ergaben sich dann noch einige andere Symptome:
Sie sei überaus reizbar und schnell nervös. Es fehle ihr an der inneren Ruhe, sie müsse immer „in Aktion" sein, was ihren Allgemeinzustand bessere.
Sie sei schon immer obstipiert, habe höchstens zweimal pro Woche Stuhlgang, es störe sie aber nicht besonders.
Ihre Menses wäre immer viel zu spät gekommen, frühestens nach 35 Tagen.
Im Schlaf knirsche sie mit den Zähnen.
Sie brauche viel Schlaf, sei oft müde.
Verlangen nach Saurem.
Die Speisen müßten schon gut gewürzt sein.
Zu viel Appetit.

Hierarchisation:
Beschäftigung bessert (SR I 790: u.a. **SEP**.).
Reizbarkeit (SR I 654: u.a. **SEP**.).
Obstipation; Stuhl bleibt lange im Rektum ohne Drang (RGD 553: u.a. Sep.).
Hieraus ergibt sich *Sepia,* welches noch gedeckt wird durch die rissige Haut im Winter (RGD 1125), durch die Hautausschläge zwischen den Fingern (RGD 849), das Zähneknirschen im Schlaf (RGD 376), das Verlangen nach Saurem (RGD 4689) und nach gewürzten Speisen (RGD 467) und auch der ehemals zu späten Menses (RGD 632).

Kasuistiken

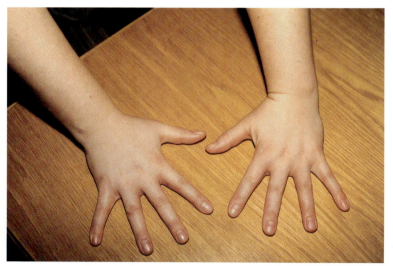

Therapie und Verlauf:
4.3.1992: *Sepia XM*.
4.5.1992: Inzwischen täglicher Stuhlgang, die Reizbarkeit sei ebenfalls besser, der Juckreiz habe innerhalb von zehn Tagen nachgelassen, sei jetzt kaum noch vorhanden.
23.7.1992: Insgesamt gehe es ihr sehr gut, der Juckreiz sei ganz weg, der Hautbefund habe sich wesentlich gebessert, ihr Stuhlgang weiterhin in Ordnung, so gut „wie noch nie".
5.10.1992: Es ginge ihr hervorragend.
18.12.1992: Sie sei gesund, fühle sich trotz Weihnachtsstreß sehr gut. Alle ehemaligen Beschwerden seien vollkommen verschwunden.
Wir beendeten daraufhin die Behandlung, seitdem ist die Patientin bis auf kurze Phasen trockener Haut beschwerdefrei.
Ihr anhaltend gutes Befinden und ihre Beschwerdefreiheit hinsichtlich der Ekzeme bestätigte sie mir auch im Mai 1995.

19. Fall:

2jähriger Junge.
Erstkonsultation am 4.5.1990.

Befund vom 4.5.1990:
Schwerste ekzematöse Hauterscheinungen i. B. des Unterbauches und der Genitalregion, einschließlich Penis.
Haut intensiv gerötet, trocken und blutig aufgekratzt.
Haut wie verbrannt aussehend.
Siehe Bild.

Beschwerden am 4.5.1990:
Das Kind befand sich in einem jämmerlichen Zustand, schon das bloße Berühren mit den Finger ließ es vor Schmerzen losschreien.
Laut Mutter kämen die Anfälle von Juckreiz und Schmerzen oft ganz plötzlich, ein Beruhigen des Kindes sei dann ganz unmöglich.
Dann höre es plötzlich auch wieder auf.
Die Neurodermitis bestünde schon seit 1988, und habe bisher jeder Therapie getrotzt.

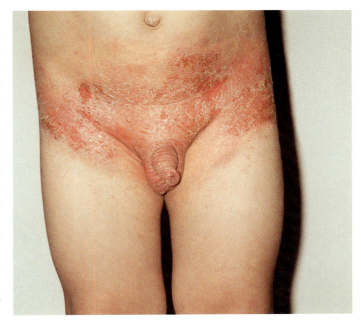

Wärme und Schwitzen verschlimmere. Im Winter sei das Ekzem schlimmer als im Sommer.
Ansonsten könne sie nichts sagen.
Gemütsmäßig sei er ausgeglichen, wenn die Haut ruhig ist.
Sein Appetit sei gut.
Vorliebe für saure Gurken.
Auf Bananen erbreche er.
Der Stuhlgang sei wechselhaft, aber insgesamt recht normal.
Schweiß nein, eher trockene Hitze.
Schlaf gut je nach Haut in wechselnden Lagen, bei Hautschüben in Knieellenbogenlage.

Hierarchisation :
Schmerzen beginnen plötzlich und hören plötzlich auf (SR II 403: u.a. Bell.)
Leichte Berührung < (SR II 640: u.a. **BELL**.).
Knieellenbogenlage im Schlaf (RGD 1047: Calc-p., carc., cina, lyc., *med.*, phos., sep., tub.).
Verlangen nach Saurem (RGD 467: u.a. Bell., *Med., phos., sep.*).
Die Intensität der Schmerzen, das aktive Entzündungsstadium der Hautausschläge und die Plötzlichkeit der Symptome ließ mich nun zunächst zu Belladonna greifen.

Therapie und Verlauf:
4.5.1990: *Belladonna C 200.*
21.5.1990: Befund deutlich gebessert.
Schmerzen und Juckreiz haben deutlich nachgelassen.
25.5.1990: Weiterhin gebessert. Seit gestern Fieber um 39 Grad mit heißem Kopf und kalten Händen, laut hausärztlicher Untersuchung (Pat. wohnt weit weg von Würzburg) könne man nichts feststellen.
Also keine Therapie und weiter abwarten, da die Symptome von Belladonna gedeckt sind (RGD 100) und eine Arzneireaktion darstellen.
26.6.1990: Das entzündliche Stadium ist vollständig verschwunden.
Aber jetzt trockene Ekzeme zunehmend mit erneutem Juckreiz und jetzt auch wieder Knieellenbogenlage.
Daher nun *Medorrhinum XM.*
5.7.1990: Es sei überhaupt nicht besser, im Gegenteil, er schreie wieder, habe wieder furchtbare Schmerzen, die Haut sei auch wieder rot.
6.7.1990: Es ist schon viel besser.
14.9.1990: Es ginge ihm „super" gut.
26.10.1990: Es sei alles vollkommen in Ordnung gewesen, seit einer Woche aber wieder Hautschub.
Diesmal aber stark betont am Scrotum, am Penis, in den Leistenbeugen und schwach in den Kniekehlen und hinter den Ohren.
Haut trocken, aufgekratzt und hinter den Ohren rissig und feucht. Schlimmer durch warme Zimmer oder Bettwärme.
Schlaflage ganz normal.

Hierarchisation:
Hautausschläge Scrotum (RGD 609: u.a. **Graph**.),
Hautausschläge zwischen Scrotum und Oberschenkeln (RGD 609: u.a. Graph.).
Hautausschläge Penis (RGD 609: u.a. Graph.).
Hautausschläge rissig hinter den Ohren (RGD 258: u.a. **Graph**.).
26.10.1990: *Graphites C 200.*
9.12.1990: Befund sehr gut geworden. Juckreiz sehr wenig. Scrotum erscheinungsfrei. Leistenregion viel besser.
27.6.1991: Seit Wärmeeinbruch wieder schlimmer geworden.
Symptome und Lokalisation wie im Oktober 1990.
Keine neuen Symptome.
Deshalb erneut *Graphites C 200.*
14.8.1991: Seit 2 Tagen wieder schlechter.
Graphites M.
3.12.1991: Rückfall des Ekzems seit einer Grippe und Antibiotikatherapie vor 8 Tagen: *Graphites M* wegen unterbrochener Wirkung.

6.5.1992: Seit Renovierungsarbeiten beim Umzug in eine neue Wohnung kratze er sich wieder, bis jetzt war alles vollständig weg gewesen (Toxische Wohnraumluft-Belastung?).
Jetzt *Graphites XM*.
7.3.1994: Es sei bis jetzt insgesamt sehr gut verlaufen, bis auf ab und zu kleinere Ekzemstellen, die jedoch auch spontane Ausheilung gezeigt hätten. Jetzt wieder dezente Ekzeme im Penisschaftbereich.
Vom Juckreiz her gesehen kaum Beschwerden.
Ist sehr weinerlich schon bei Kleinigkeiten (SR I 1089: u.a. Lyc.).

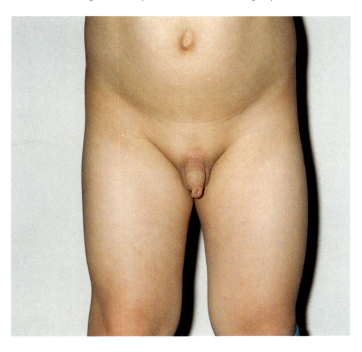

Nimmt alles sehr schwer, ist empfindlich (SR I 898: u.a. **LYC**.).
Ängstlich vor allem (Erwartungsspannung RGD 19: u.a. **Lyc**.).
In allem sehr korrekt, sogar in seiner Kleidung (Gewissenhaft in Kleinigkeiten SR I 180: u.a. **Lyc**.).
Sehr selbständig.
Appetit sehr gut, fast nicht zu stillen (RGD 421: u.a. **Lyc**.).
Vorlieben für Spaghetti und Wurst.
Keine Unverträglichkeiten.
Stuhlgang normal.
Sehr empfindlicher Geruchsinn (RGD 286: u.a. **Lyc**.).
Er erhielt 3 Globuli *Lycopodium XM* am 7.3.1994.
Seitdem geht es ihm insgesamt gut, was mir telefonisch im Juni 1995 bestätigt wurde. Ekzeme kommen nur noch sehr sporadisch in sehr geringer Intensität vor und verursachen keine Beschwerden mehr.

Kasuistiken

20. Fall:

1jähriges Mädchen.
Erstkonsultation am 5.12.1991.

Familienanamnese:
Vater: Magen- und Gallenbeschwerden. Mutter Migräne, Penicillinallergie. Großvater väterlicherseits Magenkrebs.

Eigenanamnese:
Schwangerschaft und Geburt o.B.
Die Neurodermitis brach nach der ersten Impfung gegen Diphtherie, Tetanus und Polio am 17.5.1991 aus, weshalb die folgende zweite Impfung mit getrennten Impfstoffen am 12.7. und 23.7.1991 durchgeführt wurde.
Bisherige Therapie mit Mezereum D 12, Calcium carbonicum C 30, Sulphur D 12, sowie diversen Salben ohne Erfolg.

Befund vom 5.12.1991:
Stark gerötetes, nässendes Ekzem, betont auf den Wangen, sonst trockene Stellen am Körper über das gesamte Integument verstreut (siehe Bilder).
Kalte Hände und Füße.
Dünne schwarze Haare.

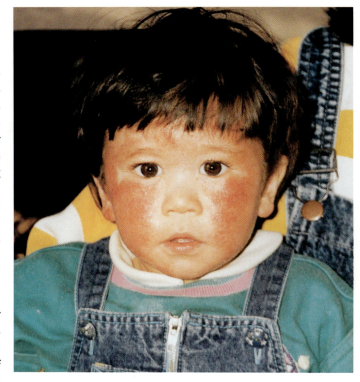

Beschwerden am 5.12.1991:
Es bestehe starker Juckreiz mit Höhepunkten abends, um 23, zwei und fünf Uhr. Die Haut nässe im Gesicht stark, mit z.T. eitrigen Exsudaten.
Blutig kratzen sehr häufig. Starke und weithin sichtbare Rötung des Gesichtes sei fast die Regel.
Frische Luft lindere, warme Heizungsluft verschlimmere.

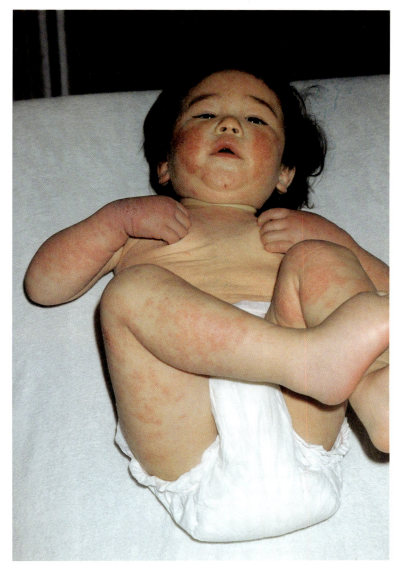

Eine Nahrungsmittelabhängigkeit hätte die Mutter bis jetzt nicht sicher feststellen können (da die Mutter Philippinin ist, gab es während der Anamnese doch starke Sprachschwierigkeiten zu überwinden).
Sonstige Symptome:
Sie schwitze leicht am Kopf.
Sie schwitze nach dem Essen.
Nachts habe sie Hunger.
Der Durst sei groß, auch nachts.
Verlangen nach Süßigkeiten.
Abneigung gegen Saures.
Immer blasses Gesicht.
Sie will viel getragen werden.
Schlaf durch Juckreiz gestört, Tiefschlaf erst gegen Morgen.
Lage abwechselnd.
An sonstigen Symptomen konnte ich nichts in Erfahrung bringen.

Hierarchisation :
Folge von Impfungen (RGD 1151: Apis, *ars.*, echi., hep., kali-chl., **Maland**., **Sil**., **Sulph**., **Thuj**.).
Schweiß nach Essen (RGD 1096: u.a. Ars., **Sulph**., thuj.).
Hautausschläge juckend, Wärme < (RGD 1114: u.a. *Sulph.*).
Hautausschläge rot (RGD 1118: u.a. *Ars.*, sil., **Sulph**., thuj.).

Therapie und Verlauf:
5.12.1991: *Sulphur C 200.*
10.3.1992: Befund wesentlich gebessert, Juckreiz wesentlich gebessert.
6.5.1992: Befund weiter gebessert, Hautfarbe normal, Juckreiz fast weg.
25.5.1992: Laut Mutter habe das Kind auf ein Käsebrot hin eine Schwellung der Lippen und der Oberlider entwickelt, was jetzt noch ansatzweise zu sehen war. Apis mellifica C 30 heilte hier schnell.
6.7.1992: Haut so gut wie in Ordnung, nur noch kleine Ekzemstellen sind zu sehen.
Der Juckreiz sei zu vernachlässigen, der Schlaf wäre gut.
Ab und zu kämen noch kleinere Ekzemstellen vor, die dann auch Juckreiz verursachen könnten (siehe Bild).
Sulphur C 200.

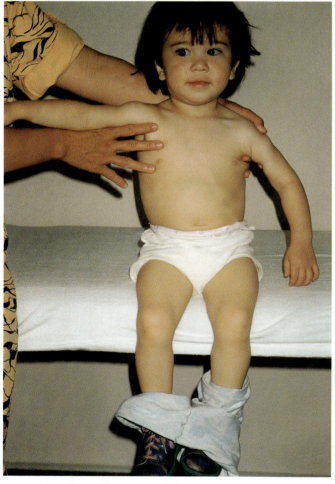

3.1.1994: Rückfall massiv.
Kratzt wieder viel, nachts schlimmer.
Starker Eigensinn (SR I 788: u.a. Lyc.), morgens „total schlecht gelaunt" (SR I 655: u.a. **LYC**.), kann nicht alleine spielen (SR I 796: u.a. **Lyc**.), Konzentration falle sehr schwer (RGD I 155: **LYC**.), Unruhe im Sitzen (SR I 856: u.a. **LYC**.), kann nicht einschlafen ohne „Theater" (RGD 1051: u.a. Lyc.).
Lycopodium XM am 3.1.1994.
10.2.1994: Alles besser, Haut viel besser, schläft besser ein, Gemüt ausgeglichener.
11.4.1994: Nur noch kleine Ekzemherde bei weiterhin deutlich gebessertem Befinden.

29.6.1994: Seit einer Woche leichtes Rezidiv.
Sie war schon völlig erscheinungsfrei.
Lycopodium XM.
23.8.1994: Es geht insgesamt sehr gut.

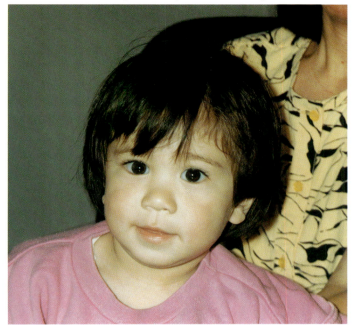

Vom Hautbefund hervorragend, bei ebenfalls sehr gutem Allgemeinbefinden.
Psychisch sei alles zufriedenstellend.
Auf Milchgenuß hin habe sie eine Urtikaria an der Unterlippe gehabt, was eine Stunde angehalten habe. Sonst war alles in Ordnung.
Calcarea carbonica C 200 als vorläufig letztes Mittel. Seit diesem letzten Mittel geht es dem Kind insgesamt gut, was mir 1995 bestätigt wurde. Nur im Frühling und in Herbst kommt es ab und zu noch zu kleinen Hautstellen, die jedoch auch ohne Medikament wieder verschwinden.

21. Fall:

2jähriger Junge.
Erstkonsultation am 2.1.1991.

Familienanamnestisch keine Besonderheiten.

Eigenanamnese:
Die Neurodermitis brach im achten Lebensmonat aus. Zunächst sei es ein Ausschlag am ganzen Körper gewesen, der sich auf Teersalben verbessert habe. Dann habe sich das Ekzem im Bereich des Unterbauches und des Genitales lokalisiert. Eine über ein Jahr durchgeführte Diät mit konsequen-

Kasuistiken

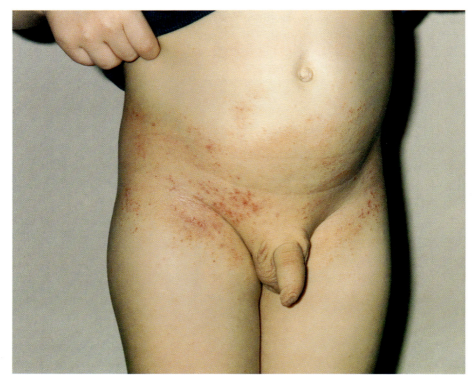

tem Verzicht auf Kuhmilch habe keine Besserung ergeben, so daß sie jetzt wieder „normal" koche. An Impfungen bis jetzt nur die Dreifach-Impfung, ohne Reaktion.

Befund vom 2.1.1991:
Sehr stark ausgebreitetes Ekzem des gesamten Unterbauches, des Scrotums, des Penis und am Gesäß.
Haut trocken, blutig exkoriiert und gerötet (siehe Bild).

Beschwerden am 2.1.1991:
Es bestehe starker Juckreiz, besonders in Wärme, auch bei Hitze im Sommer. Im Bett strample er sich wohl deshalb immer frei. Wolle verschlimmere, auch direkte Sonne sei eher verschlechternd. Kratzen bessere. Beim Ausziehen trete immer starkes Kratzen auf. Windeln seien unverträglich. Berührung mit Urin oder Stuhl verschlimmerten sehr.
Starke Verschlimmerung durch Wasserkontakt.
Zu den Nahrungsmitteln könne sie keine sichere Aussage machen.
Vom Typ her sei er seit der Neurodermitis unruhig, ständig in Bewegung, könne schlecht still sitzen. Auch viel schlechte Laune und quengelig.
Sein Appetit sei gut. Verlangen habe er nach sauren Gurken, die könne er „pfundweise" essen.

Stuhl meist weich, einmal täglich. Er neige zu Durchfall.
Im Schlaf sei er sehr hellhörig, er wache beim kleinsten Geräusch auf. Selten einmal auch Knieellenbogen-Lage im Schlaf, meist aber seitlich oder auf dem Bauch.
Manchmal Zähneknirschen im Schlaf.

Hierarchisation:
Ruhelos im Sitzen (RGD 48: u.a. Sulph.)
Mürrisch (RGD 41: u.a. *Sulph.*).
Erwachen durch leises Geräusch (RGD 1044: u.a. Sulph.).
Verlangen nach Saurem (RGD 468: u.a. *Sulph.*).
Diarrhoe bei Kindern (RGD 537: u.a. **Sulph**.).

Therapie und Verlauf:
2.1.1991: *Sulphur XM.*
21.2.1991: Seit vier Tagen werde es wieder rapide schlechter, das Gesäß sei schon fast ganz sauber gewesen, er habe auch nicht mehr so sehr gekratzt. Der Mutter falle ein sehr süßlich riechender Urin auf (RGD 597).
Psychisch sei er noch unruhig, quengelig, eigensinnig.
Der Appetit sei schlechter geworden.
Sulphur XM.
21.3.1991: Keinerlei Besserung, im Gegenteil, das Ekzem im Genitalbereich würde immer schlimmer.
Teilweise Bläschenausschlag am Unterbauch und am Scrotum.
Auch mehr und häufiger werdende weiche Stühle.
Starke Unruhe in sich.

Hierarchisation:
Ruhelosigkeit (SR I 836: u.a. Crot-t.).
Stuhl reichlich (RGD 559: u.a. **Crot-t**.).
Stuhl weich (RGD 562: u.a. Crot-t.).
Hautausschläge Abdomen Bläschen (RGD 479: u.a. Crot-t.).
Hautausschläge Penis (RGD 609: u.a. *Crot-t.*).
Hautausschläge Scrotum Bläschen (RGD 609: u.a. **Crot-t**.).
21.3.1991: *Croton tiglium XM.*
20.6.1991: Befund und Befinden ganz wesentlich gebessert. Auch ruhiger und ausgeglichener geworden, beschäftigt sich mehr alleine.
24.7.1991: *Spongia C 30* wegen eines Krupp-Hustens heilte schnell.
13.8.1991: Seit Hitzeperiode werde es wieder schlimmer.
Erneut *Croton tiglium XM.*
1.10.1991: Alles sei von der Haut her in Ordnung.
23.10.1991: Starke Unruhezustände (SR I 846: u.a. Sulph., **tub**.), viel „Geknöre" und unzufrieden mit allem (SR I 404: u.a. **SULPH**., tub.), „Nerven-

säge", immer muß was los sein, kann sich nicht allein und ruhig beschäftigen („Unfähig zu spielen" SR I 797: u.a. Sulph.), schläft schwer ein, wohl wegen seiner Unruhe.
Nun *Sulphur C 200.*
12.11.1991: Unruhe besser, schläft besser. Haut weiterhin sehr gut.
9.1.1992: Seit Januar 1992 wieder etwas trockene Ekzemstellen an den Armen sowie ein markstückgroßer Fleck am Unterbauch. Durch Waschen werde es intensiv rot (Baden < RGD 1139: u.a. **Sulph**.). Redet sehr viel. Starkes Süßverlangen (RGD 468: u.a. **Lyc**., **Sulph**., *tub*.). Kniet ab und zu im Schlaf (RGD 1047: u.a. *Med*., tub.).
„Total" eigensinnig (SR I 788: u.a. **TUB**.). Infektanfällig (RGD 1152: u.a. *Sulph*., **Tub**.).
Tuberculinum bovinum XM.
29.4.1992: Eigentlich alles besser. Keine Hautausschläge mehr. Verhalten doch besser geworden. Unruhe seltener vorkommend.
7.7.1992: Hustet ab und zu, vor allem abends im Bett.
Haut weiterhin gut. Ungeduldig, kann schlecht warten. Wieder öfter knörig und unzufrieden. Süßverlangen noch sehr stark. Vorgetriebener Leib (RGD 474: u.a. **Calc**.).

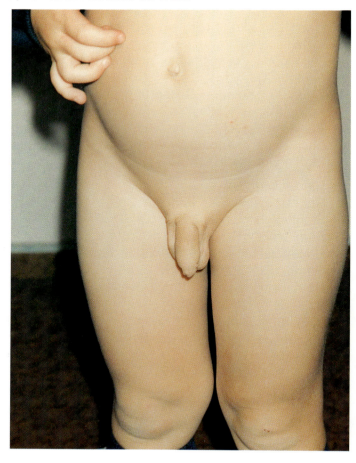

13.5.1993: Bis Januar 1993 sei eigentlich alles gut gewesen. Seitens der Haut könne man so gut wie nichts mehr beklagen, ab und zu käme es noch zu winzigen kleinen Stellen.
Sein Gemüt sei aber schon noch problematisch. Sehr eigensinnig, oft unzufrieden und viel herumjammernd. Abneigung gegen Fleisch (RGD 417: u.a. Tub.).
Tuberculinum bovinum XM.

13.2.1994: Seit Dezember 1993 werde alles wieder schlechter. Im Dezember habe er stark mit den Zähnen geknirscht (RGD 376: u.a. **Tub**.). Seitdem auch wieder seine alte Unausgeglichenheit mit Jammern, Ruhelosigkeit und Unzufriedenheit. Kann schlecht spielen.
Ist in allem unruhig. Folge schlecht. Ärgert andere und schimpft laut andere (RGD 8: u.a. *Tub*.). Weint relativ leicht (SR I 1089: u.a. Tub.).
Tuberculinum bovinum CM.
15.2.1995: Es war wieder alles sehr gut. Seit kurzem wieder Rückfall in alte Symptome. Die Neurodermitis sei praktisch weg, er kratze sich aber manchmal eben auch ohne Ausschlag, wenn er sich auszieht (RGD 1121: u.a. Tub.).
Er erhielt nun als vorläufig letzte Arznei erneut *Tuberculinum bovinum CM*. Bei einem Kontrollanruf meinerseits im Juni 1995 wurde mir sein anhaltend gutes Befinden bestätigt.

22. Fall:

2jähriger Junge.
Erstkonsultation am 24.7.1989.

Familienanamnestisch keine Besonderheiten.

Eigenanamnese:
Von Geburt an Neurodermitis, zunächst in Form von Milchschorf, inzwischen am ganzen Körper mit Betonung der Gelenkbeugen.
Ansonsten keine Krankheiten bis dato.

Befund vom 24.7.1989:
Trockenes Ekzem mit starkem Befall der Gelenkbeugen, blutig aufgekratzt und insgesamt sehr trocken.
Ansonsten kein auffälliger Befund zu erheben.

Beschwerden am 24.7.1989:
Es bestehe sehr starker Juckreiz, besonders nachts in Bettwärme.
Im Winter schlimmer als im Sommer, außer beim Schwitzen.
Starke Verschlimmerung durch Schwitzen, was er reichlich tue.
Die Haut nässe und habe einen üblen Geruch nach dem Aufkratzen.
Auch der Schweiß rieche penetrant, besonders sein Fußschweiß.
Tomaten verschlimmerten, ansonsten habe sie keine auffälligen Symptome bei den Nahrungsmitteln bemerkt.

Wolle sei furchtbar.
Er sei sehr kälteempfindlich, könne sich aber nicht so dick anziehen, weil er dann wieder schwitzt.
Der Appetit sei recht gut. Abneigung gegen Fisch, Milch und Eier.
Stuhlgang gut. Schlaf schlecht durch das Jucken.
Sonst waren keine wahlanzeigenden Symptome zu erheben.

Hierarchisation:
Mangel an Lebenswärme (RGD 1158).
Symptome < durch Schweiß (RGD 1100).
Schweiß übelriechend (RGD 1097).
Schweiß reichlich (RGD 1099).
Hautausschläge stinkend (RGD 1118).
Wolle < (RGD 1153).

Therapie und Verlauf:
Er erhielt *Psorinum C 200* am 24.7.1989 und am 23.8.1989, *Psorinum M* am 30.10.1989 und am 8.1.1990, *Psorinum XM* am 29.3.1990 und 22.6.1990, jeweils wenn alte Symptome sich wieder zeigten.
Der Verlauf war vollkommen komplikationslos, die Ausheilung darf nach einer nunmehr fünfjährigen (vollkommen beschwerdefreien) Nachbeobachtung attestiert werden.

23. Fall:

21jährige Patientin.
Erstkonsultation am 13.4.1988.

Familienanamnese unergiebig.

Eigenanamnese:
Erstmals als achtjährige seien Ekzeme an zwei Fingern aufgetreten, was aber wieder vollständig verschwunden sei. Jetzt sei es zu einem plötzlichen Wiederauftreten des Ekzems gekommen und gleichzeitiger Ausbreitung auf die Hände, den Hals und einige diffus verstreute Herde. Bisherige Therapie mit Kortisonsalben und Basissalben.
An KK Masern, Windpocken, Mumps und Röteln.

Seit Jahren ab und zu Bläschen im Mund.

Befund vom 13.4.1988:
Trockenes mittelschweres Ekzem, betont am Handrücken und an der vorderen Halsfalte. Lippen trocken und Unterlippe rissig.
Kalte Hände.

Beschwerden am 13.4.1988:
Sie klagte über starken Juckreiz, besonders tagsüber. Schlimmer im Sommer durch Sonneneinwirkung, im Frühjahr und im Winter. Auch im Wasser müsse sie viel kratzen.
Sie kratze immer blutig, was kurzfristig lindere. Am Meer sei alles sofort weg.
Bei den Nahrungsmitteln reagiere sie nur auf viel Obst.
Ab und zu Kopfweh nach Aufenthalt in verrauchten Gastwirtschaften. Ruhe und frische Luft bessern.
Kurzsichtigkeit.
Die Zahnhälse sind empfindlich auf zu heiß und zu kalt.
Sie sei sehr schnell satt, abends öfters Heißhunger.
Abneigung von fettem Fleisch, Pilzen und Fisch.
Verlangen nach Pizza. Sehr gerne Salz.
Sehr viel Durst, ca. drei Liter pro Tag.
Reizbarkeit während der Regel.
Schwimmt gerne im kalten Meerwasser. Kaltes Wasser lindere auch den Juckreiz.
Heißes Bad ungern.
Sehr ungern allein.
Sie träumt öfter vom Fallen in ein tiefes Loch.

Hierarchisation:
Seeluft > (RGD 1161: Brom., med., nat-m.).
Sonne < (RGD 1193: u.a. **Nat-m**.).
Kalt baden > (RGD 1139: u.a. *Nat-m*.).
Salzverlangen (RGD 467: u.a. **Nat-m**.).
Durst große Mengen (RGD 432: u.a. **Nat-m**.).

Therapie und Verlauf:
13.4.1988: *Natrium chloratum XM*.
13.6.1988: Es sei alles schnell besser geworden, die Haut sei auch anhaltend besser, seit zwei Tagen aber starkes Ameisenlaufen der Lippen (RGD 326: *Nat-m*. und RGD 305: Nat-m.).
Sie sei beim Zahnarzt gewesen, der aber nichts besonderes festgestellt habe.

Kasuistiken

27.6.1988: Es sei alles wieder gut geworden mit dem „komischen" Gefühl. Seit dem Genuß von viel Erdbeeren sei die Haut wieder etwas rot.
4.7.1988: Starker Rückfall des Ekzems.
Natrium chloratum XM.
16.9.1988: Haut sehr gut. Seit gestern schwindelig beim Gehen (RGD 85: **Nat-m.**), AZ sehr gut. Schon lange keine Bläschen mehr im Mund. Lippen nicht mehr rissig.
24.8.1989: Haut war die ganze Zeit sehr gut, jetzt Rezidiv seit Herbst, daher wurde noch als letztes Mittel *Natrium chloratum CM* wiederholt.
Seit der letzten Arzneigabe am 24.8.1989 benötigte sie bis heute keine Therapie mehr, es geht ihr sehr gut, die Haut ist bis auf kleinste ab und zu aufkommende Stellen erscheinungs- und beschwerdefrei.

24. Fall:

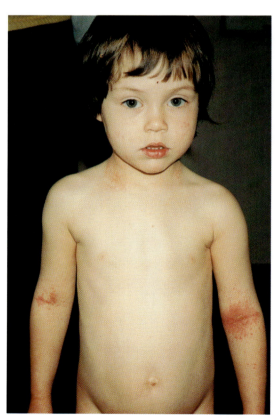

4jähriges Mädchen.
Erstkonsultation am 8.5.1991.

Familienanamnese:
Da das Mädchen ein Pflegekind ist, konnte lediglich berichtet werden, daß die leibliche Mutter Alkoholikerin ist. Sonst waren keine näheren Umstände bekannt.

Befund vom 8.5.1991:
Schwere, trockene bis nässende Ekzemherde mit Betonung der Gelenkbeugen, der Wangen und des Halses. Teilweise Pustelbildung. Haut insgesamt trocken.

Beschwerden am 8.5.1991:
Es bestehe starker Juckreiz mit blutigem Aufkratzen. Schlimmer besonders bei Anforderungen geistiger Art und bei Aggressivität.

Vom Verhalten her sei sie höchst aggressiv.
Sie spucke anderen Leuten ins Gesicht.
Sie beiße gerne.
Sie neige dazu, Schimpfworte zu gebrauchen.
Das Sozialverhalten sei „unmöglich", ein friedliches Spielen mit anderen Kindern eine Katastrophe.
Sie weine leicht.
Sie suche ständig die Aufmerksamkeit anderer.
Sie laufe ständig unruhig herum.
Sie setze sich bei jedem auf den Schoß und schmuse.
Große Angst habe sie vor dem Alleinsein.
„Ich habe Angst" bei der geringsten Schwierigkeit, wie z. B. Fahrradfahren bergab.
Schlecht sei ihr Gedächtnis, sie merke sich vieles trotz mehrmaligem Erklären nicht.
Sie neige zum Lügen.
Sie habe noch große Sprachschwierigkeiten, noch keinen richtigen Satzbau.
Die Konzentration sei schlecht.
Sie sei sehr unruhig, könne nicht ruhig sitzen.
Sie kaue intensiv Nägel.
Beim Einschlafen Daumenlutschen.
Ihr Appetit sei extrem, fast schon unstillbar.
Verlangen nach Bananen und vor allem nach Süßigkeiten.
Abneigung gegen Fisch.
Der Stuhl sei meist hell.
Enuresis oft noch vorkommend.
Im Schlaf sei der Mund offen.
Schlaflage seitlich.
Sonst sind den Pflegeeltern keine Symptome aufgefallen, das Kind sei aber auch erst seit vier Wochen bei ihnen.

Hierarchisation:
Trunksucht (der Mutter mit wohl dadurch bedingter Schädigung des Kindes) (SR I 398: u.a. **Lyc**.).
Imbezillität (SR I 598: u.a. **LYC**.).
Spucken, Drang zu (SR I 947: u.a. Lyc.).
Beißen, Verlangen zu (SR 110)(SR 111)
Kinder beschimpfen ihre Eltern (SR 7: u.a. Lyc.).
Ruhelos im Sitzen (SR I 856: u.a. **LYC**.).
Lügner (SR I 706: u.a. Lyc.).
Appetit unersättlich (RGD 421: u.a. **Lyc**.).
Verlangen nach Süßigkeiten (RGD 468: u.a. **Lyc**.).

Kasuistiken

Offener Mund im Schlaf
(RGD 360: u.a. *Lyc.*).

Therapie und Verlauf:
Am 8.5.1991 erhielt sie 3 Globuli *Lycopodium XM*, erneut am 12.2.1992. Hierunter kam es zu einer schnellen Beschwerdefreiheit.
Bei einem Kontrollanruf meinerseits 1995 wurde mir bestätigt, daß es ihr bis auf ab und zu vorkommende kleine Ekzemstellen, die jedoch auch spontan wieder verschwinden, gut gehe. Eine Behandlungsbedürftigkeit habe sich nicht mehr ergeben.

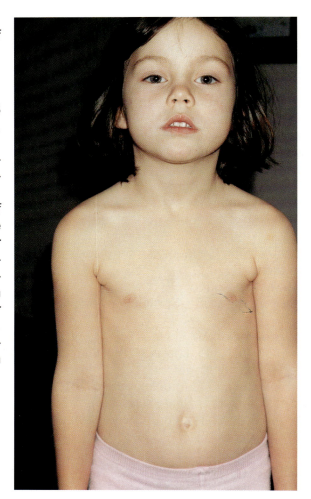

25. Fall:

39jährige Patientin.
Erstkonsultation am 3.4.1980 wegen Neurodermitis und rezidivierenden Vulvovaginitiden.
Bis 1983 wurden dann mehr oder weniger erfolglos die Mittel *Sulphur, Apis, Arsenicum album, Mercurius solubilis* und *Graphites* verordnet.

Eigenanamnese:
Die Neurodermitis bestehe seit der Kindheit und wurde fast auschließlich mit Kortisonsalben behandelt. Sehr häufig auch entzündete und juckende Vulva und Vagina, sowie oft Gerstenkörner.

Befund vom 2.4.1983:
Diffus am ganzen Integument verstreute Ekzemherde, trocken-rissig, z.T. auch schuppend.
Exkoriationen. Betont waren die Achselhöhlen, die Hände und Finger, die Genitalregion und die Beine.

Beschwerden am 2.4.1983:
Starker Juckreiz bis zum Aufkratzen. Sie friere immer. Schwül-heißes Wetter sei aber auch sehr unangenehm. Kann nicht in der Sonne sitzen, muß dann öfters mal so richtig ausschnaufen. Hat dann Leistungsabfall. Gerne Regenwetter, fühle sich da wohler und in guter Stimmung.
Nebel wirke erdrückend auf sie.
Empfindlich gegen Wetterwechsel mit Lustlosigkeit.
Neurodermitis sofort besser im Gebirge, aber nicht am Meer.
Gerne Wind, freut sich, wenn alles hin und her geblasen wird.
Heißes Bad sehr angenehm.
Geschlossene Kleidung am Hals sei „schrecklich".
Alleinsein ganz gerne.
Trost eher unangenehm, nehme ihn gelassen hin, „bringe ihr nichts", „nerve" eher.
Warme Kleidung am Körper unangenehm, trotz leichten Frierens.
Schnell schwindlig bei Schiffsfahrten.
Appetit sei gut, sie neige sehr zum Zunehmen.

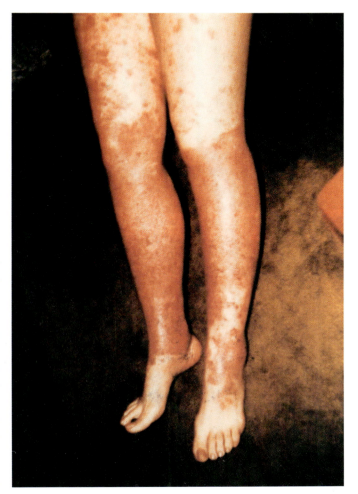

Durst normal. Unverträglichkeit von Sauerkraut, das schwer im Magen liege.
Meerrettich brenne, Wein schmecke ihr nicht, auch Tee nicht.
Süchtig auf Kaffee morgens, sie könnte nicht darauf verzichten. Verlangen allgemein saure Speisen, Fisch, Obst, Bier.
Sehr gerne Bier trinkend. Essig im Salat gerne und täglich.
Schlaflage rechte Seite. Schläfrig nach dem Mittagessen.
Menarche mit 13 Jahren. Menses alle 28 Tage für drei- bis vier Tage. Vor den Menses Kreuzschmerzen, die in die Beine ausstrahlen. Vorher reizbar und allgemein schlechte Laune.
Viel Flatus, stark riechend, auch Stuhl übelriechend.
Sexuell desinteressiert, nach Coitus sehr erschöpft und müde.
Will nicht angefaßt werden.
Gemüt oft unzugänglich.
Ängstlich in der Dämmerung. Empfindlich gegen Gerüche und grelles Licht in den Augen.
Essen bessere, Hunger mache unruhig und unausgeglichen.
Oft Gerstenkörner.

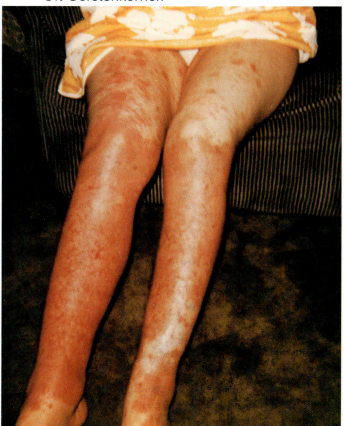

Hierarchisation :
Trost < (SR I 181: u.a. **NAT-M**., **SEP**.).
Abneigung Coitus (RGD 624: u.a. **Nat-m**., **Sep**.).
Reizbarkeit vor der Regel (RGD 45: u.a. *Nat-m*., *sep*.).
Kragen < (RGD 412: u.a. *Sep*.).
Verlangen nach Essig (RGD 467: u.a. *Sep*.).

Therapie und Verlauf:
2.4.1983: *Sepia XM*.
15.4.1983: War wesentlich besser.
Dann wieder Rückfall mit unerträglichen Juckanfällen.
Aus Verzweiflung darüber ist sie in die Universitäts-

Hautklinik stationär, wo sie mit Kortisonsalben und Teldanetabletten drei Tage lang behandelt wurde.
Wegen der unterbrochenen Heilwirkung deshalb nun erneut *Sepia XM*.
29.8.1983: Trigeminusneuralgie rechts mit Beschwerden von 10–16 Uhr, langsam steigend und langsam vergehend.
Durch *Stannum C 200* prompte Ausheilung.

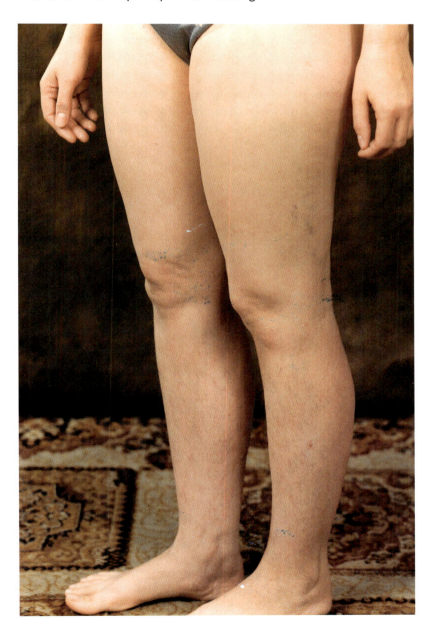

Die Neurodermitis machte kaum noch Beschwerden.
14.2.1984: Rückfall der Neurodermitis, besonders in den Achseln, interdigital und am Handrücken.
Sepia CM.
5.6.1985: Rückfall Achsel, Finger, Nabel, Genitale.
Sonst relativ gutes Befinden.
Auch schon lange keine Gerstenkörner mehr.
Sepia CM.
2.5.1986: Rückfall Trigeminusneuralgie und erneut schnelle Ausheilung auf *Stannum C 200*.
Seitdem geht es der Patientin insgesamt sehr gut. Eine Ausheilung bzw. vollkommene Erscheinungsfreiheit war bis jetzt aber nicht zu erzielen, indem es sporadisch noch zu vereinzelten ca. Fünf-Mark-Stück kleinen Ekzemstellen kommt, die jedoch seit nunmehr zehn Jahren keine Beschwerden mehr verursachen.

26. Fall:

19jähriger Patient.
Erstkonsultation am 30.10.1991.

Familienanamnese:
Unergiebig.

Eigenanamnese:
Als Kleinkind dicker, verkrustender Milchschorf auf dem Kopf.
Alle KK bis auf Röteln.1983 Auftreten schlafgebundener großer Epilepsieanfälle, die in den letzten Jahren nicht mehr vorgekommen sind und die mit Luminal behandelt wurden.

Bericht der Kinderklinik und Poliklinik Erlangen-Nürnberg vom 6.8.1983:
An 7.7.1983 kam es gegen 22 Uhr zum drittenmal insgesamt aus dem Schlaf heraus zu einem tonischen Grand mal mit Bewußtlosigkeit, Kieferklemme und postiktalem Nachschlaf.
Kurze Aura mit aphasischer Störung.
Der 1.Anfall war im März 1983 aufgetreten.
Wach-EEG vom 8.7.1983: Allenfalls diffuse Dysrhythmie, aber keine hypersynchrone Aktivität.

Schlafentzugs-EEG vom 14./15.7.1983: Normales Wach-, Einschlaf- und Schlaf-EEG bis zum Tiefschlafstadium. Keine hypersynchrone Aktivität, auch nicht während der Schlafphasenwechsel.

Beurteilung: Erstvorstellung bei neuaufgetretenem tonischen Grand mal aus dem Schlaf heraus. Die gesamte Zusatzdiagnostik ist unauffällig, so daß die Äthiologie noch offen ist und daher als genuine Grand mal Epilepsie bezeichnet werden kann. Ihr Einverständnis voraussetzend, haben wir eine einmalige Gabe von 0,1 g Luminal abends verabredet und um eine Wiedervorstellung Mitte September zur EEG-Kontrolle vereinbart.

Die weiteren Kontrolluntersuchungen zeigten in den folgenden Jahren keine Auffälligkeiten.

1985 Panaritium, das operiert werden mußte.

1989 Auftreten der Neurodermitis.

<u>Bericht der Allergie- und Umweltklinik Inzell vom 27.8.1990:</u>

Diagnosen: Endogenes Ekzem, Intestinale Dysbakterie, Vitamin- und Mineralstoffmangel,

PCP-Belastung, Typ-I-Sensibilisation auf inhalative Allergene.

Hauptbeschwerden: Leicht gerötete und stark geschwollene Haut am Hals und in den Ellenbeugen bei starkem Juckreiz.

Anamnese:

Milchschorf. Erste Hauterscheinungen im Juni 1989.

Rötlicher Fleck mit leichtem Juckreiz in der linken Ellenbeuge (während der Abiturvorbereitungen). August/ September des gleichen Jahres Ausbreitung der Hautrötung auf Hals, Brust und rechten Ellenbeugenbereich mit starkem Juckreiz.

Behandelt wurde mit Celestamine, Eigenblut, Laserakupunktur.

Extern Parfenac und andere Salbenpräparate, auch Steroide. Celestamintherapie über mehrere Monate bis drei Tage vor Einweisung.

Vor ca. acht Jahren Ernährungsumstellung auf Vollwertprodukte. Andernorts durchgeführte Allergieteste (RAST) ergaben Sensibilisationen gegen Weizenmehl, Hafermehl, Maismehl, Sesamschrot, Eiklar, Milcheiweiß, Erdnuß und Sojabohnen (RAST Klasse 1).

Körperlicher Untersuchungsbefund bei Aufnahme:

19jähriger Patient in gutem AZ und gutem Kräftezustand.

Gewicht: 80,5 kg. Größe 176 cm.

RR 110/70 mm Hg.

Schleimhäute unauffällig. Keine Atemnot. Keine tastbaren Lymphknoten. Lunge perkutorisch und auskultatorisch regelrecht. Herzaktion regelmäßig, 76/min. Töne rein. Keine Geräusche. Sämtliche Pulse an Armen und Beinen gut tastbar. Orientierende neurologische Untersuchung regelrecht.

Hautbefund: Unscharf begrenztes Erythem im Bereich beider Ellenbeugen, Brust-, Hals- und Nackenbereich, mit vereinzelten strichförmigen Exkoriationen. Deutliche Lichenifikation im Bereich beider Ellenbeugen.
Laborbefunde bei Aufnahme:
Blut: BSG 17/46 mm n.W., Segmentkernige Granulozyten 35,7 %, Eosinophile Granulozyten 5,4 %.
Basophile Granulozyten 1,4 %, Lymphozyten 48,3 %, Monozyten 9,3 %, übriges großes Blutbild, Blutzucker (nüchtern) und BSG im Normbereich.
Mineralstoffstatus (Vollblut):
Natrium 1846 mg/l, Kalium 1984 mg/l, Magnesium 37,75 mg/l, Kupfer 1,26 mg/l, Eisen 545,3 mg/l, Zink 9,18 mg/l, Selen 64 ug/l, Calcium, Phosphor, Blei und Lithium sind im Normbereich.
Vitaminstatus:
A: 592 ug/l, B1 35,2 ug/l, B6 19 ug/l, C 5,8 mg/l, E 6,6 mg/l, ß-Carotin und B2 im Normbereich.
Zelluläres Immunprofil:
Thrombozyten 359.000, Leukozyten 4.700, Lymphozyten 55, Monozyten 8, Granulozyten 38.
Lymphozytensubpopulationen:
T-Lymphozyten 80, B-Lymphozyten 11, Aktive T-Zellen 3, T-Helferzellen 56, T-Supressorzellen 26, NK-Zellen 6, Zytotoxische Zellen 1, T-Helfer/T-Supressor 2,2.
Urin: o.B.
Stuhl: E.coli deutlich vermehrt. Enterococcus sp. stark vermindert.
Kein Hinweis auf mangelhafte Verdauungsleistung.
Sonstige Befunde bei Aufnahme:
Chemikalienlast:
Hexachlorcyclohexan i.B. 0,02 ug/l.
Pentachlorphenol i.S. vor Belastung 26,5 ug/l, nach Belastung 30,5 ug/l.
Intoleranz-Testungen:
Epicutantest (Hermal):
Negativ:
Standardreihe und Reihe der Salbengrundlagen und Emulgatoren.
Intracutantest:
Positiv: Hausstaub +, Schimmelpilzsporen II ++, Cladosporium ++, Aspergillus ++.
Backhefe +, Karotte +.
Negativ: Derm. far., Derm pter., Baumpollen II, Gräsepollen, Getreidepollen, Beifußpollen, Wegerichpollen, Schafwolle, Baumwolle, Albernaria, Penicillium, Candida, Kuhmilch, Hühnerei, Erdnuß, Orange, Roggen, Tomate, Weizen.
Prickteste:

Positiv: Kräutersalze.
Negativ: Zwiebel, Sellerie, Knoblauch, Champignon, Majoran, Sojaöl, Walnußöl, Sonnenblumenöl, Tomate, Roggen, Weizen.
Peroralteste:
Im Anschluß an eine Monodiät wurde sukzessiv mit einzelnen Nahrungsmitteln provoziert. Dabei konnten folgende Unverträglichkeiten erkannt werden: Cashewkerne, Cashewmilch.
Therapie:
Medikamentöse Behandlung: Substituierung unzureichender Mineralstoffe und Vitamine. Restituierung der physiologischen Darmflora.
Immunologische Behandlung: Einleitung einer Neutralisationstherapie gegen Schimmepilze I und II.
Ernährungsumstellung und Schulung: Theoretische und praktische Ernährungsberatung in der Lehrküche durch unsere ernährungsmedizinische Abteilung. Umstellung der Ernährung unter Meidung der nachgewiesenen unverträglichen Nahrungsmittel und ihrer biologisch-allergologischen Verwandten. Ausarbeitung eines individuellen Rotationsernährungsplanes mit schrittweiser und risikoarmer Erweiterung des Nahrungsmittelangebots sowie Erläuterung der Anwendung in der häuslichen Ernährungsweise.
Externe Behandlung: Steroidfreie, entzündungshemmende, fettende Salben mit Zink- und Harnstoffzusatz.
Physikalische Therapie: UVA-, UVB-Bestrahlungsserie.
Psycho-soziale Betreuung: Entspannungstraining nach JAKOBSON.
Zusammenfassung:
Herr X.Y. kam mit einem seit ca. einem Jahr bestehendem endogenen Ekzem, welches andernorts ohne dauerhaften Erfolg u.a. auch mit systemischen Steroiden behandelt wurde. Während der ersten Tage der Monodiät kam es zu einer leichten Verschlechterung aufgrund Kortisonentzugs. Danach Stabilisierung des Hautbefundes und deutlicher Rückgang des Juckreizes. Die bestehende Sensibilisierung auf Inhalationsallergene sowie der Mikronährstoffmangel und die Darmdysbiose sehen wir als wesentliche ursächliche Faktoren an. Als weiteren bedeutenden Einfluß auf das immunologische Geschehen betrachten wir den signifikant über dem Referenzwert liegenden PCP-Wert, der auf das Vorhandensein einer externen Expositionsquelle hindeutet. Die Herkunft sollte ermittelt und die Quelle beseitigt werden. Unter der hier durchgeführten Behandlung und Substituierung der Mineral- und Vitaminstoffwechsels, Wiederherstellung der physiologischen Darmflora, Berücksichtigung der unverträglichen Nahrungsmittel innerhalb der Rotationsdiät, einleitender Neutralisationstherapie und begleitender externer steroidfreier Salbenbehandlung und den vorhandenen Rahmenbedingungen (schadstofffreie Umgebung, schadstofffreie Nahrungsmittel) wurde eine gute Verbesserung des Hautbe-

fundes erreicht. Herr X.Y. konnte nach vier Wochen stationären Aufenthaltes deutlich gebessert entlassen werden.
Medikationsempfehlung: Omniflora 3x1, Selenase 2x1, Sanavitan E 2x1, Vitamin B6 3x1, Vitamin C 1 TL für insgesamt 6 Monate, Taxofit A 1x1, Vitamin B1 3x1, Calciretard 3x1 für insgesamt 3 Monate, ND-Lösung gegen Schimmelpilzsporen I und II für insgesamt vier Monate.
Ernährungsempfehlung: Vier Tage Rotationsernährung unter zunächst Meidung der unverträglichen Nahrungsmittel.
Soweit der Klinikbericht.

1989 Diagnose einer Schimmelpilzallergie.
1990 Kopfschmerzen, die auf eine Akupunkturbehandlung hin verschwunden sind.
1991 TE, um einen möglichen Focus als Auslöser für die Ekzeme auszuschließen.

Befund vom 30.10.1991:
Schwerste Neurodermitis am gesamten Integument. Erythrodermie. Haut hart, verdickt, krustig, rot, trocken und stellenweise stark exkoriiert. Weißer Dermographismus deutlich.
Krustige Beläge der Kopfhaut.
Spröde und rissige Haut an den Fingern.
Abgegrenzte Rötungen.

Beschwerden am 30.10.1991:
Die Neurodermitis verursache starken Juckreiz, die zum Aufkratzen zwingen. Die wie im Bericht der Allergieklinik empfohlene Therapie und Rotationsdiät habe keinen anhaltenden Erfolg gezeigt, er suche deshalb nunmehr Hilfe durch die Homöopathie.
Schlimmer durch Tabakrauch, beim Schwitzen. Kratzen führe zum Auftreten eines klebrigen Sekretes. Starke Spannungsgefühle in der Haut. Wasserkontakt an aufgekratzen Stellen führe zu stechenden Schmerzen. Geistige Anstrengung verschlimmere ebenso, auch Nervosität löse Juckreiz aus.
Austrocknen der Haut sei das Schlimmste, weshalb ständiges Eincremen mit Linola-FS erforderlich sei. Sonst sei er beschwerdefrei.
Bei der Befragung ergab sich dann noch:
Die epileptischen Anfälle haben sich seit 1983 nicht mehr wiederholt, so daß Luminal seit einigen Jahren nicht mehr eingenommen wurde.
Nur sporadisch Kopfschmerzen nach viel Lärm.
Empfindlich gegen Hitze und Schweiß, was die Neurodermitis deutlich verschlimmere.
Die Sommerhitze sei immer am schlimmsten.
Kälte sei ihm immer lieber als Wärme, er friere auch nie.
Verklebte Lider morgens.

Hektik sei ihm sehr unangenehm, er ginge alles lieber langsam an.
Relativ schnell Schwitzen im Gesicht und an den Füßen.
Erwachen jede Nacht zu unterschiedlichen Zeiten wegen Juckreizes.
Schlaflage meistens rechts.
Mehr war nicht aus dem Patienten „herauszufragen".

Hierarchisation :
Konvulsionen im Schlaf (RGD 1156: u.a. Bufo, *caust.*, *cic.*, *cupr.*, *hyos.*, *ign.*, *kali-c.*, *lach.*, oena., *op.*, sec., *sil.*, *stram.*).
Milchschorf (RGD 98, *Cic.* ergänzt).
Ekzem (RGD 1111: u.a. **Cic**.).
Hautausschläge krustig (RGD 1115: u.a. *Cic.*).

Therapie und Verlauf:
30.10.1991: *Cicuta virosa 18 LM,* 3x wöchentlich 3 Tropfen.
19.12.1991: Er sei anfangs sehr müde gewesen, inzwischen gehe es wesentlich besser, die Haut sei auch nicht mehr so hart, der Juckreiz habe nachgelassen.
Das Mittel wurde deshalb nunmehr auf eine zweimal wöchentliche Einnahme reduziert.
6.2.1992: Wesentliche Besserung.
2.4.1992: Schub letzte Woche mit erneut roter und trockener Haut und starkem Jucken.
Deshalb nun *Cicuta virosa XM*.
Seitdem geht es dem Patienten sehr gut.
Bei der letzten Kontrolle am 21.12.1992 konnte eine völlig gesunde Haut konstatiert werden.
Eine Wiederholung des Mittels war seitdem nicht mehr nötig.
Sein anhaltend beschwerdefreies Befinden wurde mir 1995 telefonisch bestätigt.
Der junge Mann litt bei der Erstvorstellung unter einer sehr starken und diffusen ausgebreiteten Neurodermitis mit bereits deutlichen Lichenifikationen und Verhärtungen der betroffenen Hautareale.
Die Haut war i. S. einer Erythrodermie verändert.
Die überaus weitgefächerte Diagnostik in der Allergieklinik Inzell und die daraus resultierende umfangreiche Therapie und Rotationsdiät hatte keinerlei Erfolg ermöglicht.
Auch die vorangegangene Steroitherapie war erfolglos geblieben.
Erst durch die homöopathische Behandlung wurde der Patient innerhalb weniger Monate vollkommen beschwerdefrei.
Um dies zu demonstrieren, wurde der ausführliche Bericht der Klinik hier wiedergegeben.

Kasuistiken

27. Fall:

32jährige Patientin.
Erstkonsultation am 22.11.1991.

Familienanamnese unergiebig.

Eigenanamnese:
An KK Mumps, Masern und Windpocken. Rezidivierende Anginen bis zur Entfernung der Gaumenmandeln 1969. Danach häufige Bronchitiden. Pneumonie 1971, seitdem oft Bronchitis mit Atemnot.
1972 erstmals Asthma bronchiale allergicum auf Pferdehaarkontakt, später kamen dann noch Allergien auf Hausstaub, Schimmel und Gräserpollen dazu. Die Beschwerden bestehen vornehmlich in asthmatischen Symptomen, sie bekäme bei entsprechendem Kontakt schlecht Luft und ein starkes Engegefühl auf der Brust.
Im Winter hätten sich die asthmatischen Beschwerden bei Infekten noch mehr verschlimmert.
Bisher überwiegend fachärztliche Behandlung mit Antihistaminika, Bronchialsprays und Antibiotika.
Seit 1975 ab und zu Ekzeme meist hinterm Ohr, am Kopf oder an den Augenbrauen; seit April 1990 gehäuftes Auftreten von Ekzemen im Gesicht und am linken Schienbein. Verschlimmerung am Hals und im Gesicht im November 1990. Umstände, die zur Auslösung geführt haben könnten, wären ihrer Meinung nach:
• Einschulung des Sohnes im September 1990 mit zusätzlicher Belastung durch tägliche Hausaufgabenbetreuung und erste Probleme damit (er will nicht in die Schule, er wird von anderen Kindern verprügelt, hat Angst vor dem Schulweg, muß immer abgeholt werden, tut sich schwer in der Schule durch momentane Schwerhörigkeit bei Z. n. Paukendrainage; muß im November 91 an einem Wasserbruch operiert werden).
• 2x wöchentlich Weiterbildungskurs bei der IHK und viel beruflicher Streß.
• Umzug des Büros von Würzburg nach Höchberg; Umstellung; weiterer Arbeitsweg; zu dem Zeitpunkt ist Arbeitsplatz noch Baustelle; Farben- und Lackdämpfe, Linoleum-Kleber, Staub und Dreck, kalte Zimmer, Zugluft führen zu mehreren Erkältungen mit anschließender Nasennebenhöhlenentzündung, Augenentzündung mit Bindehaut-Lederhaut und Augenmuskelentzündung; Schwellung der Nase.
• Meine Putzhilfe kündigt in dieser Zeit.
• Noch mehr Zeit für den Haushalt und Garten; zusätzliche Arbeit wegen Hausstauballergie.
• Mir kommen Zweifel, ob ich allem gerecht werden kann.

- Meine Arbeit will ich nicht aufgeben, sie macht Spaß und bringt Bestätigung.
- Meinem Sohn gegenüber habe ich oft ein schlechtes Gewissen, weil ich nicht genug Zeit für ihn habe.
- Für mich selber will ich aber auch etwas tun (Sport, Sauna und Freunde).

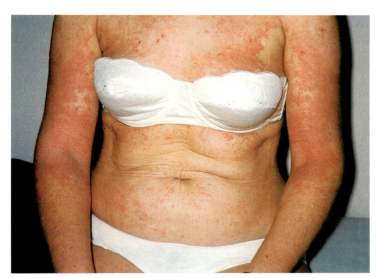

Die Behandlung der Neurodermitis bestand bis vor zwei Monaten überwiegend in Kortisonsalben. Einmal mußte sie für drei Wochen stationär behandelt werden, da sich hinter den Ohren durch die Sekrete eine Verklebung der Ohrmuschel entwickelt hatte. Zuletzt behandelte sie nun mit Fettsalben und Borretschöl.
Gastritis im Winter 1990, auch heute noch empfindlich auf Kaffee seitdem.

Befund vom 22.11.1991:
Schwere diffuse Neurodermitis des gesamten Integuments (siehe Bild). Haut z.T. trocken, z.T. nässend, z.T. schuppend. Starke Exkoriationen.

Beschwerden am 22.11.1991:
Es bestehe heftiger Juckreiz, schlimmer ab nachmittags mit einem Höhepunkt abends.
Herber Wein und Nüsse verschlimmern.
Der Juckreiz käme anfallsweise, danach brenne und steche die Haut. Spannungsgefühle sehr oft und heiße Gefühle in der Haut. Oft dabei auch Schüttelfrost und Frieren.
Im Winter jeweils schlechter als im Sommer. Eine Woche vor Vollmond und vor der Regel sei das Jucken jeweils schlimmer.
Schlimmer auch durch Konzentrieren, Nervosität, Hektik, Ärger; besser durch Ruhe, Schlafen, Beschäftigung, Sport, Spaziergänge, Sauna, Sonnenbaden.
Nachts könne sie gut schlafen, Bettwärme sei ohne Einfluß. Überhaupt sei ihr Wärme eher angenehm. Bei Kälte neige sie auch zu Nasennebenhöhlen-

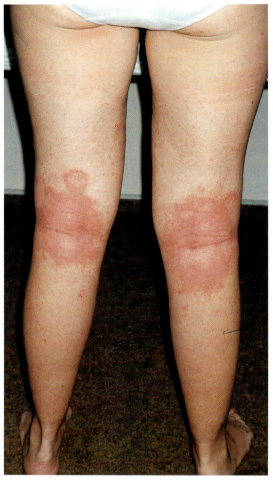

infekten, laut HNO-Arzt solle sie diesbezüglich operiert werden.
Ihre Nase sei überwiegend verstopft.
Sie neige zu Diarrhoe mit mehrmals täglichem Stuhlgang, ab und zu aber auch zu Verstopfung, besonders im Urlaub.
Fett und Sahne führe zu flüssigem Stuhl.
Oft Bindehautentzündung bei Allergenkontakt. Ab und zu Beklemmungsgefühle auf der Brust und Atemnot beim Einatmen.
Kalte Luft führe zu Atemnot, wenn sie allergisch reagiere.
Feuchte, kalte Jahreszeit, Nebel, Streß und Erregungen verschlimmern allgemein.
Empfindlich gegen Wetterwechsel mit Unruhe, Kribbeln auf der Haut und Jucken. Bei Hochdruck gelegentlich Kopfschmerzen und Schwindel.
Abneigung gegen feuchte Kälte, trockene Kälte angenehmer.
Frische Luft bessere deutlich, vor allem im Sommer.
Gerüche seien für sie sehr wichtig, bestimmen ihr Wohbefinden mit.
Sie sei sehr geräuschempfindlich.
Dunkelheit sei eher bedrohlich, Angst komme in ihr auf.
Fasten und Hungern falle sehr schwer, da dann Nervosität und Unruhe.
Stark empfindlich gegen heißes Bad, Juckreiz wie von tausend Ameisen.
Kaltes Bad kurzfristig lindernd, aber nicht zu lange.
Atemnot in geschlossenen warmen Räumen.
Gesellschaft und Alleinsein gerne.
Seit der Kindheit ab und zu Kopfschmerzen, bei Erkältungen, vor der Regel, seit dem zwölften LJ in größeren Abständen und zeitlich regellos. Schmerz meist über einem Auge an einem Punkt. Bewegung, Streß wirken verschlimmernd. Ruhe bessere. Druck von außen entlaste kurzfristig. Vorher Flimmern vor den Augen. Brechreiz und Frösteln seien Begleitsymptome.

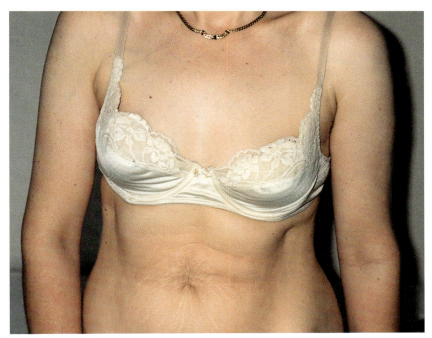

Öfters plötzliches starkes Brennen eines Auges mit anschließendem Tränenfluß und Rötung. Trockene Schuppen in den Augenwinkeln, am äußeren unterem Lidrand und in den Augenbrauen. Wimpern fallen ab und zu beim Waschen des Gesichts aus.
Stark kurzsichtig. Tragen von Kontaktlinsen wegen wiederholter Entzündungen nicht mehr möglich.
Zeitweise Rauschen im Ohr. Viel Ohrschmalz.
In der Nase leicht Krustenbildungen bei trockener Luft. In den letzten Jahren jeweils im Frühling Schwellung der Nase, an der Nasenwurzel beginnend. Die ganze Nase ist dann sehr dick, bis zu den Augenlidern.
Die Nasenflügel sind oft schuppig und rissig.
Risse in den Mundwinkeln und Augenlidern häufig.
Oft Bläschen an der Zunge.
Appetit sehr gut, Abneigung gegen fettes Essen und Tee, Verlangen nach Süßem.
Magendrücken zeitweise nach dem Essen. Unverträglichkeit von zuviel Milch, Fett, Fleisch und Kaffee.
Aufstoßen von Luft oft.
Blähungen sehr häufig, tagsüber und auch nachts, besonders nach Hülsenfrüchten und blähenden Speisen.
Stuhl weich, meist in einem Guß morgens früh.
Rumpeln im Leib vor Stuhlgang, Abgang von viel Luft dabei.

Periode alle vier- bis fünf Wochen für fünf Tage, eher schwach.
Vorher Spannen der Brüste, während wehenartige Schmerzen im Unterleib.
Vorher unruhig, empfindlich, gereizt und weinerlich.
Nach der Periode stärkeres erotisches Verlangen.
Kurzatmig bei körperlicher Anstrengung.
Oft Kitzelhusten im Hals.
Häufiges Umknicken.
Sehr kälteempfindlich, überall.
Schweiß eher wenig, im Gesicht und an der Oberlippe.
Schlimmste Jahreszeit: Frühling wegen der Allergien.
Seitens der Haut schlimmer im Herbst/Winter.
Sie „hasse" Nebel „über alles". Er wäre erdrückend, wirke beklemmend, nehme ihr die Luft beim Laufen, wäre angsteinflößend und bedrohlich.
Sonnenbestrahlung sehr gut, wie ein Streicheln der Haut.
Abneigung gegen Wind.
Empfindlichkeit gegen Zugluft bezüglich der Augen.
Zimmerwärme über 22 Grad mache Beklemmungen auf der Brust.
Die Fußballen schmerzen beim längeren Stehen.
Schwindel beim längeren Stehen und Unbehagen.
Magendruck, Herzklopfen, Unruhe und Nervosität durch Kaffee.
Sehr gerne in Gesellschaft.
Trost anzunehmen, falle ihr schwer, obwohl sie es gerne möchte.
Sehr ungeduldig.
Schon öfter im Schlaf geweint mit Aufschrecken.

Hierarchisation:
Verschleppte Pneumonie (RGD 717: u.a. **Sulph**.)
Asthma abwechselnd mit Hautausschlägen (RGD 662: u.a. *Sulph.*).
Erwacht mit Stuhldrang (RGD 534: u.a. **Sulph**.).
Nebel < (RGD 1164: u.a. Sulph.).
Stehen < (RGD 1194: u.a. **Sulph**.).
Frühling < (RGD 1148: u.a. Sulph.).
Vor Menses < (RGD 1161: u.a. **Sulph**.).
Süßverlangen (RGD 468: u.a. **Sulph**.).
Kaffe < (RGD 1163: u.a. Sulph.).

Therapie und Verlauf:
22.11.1991: *Sulphur XM.*
27.1.1992: Es gehe ganz wesentlich besser.
Die Neurodermitis beschränke sich nur noch auf Hände und Füße.
Seitens der Lunge auch gutes Befinden, keine Beschwerden.

17.3.1992: Weitere deutliche Besserung. Sie habe sogar folgenlos einen dreistündigen unmittelbaren Pferdekontakt ohne Probleme überstanden, wie es schon seit Jahren nicht mehr der Fall war, sonst habe sie immer schon innerhalb von Minuten Atemnot bekommen. AZ sehr gut, sie sei „topfit", auch psychisch ginge es sehr gut, sie treibe Sport und fühle sich stark.

13.5.1992: Es gehe ihr sehr gut, in der letzten Zeit aber wieder etwas mehr Magenbeschwerden und auch wieder etwas Hautjucken. Morphologisch war die Haut so gut wie erscheinungsfrei.

Sulphur XM wurde nun wiederholt.

18.4.1994: Sehr leichter Rückfall.

Sulphur XM.

4.1.1995: Es war alles gut die letzte Zeit, ab und zu kommt es noch zu Rissen in den Fingerspitzen und die Fingernägel sind teilweise verdickt, hart und gelblich verfärbt.

Sie stelle sich heute deshalb aber nicht vor, denn das wäre eigentlich nicht der Rede wert. Sie käme heute wegen des chronischen Durchfalls.

Eigentlich hätte sie immer weichen Stuhl. Diagnostisch hätte man da aber nie etwas gefunden. Auf Obst hin wäre es schlimmer. Auch viel Durchfall bei Aufregung (RGD 535: u.a. **Arg.-n**., *lyc.*, *thuj.*).

Oft gebläht mit viel Luft im ganzen Bauch, der ganz aufgetrieben sei (RGD 473: u.a. **Arg-n**., **Lyc**., *thuj.*).

Empfindlich stark gegen enge Gürtel (RGD 481: u.a. **Arg-n**., **Lyc**.)

Verlangen nach Süßigkeiten (RGD 468: u.a. **Arg-n**., **Lyc**.).

Unverträglichkeit von blähenden Speisen (RGD 1162: u.a. **Lyc**.).

Asthma anhaltend beschwerdefrei.

Viel Cerumen (RGD 261: u.a. *Lyc.*, *thuj.*).

Am 4.1.1995 erhielt sie 3 Globuli *Lycopodium XM*.

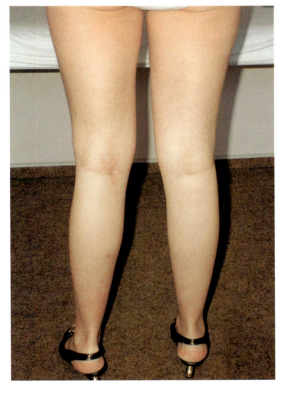

20.3.1995: Die Haut sei ordentlich, nur noch eine Stelle am Finger, sehr wenig insgesamt. Das geblähte Abdomen sei auch etwas besser, der Durchfall aber gleich. Wegen der Symptome der Diarrhoe bei Aufregung, der

Diarrhoe nach dem Essen und der verkrüppelten Fingernägel gab ich nunmehr am 20.3.1995 *Thuja XM*.
2.5.1995: Es geht gut.
Stuhlprobleme sind doch deutlich besser.
Stuhl nicht mehr so häufig und nicht mehr so weich.
Die Geblähtheit ist anhaltend gebessert.
Aber noch störend Bläschen zwischen den Fingern (RGD 849: u.a. *Sulph.*) und Risse zwischen den Fingern (RGD 892: u.a. Sulph.).
Sie erhielt als vorläufig letztes Mittel *Sulphur CM*.
Zusammenfassend kann man sagen, daß dieser Fall bis jetzt äußerst erfolgreich behandelt werden konnte.
Die ehemals sehr starke Neurodermitis konnte so gut wie ausbehandelt werden, das Asthma macht praktisch keine Beschwerden mehr.
Die zuletzt behandelten Darmbeschwerden dürften wohl zukünftig ebenfalls beherrscht werden.

28. Fall:

6 Monate altes Mädchen.
Erstkonsultation am 18.9.1991.

Familienanamnese:
Diabetes beim Großvater mütterlicherseits. Ekzeme bei der Großmutter mütterlicherseits.

Eigenanamnese:
Schon kurz nach der Geburt traten erste Anzeichen eines Ekzems auf. In der Folge entwickelte sich ein generalisiertes Ekzem. Am 24.7.1991 wurde es zur stationären Behandlung eingewiesen.

Bericht der Kinderklinik des Bezirkskrankenhauses Suhl vom 26.7.1991:
Diagnose: Verdacht auf Ichthyosis ekzematosa.
Soor der Mundschleimhaut.
Anamnestische Besonderheiten: Schwangerschaft und Geburt unauffällig. Schon kurz nach der Geburt entwickelte sich ein auffälliger Hautbefund mit papulösen, rauhen und juckenden erythematösen Hautefloreszenzen mit wechselnder Lokalisation. Das Kind wurde von der Mutter voll gestillt. Ivonne hatte zunächst einen voll behaarten Kopf. Es kam in der Folgezeit zu einem starken Haarausfall. Zur Abklärung des Hautbefundes erfolgte die stationäre Einweisung.

Status: Wir sahen bei Aufnahme einen gesunden Säugling, internistisch bis auf 1/6 Systolikum des Herzens keine Auffälligkeiten. Haut: Trockene, schuppige, erythematöse Haut mit leicht erhabenen juckenden Effloreszenzen. Spärliche strähnige Kopfbehaarung, ausgeprägter Mundsoor.

Befunde: Aufnahmegewicht: 5260 g, Länge 59 cm, Kopfumfang 38 cm, Entlassungsgewicht: 5320 g. Normale Werte: BSR, Hb, HK, Leukozyten, Diff.-BB, CrP, Elastase. Urinbefunde: ZZW, Glukose, Eiweiß, Aceton, pH. Hautärztlicher Befund: Ichthyosis eccematosa, DD Hand-Mund-Fuß-Exanthem, Akropustulosis infantum.

Therapie: Orale Ernährung mit Muttermilch, adaptierte Flaschennahrung, antimykotische Therapie mit Nystatin, Pyoktanin 0,5 %, Hydrodexan-Salbe.

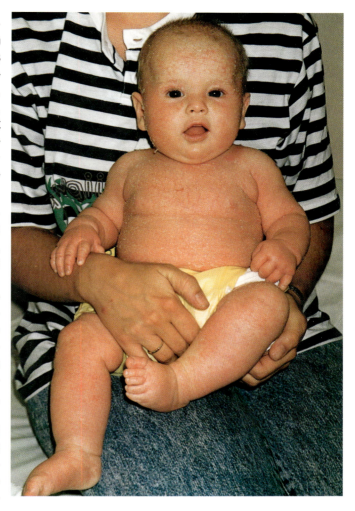

Verlauf: Der Verlauf war komplikationslos. Unter der stationären Behandlung besserte sich das Befinden des Kindes rasch.
Nachsorge: Die Entlassung des Kindes erfolgte in deutlich gebessertem AZ in häusliche Pflege. Wir empfehlen folgende ambulante Therapie: Nystatin-Pulver 4x150000 E/d bis 29.7.1991, Hydrodexansalbe für 3 Wochen, täglich 1 D-Fluorette 500. Wir bitten Sie, die weitere Nachsorge zu übernehmen.

Die weitere Entwicklung war jedoch sehr schlecht, und das Ekzem wurde innerhalb der nächsten Wochen nach der Entlassung wesentlich schlimmer, sowohl hinsichtlich der Intensität der entzündlichen Symptome, als auch hinsichtlich des Befalls des gesamten Integuments.

Kasuistiken

Befund vom 18.9.1991:
Fischschuppenartige, stark gerötete Haut intensivster Ausprägung. Haut rot, stellenweise auch nässend und heiß. Schuppen und gelbliche Krusten auf dem Kopf und im Gesicht. Ich muß sagen, daß das bis heute einer der schlimmsten Fälle in meiner Praxis war.
Siehe Bild.

Beschwerden am 18.9.1991:
Es bestehe furchtbarer Juckreiz, schlimmer nachts und durch Wärme.
Die Haut würde zu glühen anfangen, färbe sich dunkelrot wie eine Tomate, nachts nässe sie beim Kratzen mit einem wundmachenden Sekret.
Selbst bei vorher relativ gutem Hautzustand verfärbe sich die Haut im Bett innerhalb einer Stunde dunkelrot.
Therapie z.Z. mit Hydrodexan, Basodexan und einem Hydrokortison-Gemisch.
Sie schreie sehr viel, teilweise den ganzen Tag ohne ersichtlichen Grund und mit hochrotem Kopf.
Das Schreien käme ganz unerwartet und ohne ersichtlichen Grund, wie auch die Juckanfälle, bei denen sie nicht zu beruhigen sei.
Sie finde keine Ruhe, wolle ständig getragen werden.
Sie sei auffällig schreckhaft beim geringsten Geräusch.
Sie würde viel aufstoßen. Als Kleinkind habe sie viel gespien.
Der Stuhl sei recht fest.
Außerhalb eines Schubs sei sie lieb, erzähle viel und könne sich schön allein beschäftigen.

Hierarchisation:
Schreien vor Schmerzen (SR I 918: u.a. **BELL**.).
Schmerzbeginn plötzlich (RGD 1174: u.a. **Bell**.).
Erschrecken leicht (SR I 549: u.a. **BELL**.).
Diese Symptome führten zu *Belladonna,* was durch weitere Symptome zusätzlich bestätigt wurde, so das rote Gesicht bei Schmerzen (RGD 313), die Hitze der Haut (RGD 1120) und die Rötung der Haut (RGD 1106).

Therapie und weiterer Verlauf:
18.9.1991: *Belladonna C 200.*
1.10.1991: Das Gesicht sei fast schon ganz sauber gewesen, seit gestern wieder Juckreiz und Rötung.
Belladonna C 200.
23.10.1991: Alles war viel besser, teilweise habe sie fast durchgeschlafen, der Juckreiz und die Hautrötung seien wesentlich zurückgegangen.

Seit dem Wochenende aber wieder Schreikrämpfe, abwechselnd glühe mal die rechte, mal die linke Wange.
Dentitio.
Leichtes Fieber.
Belladonna M.
31.10.1991: Alles gut, schläft durch!
Auch die Ruhelosigkeit sei weg.
8.11.1991: Rezidiv, kratzt wieder viel, schreit wieder, die Haut sei wieder sehr rot.
Belladonna M.
12.12.1991: Bis auf ein paar kleine Flecke war die Haut erscheinungsfrei.
28.2.1992: Nur noch kleine fleckartige Reste im Nacken und an den Händen.
Psyche gut, Schreckhaftigkeit weg, Schlaf sehr gut.
Neu aufgetreten sei Fußschweiß.
Sonst keine Neuigkeiten von (homöopathischem) Interesse.
19.7.1992: Es war alles sehr gut bis jetzt, seit dem Wärmeeinbruch kratze sie aber wieder.
Vom Befund her war nur noch sehr wenig von dem ehemals sehr schlimmen Ekzem festzustellen.
Das Kind schrie allerdings bei der Untersuchung hysterisch und zeigte starken Zorn.
Belladonna XM.
14.8.1992: Es wurde sofort besser, die Ekzemstellen in den Ellenbeugen und an den Fußgelenken sind gleich abgeblaßt, Juckreiz weniger.
28.9.1992: Bis auf einen kleinen Fleck am Oberschenkel ist das Ekzem vollständig abgeheilt.
Die Unruhe sei wesentlich besser.
Oft kalte Hände (RGD 868).
Schreianfälle kämen praktisch nicht mehr vor.
Die Geräuschempfindlichkeit sei schon lange weg.
Abneigung gegen Milch (RGD 418: u.a.: *Calc.*).
Fußschweiß anhaltend, nasse Füße (RGD 1011 u.a.: **Calc.**)
Sie erhielt nun *Calcarea carbonica XM*.
8.2.1993: Es war alles sehr gut, jetzt aber wieder leichte Ekzeme im Gesicht, fleckartig.
Sie träume sehr lebhaft (RGD 1058: u.a. *Calc.*), ab und zu Blut im Stuhl (RGD 555: u.a. *Calc.*), öfters Verstopfung (RGD 552: u.a. **Calc.**), wieder mehr Fußschweiß (RGD 1011 u.a.: **Calc.**).
Calcarea carbonica XM.
18.5.1994: Hautbefund recht gut, nur sehr dezente Ekzemherde ab und zu in letzter Zeit.

Kasuistiken

Vom Gemüt her aufbrausend und schnell beleidigt, eigensinnig.
Schnell weinend.
Ängstlich bei Gewitter.
Trotzkopfig. Schüchtern bei Fremden.
Versteckt sich hinter den Eltern.
Normaler Appetit bei Verlangen nach Milch, auch nachts.
Stuhlgang normal geformt, keine Obstipation mehr.
Wieder mehr Fußschweiß. Kopfschweiß im Schlaf.
Schlaflage auf dem Rücken.
Karies bei Kindern.
Ab und zu Jucken der Augen abends.
Calcarea carbonica CM.

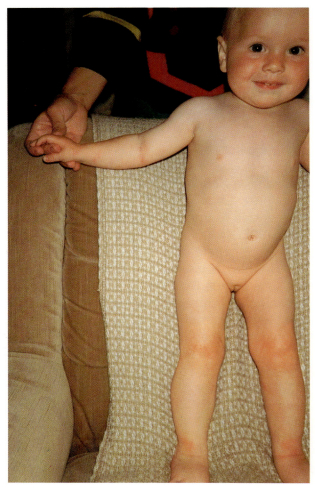

8.8.1994: Es gehe weiterhin sehr gut, jedoch starker nächtlicher Kopfschweiß und Warzen an den Händen.
Keine Arzneigabe, da Reaktion.
21.11.1994: Es gehe sehr gut.
Kopfschweiß weniger. Warzen rückläufig.
12.12.1994: Haut praktisch völlig erscheinungsfrei.
Allgemeinbefinden sehr gut.
25.1.1995: Haut sehr gut insgesamt, nur noch sehr selten käme es fleckweise zu kleinen Stellen, die jedoch Spontanremission zeigen. Aber anhaltend Warzen an der Hand (RGD 1033: u.a. **Calc.**, **Sulph**.) und jetzt auch an den Fingern (RGD 1033: u.a. *Calc.*, *Sulph*.).
Übelkeit beim Autofahren (RGD 462: u.a. *Calc.*, sulph.)
Sommersprossen auf der Nase (RGD 300: u.a. **Sulph**.).

Sulphur M.
23.5.1995: Anhaltend Warzen, eher noch schlimmer werdend. Sonst aber alles sehr gut eigentlich.
Sie bekam nun als vorerst letztes Mittel nochmals *Sulphur XM*.
Zusammenfassend kann auch in diesem Fall von einem Erfolg gesprochen werden.
Die Neurodermitis macht kaum noch nennenswerte Symptome.
Das Allgemeinbefinden des Kindes ist sehr gut.
Die Warzen dürfen nicht zuletzt auch als ausleitende Reaktion auf die homöopathische Therapie angesehen werden, weshalb eine Lokaltherapie hier unbedingt vermieden werden muß.

29. Fall:

6 Monate alter Junge.
Erstkonsultation am 6.8.1991.

Eigenanamnese:
Im Alter von sechs Wochen traten erstmals Ekzeme auf, die sich schnell steigerten und den ganzen Körper befielen. Zunächst wurde daraufhin eine Hautärztin aufgesucht, die mit Kortisonsalben behandelte, nach deren Absetzen es jeweils viel schlimmer wurde. Daraufhin behandelte ein vorwiegend diätetisch orientierter Kinderarzt, was aber auch keine Besserung einbrachte, danach schließlich begab sich das Kind in eine Gelsenkirchner Klinik. Die dortige stationäre Therapie (Aufenthalt in der Klinik vom 14.7.91 bis 27.7.91, Klinikbericht siehe unten) ergab aber eher eine weitere Verschlimmerung.

Bericht der städt. Kinderklinik Gelsenkirchen vom 14.8.1991:
Diagnose: Neurodermitis

Familienanamnese:
Erlernter und ausgeübter Beruf des Vaters ist Maurer. Erlernter Beruf der Mutter ist Metallarbeiterin, ausgeübter Beruf ist Hausfrau. Erbleiden, Stoffwechselstörungen und chronische Krankheiten sind in der Familie nicht bekannt. Erkrankungen mit Allergien bestehen in der Familie mit einer Nickelallergie bei der Großmutter väterlicherseits und Neurodermitis bei zwei

Cousins väterlicherseits. Der jetzigen Schwangerschaft gingen keine prägenden Ereignisse voraus.

Eigenanamnese: Die Schwangerschaft war unkompliziert. Geburt Vacuum Extraktion. Das Kind war als Neugeborenes gesund. Nach der Geburt Loch im TF mit Vereiterung, bei Geburt ein Zahn. Es besteht im Säuglingsalter starker Milchschorf. Weitere Hautveränderungen bestanden nicht. Erstmals im Alter von sechs Wochen traten ekzematische Veränderungen auf. Sie wurden zunächst beobachtet im Gesicht. Danach Ausbreitung auf den ganzen Körper mit Ausnahme des Windelbereichs. Seelische Belastungen bzw. Konfliktsituationen wie Schlafengehen, Aufstehen und Wut zählen zu den beobachteten Auslösern. Jahreszeitliche Häufung wird nicht berichtet. Impfungen wurden regelrecht durchgeführt. Bei Infekten kam es zu keiner Veränderung. Anstrengung mit Schwitzen führt zu vermehrtem Kratzen. Schlecht vertragen werden Wärme und Sonne, gut vertragen werden demgegenüber Kälte und Wind. Eine Verschlimmerung durch Tierkontakt wurde nicht beobachtet.
Nahrungsmittel spielen keine sicher beobachtete auslösende Rolle.
Weitere Unverträglichkeiten traten auf gegenüber Heil- und Pflegecremes bzw. Salben wie Babyöl, Wolle und Tabakrauch. Eine Verschlimmerung der Beschwerden in belasteten Räumen (Kaufhaus, Apotheke, Drogerie, Wäscherei, Auto, Bus, Bahn) wird nicht beschrieben.
Beschwerden seitens des Magen-Darm-Traktes werden nicht angegeben.
Atembeschwerden sind nicht zu beobachten.
S. hat häufiges Spucken und Aufstoßen.
Die Familie wohnt in einer Wohnung. Es ist ein Kinderzimmer vorhanden. Das Wohnumfeld ist dörflich. In der näheren Umgebung finden sich Wiesen, Gärten und eine Hauptstraße. Die Wohnung liegt in der Innenstadt. Besondere Emissionsquellen in der Wohnung gibt es nicht.
An Materialien für die Wohnung wurden verwendet für die Verkleidung Struktur- und Rauhfasertapete, PVC- und Teppichböden lose verlegt. Heizung ist eine Zentralheizung mit Öl. Heizkörper sind Rohre. Keine Klimatisierung. Luftbefeuchtung mittels Pflanzen und Verdunster. Wasserversorgung über das Leitungsnetz, keine Filterung. Auffällige Störungen des Wohnklimas Tabakrauch. Keine besondere Belastung aus der Umgebung.
Als Bettzeug werden Baumwolle und eine Allergikerbettwäsche verwendet. Unterlage ist eine Schaumstoffmatratze. Material in der Kleidung ist überwiegend Baumwolle.
S. wurde eine Woche lang voll und weitere zwei Wochen teilgestillt. Grund für das Abstillen war die Empfehlung des Arztes.
Es wird eine Diät durchgeführt. Grundlagen der Diät sind Milch- und Eifrei in Form von Milupa SOM Brei.

Zur Lokalbehandlung wurden bisher verschiedene Heil- und Pflegecremes und steroidhaltige Cremes verwendet.

S. badet z.Z. nicht. Er wird ca. ein- bis zweimal täglich gewaschen. Dabei wird außer Wasser Balneum Hermal verwendet.

Eine Allgemeinbehandlung erfolgt mit Fenistiltropfen und Epogamkapseln. Eine homöopathische und naturheilkundliche Behandlung wurde bisher nicht durchgeführt.

S. schläft nur mit großen Schwierigkeiten ein, wacht jede Nacht fünf- bis achtmal auf. Als Grund dafür wird Hunger und Juckreiz angegeben. S. schläft meist im eigenen Bett und manchmal im Bett der Eltern. Die Eltern gehen fünf- bis achtmal in der Nacht zu S. trösten, cremen, bringen Getränke und tragen das Kind durch die Wohnung.

Aggressivität zeigt S., wenn sich die Mutter nicht um ihn kümmert.

Befund: Chronische und akut ekzematöse Hautveränderungen am ganzen Körper mit Ausnahme des Windelbereichs.

Zusammenfassende Beurteilung:
Bei S. besteht eine Neurodermitis.
Die neurodermitischen Veränderungen werden ursächlich im wesentlichen durch 3 Faktoren ausgelöst:
1. Unspezifische Reize
2. Allergene, insbesondere Nahrungsmittel
3. Spannungszustände

zu 1.: Die Kleidung sollte möglichst aus reiner Baumwolle bestehen. Beim Bettzeug sollten tierische Materialien gemieden werden und als Matratze z.B eine Schaumstoff-, Kork- oder Kokosmatratze verwendet werden. Das Oberbett sollte aus Kunstfasermaterial bzw. Baumwolle bestehen. Waschmittel sollten möglichst sparsam verwendet werden, Weichspüler und Haushaltschemikalien sind zu vermeiden. Das Waschen und Baden wirkt austrocknend und sollte möglichst selten erfolgen.

zu 2.: Nahrungsmittel können die Neurodermitis verstärken. Wir haben empfohlen, die Ernährung zunächst auf eine allergenarme, vegetarische Vollwertkost umzustellen. Wir führten eine Ernährungsberatung durch und haben entsprechendes Informationsmaterial mitgegeben. Die Diät sollte streng eingehalten werden. Es handelt sich bei der von uns empfohlenen Kostform um eine Ernährung, in der häufige Nahrungsmittelallergene und Fertignahrungsmittel mit Zusatzstoffen gemieden werden. Sie enthält überwiegend vegetarische Lebensmittel, um eine Übersäuerung des Körpers zu vermeiden und so die Reaktionsbereitschaft der Haut herabzusetzen.

zu 3.: Spannungszustände können die Haut ungünstig beeinflussen. Das neurodermitische Kind reagiert vor allem auf alltägliche Belastungen wie unerfüllte Wünsche oder Forderungen, Langeweile, Konflikte oder Trennung von der Kontaktperson mit Juckreiz und Kratzen. Insbesondere die Trennungssituation des nächtlichen Schlafes stellt eine hohe Anforderung an das neurodermitiskranke Kind dar, das sich stärker als ein gesundes Kind an seine Kontaktperson klammert. Wenn das Kind nachts nicht schläft, kratzt und weint, wird häufig mit vermehrter Zuwendung reagiert. Dies führt bald zu einer körperlichen und seelischen Erschöpfung der Eltern, so daß sich die Toleranzbreite ihrer Gefühle einengt. Ärger, Zorn und aggressives Verhalten dem kranken Kind gegenüber brechen schon einmal durch, gefolgt von Schuldgefühlen, wenn das eigene ungerechte Verhalten erkannt wird. Die Reaktion hierauf ist dann wieder vermehrte Zuwendung und Sorge der Eltern, z. B. durch Trösten, nächtliche Teegabe, Salben und Kratzen des Kindes.

Aus lerntheoretischer Sicht wird das nächtliche Kratzverhalten positiv verstärkt, so daß es häufiger und intensiver gezeigt wird. Die Schlafstörungen und die Neurodermitis nehmen stetig zu.

Der therapeutische Angriff muß zunächst darin bestehen, daß die Kontaktperson des Kindes wieder eine ausreichende Ruhezeit für sich gewinnt. Die Bewältigung von Trennungssituationen und das Durchschlafen des Kindes müssen trainiert werden. Wenn die Kontaktperson mit dem Kind umgeht, soll das aus einer Ruhe und Entspannung heraus geschehen. Das Einüben einer Entspannungstechnik würde die Kontaktperson in die Lage versetzen, auch in Konfliktsituationen Ruhe und Entspannung auf das Kind zu übertragen. So würde eine weitere Ekzemverstärkung verhindert.

Verlauf:
Während der stationären Behandlung und Beobachtung kam es an der Haut zu keiner Besserung. Das Verhalten war während des Aufenthaltes bei uns insgesamt unauffällig.

Laboruntersuchungen:
CRP negativ, rotes und weißes Blutbild normal bis auf 15600 Leukozyten, 10 Eos., Immunglobuline IgM, IgA normal, IgG erniedrigt mit 252 mg/dl, IgE erhöht mit 482 kU/l, Gesamteiweiß mit 5,3 g/dl erniedrigt, Elektrophorese Normalverteilung der Serumeiweiße bis auf Albumin erhöht mit 73,1 Rel.%, Gamma-Globulin 3,6 Rel.%, Glucose und Elektrolyte im Normbereich, Zink und Eisen im Normbereich, AP leicht erhöht mit 424 U/l, T3, T4, TSH im Normbereich, Urinstatus unauffällig, Urin pH 6,0, Stuhl unauffällig, Stuhl pH 6,0, keine Wurmeier nachgewiesen.

Therapie:
Eine Lokalbehandlung erfolgte mit Bädern bzw. Abtupfen mit Kaliumpermanganat-Lösung und Teelösung und mit Leukasesalbe. Eine systemische Behandlung wurde durchgeführt mit Esberitox, 3x5 Tropfen, Mucosolvan, 3x ½ Tablette wegen einer leichten Bronchitis.
Während des stationären Aufenthaltes bestand die Möglichkeit, regelmäßig an einem Entspannungstraining teilzunehmen. In Gruppen- und Einzelgesprächen haben wir die Zusammenhänge zwischen äußeren Einflüssen und dem Krankheitsbild erläutert. Besonders der Einfluß von Spannungszuständen und Konflikten, aber auch die Auswirkungen von Ernährung, Kleidung, Körperpflege, Wohnraum- und Umfeldgestaltung waren Thema dieser Besprechungen. Aufgrund von Beobachtungen und Beratungsgesprächen haben wir Gelegenheit gegeben, sachgerechte Verhaltensmuster und therapeutische Techniken einzuüben.
Die Ernährung wurde auf eine vegetarisch orientierte Vollwertkost eingestellt.

Abschließender Befund:
Starke chronische und aktive ekzematische Hautveränderungen bestehen am ganzen Körper. Das Verhalten während der Untersuchung und Beratung war alters- und situationsgerecht.

Beratung:
Die Diätempfehlungen wurden erneuert bzw. erweitert. Wir haben ausführliche Ernährungsberatungen durchgeführt.
Das Entspannungstraining wurde täglich geübt. Die Bedeutung dieses Trainings für die Behandlung haben wir in Gruppen- und Einzelgesprächen erläutert. Sinn dieser Gespräche war es auch, Unsicherheit und Ängste im Umgang mit dem Entspannungstraining abzubauen.
In therapeutischen Gruppen- und Einzelgesprächen haben wir auf konflikthafte Verhaltensmuster hingewiesen und versucht, gemeinsam mit den Eltern Lösungsmöglichkeiten zu finden. Der Schwerpunkt lag auf der Bewältigung von Alltagskonflikten.
Auslösemechanismen durch belastende Umweltfaktoren haben wir erläutert. Wir haben in diesem Zusammenhang Maßnahmen zur schadstoff- und allergenarmen Sanierung des Wohnumfeldes vorgeschlagen. Als mögliche belastende Bestandteile der Umwelt wurden dabei u.a. Haushaltschemikalien, Baumaterialien und Möbel, Textilien, Körperpflegeartikel, Tabakrauch benannt.
Wir rezeptierten KMNO 4, 10 g; Mucosolvantabletten, Esberitox-N-Tropfen, Leukasesalbe.

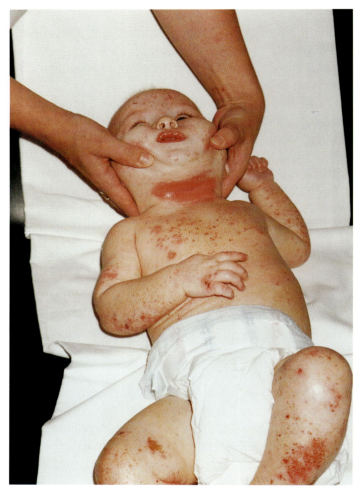

Befund vom 6.8.1991:
Massive, schwerste Neurodermitis des gesamten Integuments. Blutig, nässend, eiternd.
Auch der Windelbereich war inzwischen befallen.

Beschwerden am 6.8.1991:
Die Mutter war völlig am Ende ihrer Kraft. Das Kind habe fürchterliche Juckanfälle, nichts habe bis jetzt geholfen, auch die Diät sei vollkommen wirkungslos.
Er kratze nachts „bis zum Wahnsinn", bis alles blutet und näßt.
Schlimmer auch durch Aufwachen, bei Hunger und bei Langeweile.
Durch Wärme, Wolle, Milch- und Eigenuß würde es auch viel schlimmer.
Gemütsmäßig sei er tagsüber eigentlich friedlich, nachts aber sehr zornig und ungehalten.
Sein Schlaf sei fast stündlich durch Kratzanfälle unterbrochen.
Er schlafe überwiegend auf dem Rücken, die Arme oben.
Er schwitze leicht, besonders am Hals und in den Achseln.
Der Schweiß sei wundmachend und verstärke den Juckreiz.

An Schweißstellen entzünde sich die Haut und werde rot.
Schweiß stark nachts im Bett.
Er neige zu Obstipation, Ernährung z. Z. mit Milupa SOM.
Stuhl wie kleine „Böllerchen" und hart.
Er habe eine Abneigung gegen Milch und Vorlieben für Süßes und Salziges.
Häufig Flatulenz.

Hierarchisation:
Hautausschläge juckend nachts (RGD 1114: u.a. **Merc**.).
Schweiß scharf (RGD 1099: u.a. Merc.).
Symptome schlimmer durch Schweiß (RGD 1100: u.a. **Merc**.).
Schweiß nachts (RGD 1094: u.a. **Merc**.).
Stuhl Bällchen (RGD 555: u.a. **Merc**.).

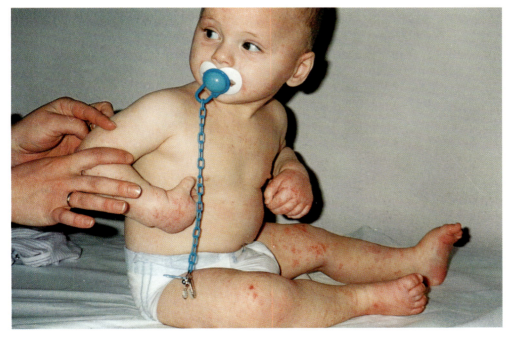

Therapie und Verlauf:
6.8.1991: *Mercurius solubilis C 200*.
12.8.1991: Achsel, Hals und Windelbereich sind besser. An den Armen und Beinen noch nässend.
20.8.1991: Hautbefund insgesamt besser. Viel Meteorismus. Auffallend viel Cerumen. Seit zwei Tagen Panaritium Finger.
21.8.1991: Magen-Darm-Infekt mit starken krampfartigen Schmerzen, was auf *Podophyllum C 30* schnell abheilte.

3.9.1991: Hautausschläge wieder aktiv. Wieder unruhig, nachts Kratzanfälle, Haut nässend, blutig nach Kratzen.
Sonst sehr verstopft (war bis jetzt nicht besser geworden), harter Stuhl wie Schafskot, oft gespannter und harter Leib, viel Flatulenz nachmittags ab 16 Uhr. Die Darmproblematik sei laut Mutter immer bei Hautschüben begleitend. Panaritium Zeigefinger anhaltend.
Kind reizbar und aggressiv, spielt nicht alleine.
Ruhelosigkeit.
Kann nicht still halten.
Viel Cerumen.
Obwohl ich nun Hinweise für Lycopodium sah, wollte ich zunächst das ja wirksam gewesene Mercurius solubilis wiederholen, gab deshalb erneut *Mercurius solubilis C 200.*
27.9.1991: Haut „ginge" so einigermaßen, aber schon noch nässend, blutig kratzen. Die anderen Symptome sind gleichgeblieben.
23.10.1991: Haut inzwischen überwiegend trocken, starker Juckreiz. Das Mittel habe „irgendwie" schon gewirkt, aber nicht so überzeugend. Sonstige Symptome gleichbleibend.

Hierarchisation:
Innere Unruhe (RGD 47: u.a. Lyc.).
Reizbarkeit bei Kindern (RGD 45: u.a. Lyc.).
Flatulenz 16 Uhr (RGD 477: *Lyc.*).
Obstipation bei Kindern (RGD 552: u.a. Lyc.).
Panaritium (RGD 888: u.a. *Lyc.*).
Am 23.10.1991 bekam er nun endlich *Lycopodium C 200.*
28.10.1991: Kratzt noch wilder als vorher. Stuhl aber weich.
5.11.1991: Liegt plötzlich oft auf den Knien im Schlaf (RGD 1047 u.a.: Lyc.).
13.11.1991: Haut noch immer schlecht, kratzt nachts sehr viel. Haut näßt, eitert, blutet.
Oft Blähbauch jetzt.
Obstipation besser.
Cerumen normal geworden.
Will viel getragen werden (RGD 32 u.a.: *Lyc.*), weint viel bei Nichtigkeiten (RGD 76 u.a.: Lyc.).
27.11.1991: Weitere Symptomverstärkung.
29.11.1991: Hustet nachts beim Einschlafen (RGD 694 u.a.: **Lyc.**), teilweise festsitzend, teilweise rasselnd.
9.1.1992: Alles war besser, auch das Gemüt und die Obstipation.
Jetzt wieder Unruhephasen und vermehrtes Kratzen.
Lycopodium M.
13.1.1992: Wieder mehr Cerumen, kratzt viel beim Essen.

Unruhe abends im Bett, will nicht schlafen, Kratzanfälle in der Zeit von 22–2 Uhr. Quengelig, knörig, weinerlich.
Nachtschweiß.
Stuhl wieder normal, Blähungen weg.
6.3.1992: Rezidiv Haut, war alles wieder besser.
Lycopodium M.
18.3.1992: Massive Bronchitis und schneller Erfolg durch *Coccus-cacti C 30*.
25.3.1992: Hautbefund erheblich gebessert, Haut weicher und abgeblaßt. Kratzt nur noch an den Händen blutig, ansonsten sehr guter Zustand.
Schlimmer allgemein abends ab 16–17 Uhr.
Verträgt schlecht Widerspruch, schreit, wenn ihm etwas nicht paßt.
Zornig. Knörig und quengelig, schnell unzufrieden.
Stuhlgang recht gut.
Schwitzt noch leicht, überwiegend nachts.
Immer kalte Hände und Füße.
Die Symptome der Reizbarkeit bei Kindern (RGD 45 u.a.: Lyc.), verträgt schlecht Widerspruch (RGD 77 u.a.: **Lyc.**), der heftige Zorn (RGD 79 u.a.: *Lyc.*), die Unzufriedenheit (RGD 59 u.a.: *Lyc*), der reichliche Schweiß nachts (RGD 1099 u.a.: *Lyc.*), die kalten Hände (RGD 868 u.a.: **Lyc.**) und Füße (RGD 871 u.a.: **Lyc.**) bestätigten weiterhin die richtige Arzneiwahl.
24.4.1992: Alles viel besser. Kind lachend (!) bei der Untersuchung.
3.6.1992: Weiterhin alles besser gewesen, seit zwei Wochen Tendenz zur Wiederverschlimmerung, sowohl psychisch, als auch von der Neurodermitis her.
Lycopodium XM.
13.8.1992: Haut und AZ seit ca. vier Wochen wieder sehr viel besser.
15.9.1992: Kind wieder knörig, quengelig, zornig und reizbar.
Wieder Knieellenbogenlage im Schlaf und wieder nächtliche Kratzanfälle.
Nachts z.T. wieder stündlich wach.
Lycopodium XM.
17.12.1992: Hautbefund sehr gut, nur noch kleine Reste sind zu sehen.
AZ und Gemüt recht gut.
Kind aber noch schwierig.
Eigensinn und Trotz deutlich.
Laut Mutter sei er richtig herausfordernd.
Folgen sei ein Fremdwort für ihn.
Gerne Saures essend.
Sonst körperlich alles gut.

Hierarchisation:
Eigensinn (RGD 16 u.a.: *Lyc.*).
Herausfordernd (RGD 35 u.a.: *Lyc.*).
Ungehorsam (RGD 58 u.a.: *Lyc.*).

Lycopodium CM.
9.2.1993: Alles war wunderbar, jetzt Rückfall der Gemütssymptome.
Haut sehr gut anhaltend.
10.3.1993: Anhaltend starke innere Unruhe.
Kann nicht sitzen.
Streckt oft die Zunge heraus (RGD 358 u.a.: *Lyc.*).
Wiederholung *Lycopodium CM.*
14.5.1993: Haut praktisch erscheinungsfrei.
Gemüt wieder schlechter.
Lycopodium MM.
30.3.1994: Haut gut, Psyche wieder schlechter.
Schlägt (SR I 964 u.a.: Lyc.) und tritt, immer unzufrieden (SR I 403 u.a.: **Lyc.**, Tub.), knört und jammert herum.
Starkes Süßverlangen (RGD 468 u.a.: **Lyc.**, *Tub.*).
Kann nicht alleine bleiben, kann sich nicht alleine beschäftigen
(SR I 796 u.a.: **Lyc.**), große Dunkelangst (SR 485 u.a.: **Lyc.**, und SR I 61 u.a.: **TUB**.).
Erneut *Lycopodium MM.*
29.6.1994: Seit Wochen hustend, dabei aber „quietschfidel".
Beim Lungenarzt sei eine Allergie auf Hausstaub, Gräserpollen und Tierhaare festgestellt worden.
Seitdem würde er mit Sultanol und Intal behandelt, was jedoch nicht den Husten zum Verschwinden bringe.
Seit ein paar Tagen kratze er sich wieder etwas in den Kniekehlen.
Große Dunkelangst.
Ißt Butter blank (Verlangen nach Fett: SR II 241: u.a. **Tub**.).
Verlangen groß nach Eiscreme (SR II 250: u.a. Tub.).
Vom Befund her zeigten sich nur minimalste Ekzemstellen an den Streckseiten der Beine.
Nun *Tuberculinum bovinum XM.*
29.7.1994: Hautbefund gut, jedoch oft hustend zu unterschiedlichen Zeiten.
Bei Anstrengung (RGD 688 u.a.: *Lyc.*), inhaliert anhaltend mit Intal und Sultanol.
Wieder sehr ängstlich.
Weint bei Kleinigkeiten (RGD 76 u.a. Lyc.).
Appetit gehe so.
Schnell satt (RGD 420 u.a.: **Lyc.**).
Schnell wieder hungrig (RGD 420 u.a.: **Lyc.**).
Unzufrieden.
Weiß nicht, was er will, kann sich nicht entscheiden (RGD 58 u.a.: *Lyc.*).
Unruhig im Sitzen (RGD 48 u.a.: **Lyc.**).
Stöhnt im Schlaf (RGD 54 u.a.: *Lyc.*).

Dunkelangst.
Hundeangst.
Süßverlangen.
Verlangen stark nach Eis (RGD 466 u.a.: Tub.).
In Anbetracht obiger Symptome, vor allem wegen des anhaltenden Hustens schlug ich nun den Eltern vor, auf Sultanol und Intal zu verzichten und verordnete *Lycopodium C 200*.
9.1.1995: Es gehe insgesamt recht gut, auf die Inhalationsmittel hätten sie aber aus Angst nie ganz verzichtet.
Die Neurodermitis ist anhaltend sehr gut, so gut wie vollständig verschwunden.
In letzter Zeit wieder sehr viel Ängste (RGD 5 u.a.: Calc.).
Alpträume mit Erwachen (RGD 1055 u.a.: *Calc., lyc.*).
Tränenfluß im Freien (RGD 228 u.a.: **Calc**., lyc.).
Zähneknirschen im Schlaf (RGD 376 u.a.: Calc., **Tub**.).
Nun *Calcarea carbonica XM*.
27.2.1995: Haut gut, Allgemeinbefinden gut.
12.4.1995: Neurodermitis weiterhin weg. Husten komme immer wieder vor.
Bei Anstregung und beim Erwachen.
Inhaliert weiterhin mit Intal und Sultanol, benötigt aber wesentlich weniger als vorher.
Gemüt viel besser. Ängstlichkeit besser.
10.5.1995: Hustet wieder viel mehr. Schnarcht laut.
Er erhielt nun als vorerst letztes Mittel erneut *Calcarea carbonica XM*.
Zusammenfassend kann man nicht ganz zufrieden sein, da das Kind trotz der homöopathi-

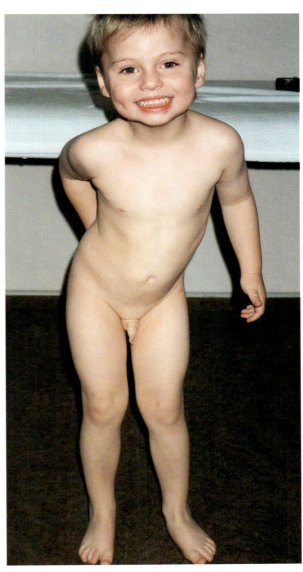

schen Therapie eine deutliche Allergisierung auf Inhalationsallergene zeigt. Dies kann daran liegen, daß es mir evtl. noch nicht gelungen ist, das passende Mittel für ihn zu finden, oder auch daran, daß weitere Inhalationen mit Sultanol und Intal durchgeführt werden, wodurch die individuellen Symptome des Kindes verwaschen sind. Trotzdem bin ich hier sehr zuversichtlich, daß eine weitere Stabilisierung des Kindes möglich sein wird. Beim letzten Gespräch im September 1995 bestätigte mir die Mutter, daß er seit dem letzten Mittel wesentlich weniger huste, teilweise haben sie das Inhalieren ganz vergessen.

Die Ekzembeschwerden sind seit Jahren nicht mehr der Rede wert und auch die Gemütsverfassung und das Allgemeinbefinden sind im Vergleich zu den vorangehenden Jahren wesentlich gebessert worden.

Er wird jedoch wohl noch weiterer Therapie bedürfen.

30. Fall:

1jähriges Mädchen.
Erstkonsultation am 15.11.1991.

Familienanamnestisch Heuschnupfen bei einem Onkel, ansonsten keine Atopien in der weiteren Familie bekannt.

Eigenanamnese:
Operierter Leistenbruch rechts im Alter von sieben Wochen.
Ausbruch der Neurodermitis im Dezember 1990, nach dem Abstillen. Zunächst erschienen rote und trockene Stellen am Bauch, mit dann folgender Ausbreitung auf die Hände und Beine.
Bisher übliche Therapie mit Basissalben und Kortisonsalben.
Ansonsten keine nennenswerten Erkrankungen.

Befund vom 15.11.1991:
Trockenes Integument. Ekzemherde finden sich betont am rechten Arm und im Nacken.
Schweißige Hände. Ansonsten Normalbefunde.

Beschwerden am 15.11.1991:
Sie klagt über starken Juckreiz. Sie kratzt besonders abends und früh, im Schlaf dagegen nicht. Am schlimmsten sei die Rotfleckung und der Juckreiz nach dem Baden, auch beim Ausgezogenwerden komme es zu sofortigen

Kasuistiken

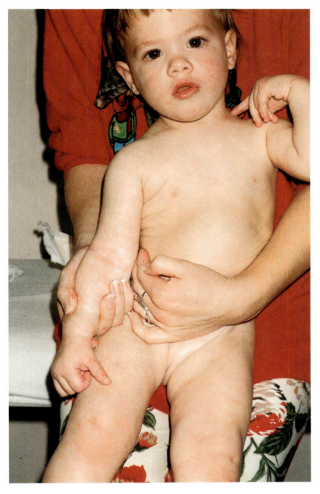

Kratzanfällen. Ablenkung lindere. Wärme verschlimmere sehr deutlich in jeder Form. Auf Tomaten bekomme sie rote Flecke um den Mund herum, sonst aber keine erkennbare Nahrungsmittelabhängigkeit. Wolle verschlimmere sehr.
Ihr Schlaf sei unruhig in Abhängigkeit zur Aktivität der Hauterscheinungen.
Sie neige zu weichem und wundmachendem Stuhl, besonders beim Zahnen.
In letzter Zeit öfters rasselnder Husten, der mit üblichen Hustenmitteln behandelt wird.
Beim Husten komme es oft zum Erbrechen.
Sonst konnte die Mutter keine spontanen Beobachtungen angeben.
Auf Nachfragen: Sie liege beim Schlafen meistens auf den Knien.
Schweiß relativ gut, besonders oft im Nackenbereich.

Hierarchisation :
Hautausschläge juckend, Wärme < (RGD 1114: u.a. *Sulph.*).
Heißes Bad < (SR II 42: u.a. **Sulph**.).
Schweiß Nacken (RGD 812: u.a. **Sulph**.).
Diarrhoe bei Zahnung (RGD 538: u.a. *Sulph.*).
Stuhl scharf (RGD 559: u.a. *Sulph.*).

Therapie und Verlauf:
15.11.1991: *Sulphur C 200*.
16.1.1992: Alles viel besser, an den Armen und Beinen erscheinungsfrei, nicht mehr kratzend.
Schläft besser.

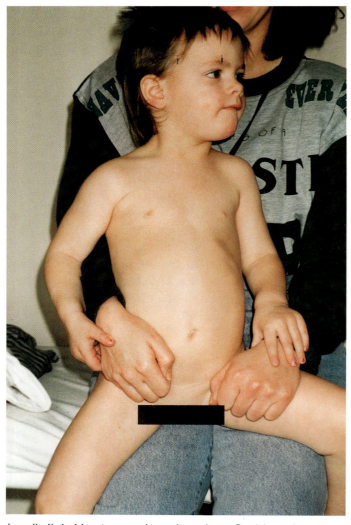

Keine Durchfälle mehr beim Zahnen, Stuhl nicht mehr wundmachend.
2.3.1992: Am 11.2.1992 wurde von den Eltern *Sulphur C 200* wiederholt, da es sich zunehmend verschlimmert hatte, jedoch bis heute ohne Erfolg.
Auch war der Stuhl sehr wundmachend, Scheide und After waren stark gerötet. Die Haut war wieder sehr trocken und rot. *Sulphur M.*
29.4.1992: Alles wieder sehr gut, Schlaf gut, Stuhl normal, Rötung von Scheide und After weg, auch der Nackenschweiß sei schon lange nicht aufgetreten.
6.7.1992: Haut so gut wie erscheinungsfrei.
3.9.1992: Rückfall bezüglich Haut, wundmachendem Stuhl und unruhigem Schlaf.
Sulphur M.
23.11.1992: Befund der Haut sehr gut, nur noch leichte Reste in den Kniekehlen. Schlaf gut, meist in Bauch- oder Seitenlage. Stuhl gut.
Seitdem geht es dem Kind anhaltend gut, eine Wiederholungsgabe war bis heute nicht mehr erforderlich.

31. Fall:

24jährige Patientin. Erstkonsultation am 4.2.1992.

Familienanamnestisch keine Besonderheiten, auch keine atopischen Hinweise.

Eigenanamnese:
Ausbruch der Neurodermitis im Juli 1991, zunächst unter den Achseln, dann um die Augen, dann diffus rote Stellen. Bildung dicker Kopfschuppen- und krusten, die heftigen Juckreiz verursachten und nach Kratzen ein klebriges, gelbes Sekret hervortreten ließen. Hautärztliche Diagnose im November 1991.

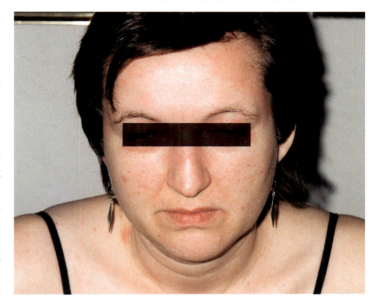

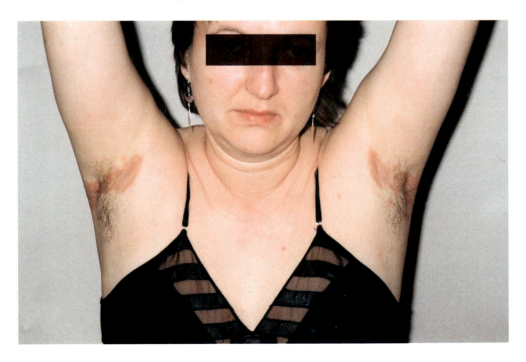

Bisherige Therapie mit Thuja D 6, Sulphur D 6, Natrium chloratum D 6, Pulsatilla D 6 und Lycopodium D 6 seitens eines homöopathischen Kollegen, jedoch ohne Erfolg.

Befund vom 4.2.1992:
Neurodermitische Herde betont in den Achseln in Form von bräunlich-rötlichen trockenen Hautarealen; desweiteren um die Augen und betont auch im Nacken. Auf dem Kopf fanden sich dicke Schuppenbeläge, z.T. blutig exkoriiert, z.T. klebrig anhaftend.

Beschwerden am 4.2.1992 :
Sie klagte über starken Juckreiz und ein Brennen auf der Haut. Morgens beim Erwachen sei es schlimmer. Waschen und warmes Duschen verschlimmere, sogar schon das Waschen des Gesichts. Unverträglich sei auch der Genuß von Gummibärchen, allgemein Farb- und Aromastoffe. Die Augenpartie brenne nach dem Kratzen stark. Die Kopfhaut spanne, als wenn sie zusammengezogen würde. Starkes Jucken auf dem Kopf.
Der Appetit sei immer zu gut, sie habe mit ihrem Gewicht zu kämpfen.
Abneigung gegen Fisch. Unverträglichkeit von Fett, was ihr einen Druck im Oberbauch mache. Kaffee und Rotwein bekämen nicht. Verlangen nach Süßigkeiten und Pikantem.
Stuhlgang sei gut und regelmäßig.
Die Menses kämen alle vier Wochen ohne Pille, Dauer ca. fünf Tage, vorher reizbar.
Starke Schweißneigung, besonders bei Aufregung, aber trotzdem friere sie ständig. Handschweiß betont, stark auch in den Achselhöhlen bis zum Ausbruch der Ekzeme. Auch oft Fußschweiß.
Gemütsmäßig sei sie eigentlich recht ausgeglichen, sie rege sich aber schon ab und zu über Kleinigkeiten auf.
Sie habe Platzangst, würde nie Aufzug fahren. Menschenmassen seien ihr ein Greuel.
Morgens nach dem Aufstehen fühle sie sich immer am schlechtesten.
Hochsommer führe zu Unwohlsein, wenn es sehr heiß ist.
Am liebsten trockene Kälte mit Sonnenschein.
Heißes Bad mache sie sehr schlapp.
Kopfschmerzen durch Sonnenbaden.
Kopfschmerzen bei schnellem Wetterwechsel.
Rückenschmerzen nach längerem Stehen.
Sie schlafe mit offenem Mund, Lage wechselnd.
Auf Rolltreppen beim Herunterfahren oft Gefühl des Fallens.
Durchfall manchmal sofort nach dem Essen.
Hämorrhoiden.
Die Füße schlafen ein beim Übereinanderschlagen der Beine.

Hierarchisation:
Furcht in Menschenmenge (SR I 486: u.a. Calc., graph., **lyc**.).
Sommerhitze verschlimmert (SR II 570: u.a. Calc., graph., **lyc**.).
Kopf, Hautausschläge feucht, klebrige Feuchtigkeit (RGD 97: u.a. *Calc.*, **Graph**., *lyc.*).
Kopf, Krusten feucht (RGD 98: u.a. *Calc., graph.*).
Schweiß reichlich (RGD 1099: u.a. **Calc**., graph., **Lyc**.).

Therapie und Verlauf:
4.2.1992: *Graphites XM*.
3.4.1992: Alles sei besser. Kopfschmerzen weniger, Schweiß weniger, Psyche besser.
5.6.1992: Haut wieder schlechter, diesmal besonders hinter den Ohren nässend. Alles andere anhaltend wesentlich besser.
14.8.1992: Alles gut, Haut in Ordnung.
12.10.1992: Haut anhaltend in Ordnung. Jetzt Ischias rechts
(RGD 911: *Lyc.*), Schmerzen beim Aufstehen vom Sitzen (RGD 912: Lyc.) und Besserung durch Wärme (RGD 913: **Lyc.**).
Auf *Lycopodium C 30* erfolgte schnelle Ausheilung.
5.12.1992: Haut anhaltend in Ordnung. Schlaf in letzter Zeit oft unterbrochen (RGD 1044: **Calc.**), Menses schmerzhaft (RGD 631: *Calc.*) und reich-

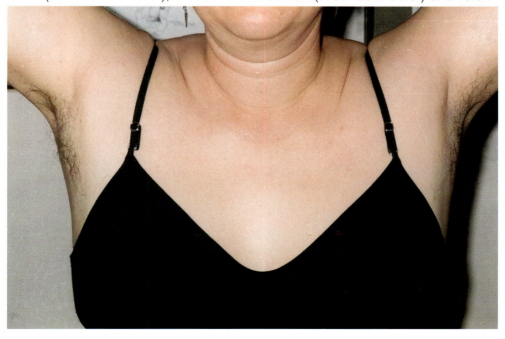

lich (RGD 631: **Calc.**), Schweiß am Hinterkopf (RGD 812: **Calc.**), besonders nachts (RGD 812: **Calc.**), dauernd Hunger (RGD 421: **Calc.**).
Am 5.12.1992 *Calcarea carbonica XM*.
8.2.1993: Alles war gut, Dysmenorrhoe gut, Schlaf wieder gut, Haut jetzt aber wieder ekzematös im Bereich der Achseln.
Schwitzt auch wieder vermehrt.
Wiederholung von *Calcarea carbonica XM*.
14.2.1994: Seit kurzem leichter Rückfall in den Achselhöhlen mit Juckreiz, besonders morgens beim Aufwachen. Ablenkung bessere. Sehr reizbar, besonders vor der Regel (SR I 667: u.a. **Lyc.**), ziemlich penibel, alles muß nach ihrem Kopf gehen (SR I 180: u.a. **Lyc.**), will ihre Ruhe haben (SR I 145: u.a. **Lyc.**), verträgt keine engen Gürtel (RGD 481: u.a. **Lyc.**), oft Völlegefühl (RGD 527: u.a. **Lyc.**), Durchfall bei Aufregung (RGD 535: u.a. *Lyc.*), offener Mund nachts, Ovarcyste rechts (RGD 645: u.a.: **Lyc.**).
Lycopodium XM.

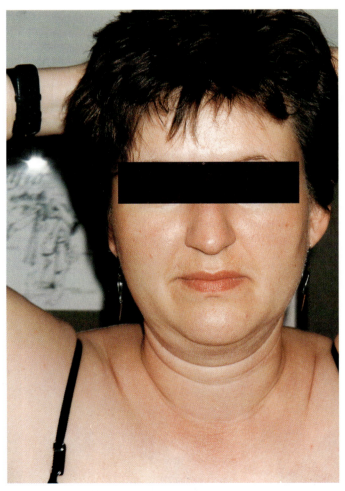

15.5.1995: Es war wieder alles sehr gut, jetzt seit kurzem dezente Neurodermitis in der linken Achselhöhle. Leicht juckend morgens und abends. Sonst sei die Haut ganz in Ordnung.
In letzter Zeit auch wieder öfters Völlegefühle. Schnell satt und bald wieder hungrig.
Haarausfall. Wieder Durchfall bei Aufregung. Sie vertrage jetzt übrigens Erdnüsse ohne nachfolgende Beschwerden.

Öfter mal Rückenschmerzen im Stehen (RGD 775: u.a. Lyc.).
Müde Augen (RGD 210: u.a. *Lyc.*) ab und zu.
Lycopodium XM als vorerst letzte Arzneigabe.
Zusammenfassend darf auch in diesem Fall von einem überaus überzeugenden Erfolg gesprochen werden. Die Patientin, die sich mit einer recht schweren Neurodermitis vorstellte, ist über weite Strecken vollständig erscheinungsfrei. Die noch eintretenden Rezidive sind sowohl kaum noch der Rede wert, machen ihr so gut wie keine Beschwerden mehr.

32. Fall:

1jähriger Junge.
Erstkonsultation am 20.6.1991.

Familienanamnese:
Mutter: Nahrungsmittelallergie, Heuschnupfen.

Eigenanamnese:
Ausbruch der Neurodermitis in der achten Lebenswoche im Gesicht und am Hals, dann allmähliche Ausbreitung auf den ganzen Körper, jetzt sind nur noch Arme, Beine und der Kopf befallen. Bisherige Therapie mit Basissalben und bei Schüben mit 1%iger Hydrokortisonsalbe.

Befund vom 20.6.1991:
An Armen und Beinen diffus verstreute trockene Ekzemherde mittlerer Schwere.
Relativ groß wirkender Kopf. Gesichtsblässe. Leichtes Übergewicht.

Beschwerden am 20.6.1991:
Es bestehe starker Juckreiz. Verschlimmernd wirke sich besonders Wolle und Waschen aus.
Genuß von Erdbeeren und Karotten verschlimmere ebenfalls.
Er kratze blutig, besonders abends nach der Flasche und nachts.
Sonst sei er völlig in Ordnung, habe keine Beschwerden.
Sein Gemüt wäre sonnig, außer bei Hunger.
Der Appetit eher zu gut, Vorlieben vielleicht für Fleisch.
Er esse schnell und gierig.
Stuhlgang normal.
Keine Schweiße.
Schlaf bis auf Juckreiz gut, bevorzugt auf dem Rücken liegend.

Hierarchisation:
Heißhunger (RGD 420: u.a. **Calc**.).
Kopf groß (RGD 96: u.a. *Calc.*).
Gesichtsblässe (RGD 309: u.a. **Calc**.).

Therapie und Verlauf:
20.6.1991: *Calcarea carbonica* XM.
30.7.1991: Nach einer Erstverschlimmerung ist es nun inzwischen viel besser.
17.9.1991: Hautbefund hervorragend, erscheinungsfrei.
Kein Juckreiz mehr.
Seitdem ist das Kind gesund, eine weitere Therapie war seit dem 20.6.1991 nicht mehr erforderlich.

33. Fall:

4jähriger Junge.
Erstkonsultation am 25.4.1988.

Eigenanamnese:
Ausbruch der Neurodermitis im achten Lebensmonat, seitdem seien verschiedene Therapien versucht worden, jedoch alle ohne Erfolg. Seitdem auch viele Infekte im Winter.

Befund vom 25.4.1988:
Trockenes, diffus ausgebreitetes Ekzem, betont am Bauch, der Leistenregion und den Oberschenkeln. Haut trocken und rissig, z.T. blutig exkoriiert. Sommersprossen im Gesicht.

Beschwerden am 25.4.1988:
Es bestehe starker Juckreiz, der das Kind fast nicht mehr schlafen lasse.
Er kratze sich fast regelmäßig blutig.
Verschlimmernd wirke sich Waschen aus, im Winter sei es schlimmer als im Sommer.
Seitens der Nahrungsmittel würden Milch, Süßigkeiten, Tomaten und Obstsäfte den Juckreiz verstärken.
Auch Wolle sei unverträglich.
Ansonsten sei er sehr oft erkältet in der kalten Jahreszeit, meist im HNO-Bereich, Tonsillitiden, Otitiden, Rhinitiden, Katarrhe.

Seine Sprachentwicklung sei verzögert, wohl auch damit in Zusammenhang stehend, meint die Mutter.
Er habe oft sehr schmerzhafte Wadenkrämpfe in der Nacht.
Befragt zum Gemüt meint die Mutter, daß er sehr empfindlich und schnell beleidigt sei.
Er weine oft bei Nichtigkeiten.
Im Dunkeln sei er ängstlich.
Er kaue ziemlich oft an den Nägeln.
Im Schlaf schwitze er öfters am Hinterkopf.
Gegenüber starken Gerüchen sei er überaus empfindlich.
Er schniefe dauernd.

Hierarchisation:
Weint beim geringsten Verdruß (RGD 76: u.a. Lyc., tub.).
Leicht beleidigt (SR I 791: u.a. **LYC**., **TUB**.).
Erkältungsneigung (RGD 1152: u.a. **Lyc**., **Tub**.).
Nägelkauen (SR I 64: u.a. **Lyc**.).
Empfindlicher Geruchsinn (RGD 286: u.a. **Lyc**.).
Diese Symptome führten zu Lycopodium.
Die Arzneiwahl wird noch bestätigt durch die Symptome der nächtlichen Wadenkrämpfe (RGD 921: Lyc.), des dauernden Schniefens (RGD 296: **Lyc**.) und der Sommersprossen (RGD 340: **Lyc**.).

Therapie und Verlauf:
25.4.1988: *Lycopodium XM*.
9.6.1988: Alles ist viel besser. Ekzemherde finden sich nur noch am Gesäß; die Sprachentwicklung ist insgesamt deutlich gebessert, Schniefen und Nägelkauen sind unverändert.
26.7.1988: Alles sehr gut, Wadenkrämpfe ganz weg, Sprachentwicklung praktisch fast normal, Schniefen weg, Nägelkauen weg. Keine Infekte mehr.
20.9.1988: Rezidiv des Ekzems, auch wieder Kopfschweiß und vermehrtes Nägelkauen.
Nun erneut *Lycopodium XM*.
13.12.1988: Alles weg, es geht ihm „prima" laut Mutter.
6.12.1993: Es sei jetzt fünf Jahre lang alles vollständig in Ordnung gewesen. Im Oktober 1994 seien Fußsohlenwarzen (RGD 1033: u.a. Lyc.) aufgetreten, die durch eine Tinktur behandelt wurden. Danach sei es dann wieder zu Ekzemen im Bereich beider Beine gekommen, die seitdem nicht mehr verschwunden sind.
Auch wieder deutlicher Juckreiz.
Morgens friere er immer beim Aufwachen (RGD 1065: u.a. Lyc.).

Er sei dann auch „total gereizt" (RGD 44: u.a. **Lyc**.). Überhaupt in letzter Zeit oft unzufrieden und gereizt, schlecht gelaunt. Konzentrationsschwäche in der Schule, verwechselt oft die Buchstaben beim Schreiben (RGD 21: Lyc.). Schnell beleidigt.
Starkes Süßverlangen derzeit (RGD 486: u.a. **Lyc**.).
Schniefen nicht mehr. Auch keine Wadenkrämpfe mehr.
Oft Angina (RGD 392: u.a. Lyc.).
Kann schlecht einschlafen (RGD 1051: u.a. **Lyc**.).
Nägelkauen (SR II 64: u.a. **Lyc**.).
Wenig Kontakte in der Schule.
Weint wieder ziemlich leicht.
Nun *Lycopodium CM.*
8.3.1994: Die Haut sei wieder schlechter seit Schwimmunterricht in der Schule. Starke Unruhe (RGD 47: u.a. Sulph.).
Immer noch viel Nägelkauen (SR II 64: u.a. **Sulph**.).
Noch immer viele Fehler beim Schreiben (RGD 20: u. a.: Sulph.).
Nun *Sulphur XM.*
Seitdem ist seine Neurodermitis recht stabil und sein Allgemeinbefinden gut.
Eine konstitutionelle Behandlungsbedürftigkeit hat sich nicht mehr ergeben.

34. Fall:

1jähriger Junge.
Erstkonsultation am 20.11.1990.

Familienanamnese:
Tuberkulose bei der Mutter im Kindesalter und beim Opa mütterlicherseits. Vater Pollinose. Cousine Neurodermitis.

Eigenanamnese:
Ausbruch der Neurodermitis Ende Oktober 1990 nach dem Genuß von Sojamilch, betont an den Wangen und im Nackenbereich. Besserung seit Umstellung auf hypoallergene Nahrung.

Befund vom 20.11.1990:
Verstreute trockene Ekzemstellen mäßiger Ausprägung, ansonsten unauffällig.

Kasuistiken

Beschwerden am 20.11.1990:
Es bestehe Juckreiz mit nächtlicher Unruhe und Kratzanfällen.
Verstärkung des Juckreizes bei Müdigkeit.
Wolle verschlimmere deutlich.
Starke Unruhe und Nervosität.
Ansonsten bot das Kind keinerlei auffallende und charakteristische Symptome.

Arzneiwahl:
Die Ruhelosigkeit des Kindes (SR I 846: **tub.**) und die Tuberkulinische Familienanamnese ließen mich zunächst zu Tuberculinum greifen.
Am 20.11.1990 erhielt er drei Globuli *Tuberculinum bovinum XM*.

Weiterer Verlauf:
1.2.1991: Wesentlich gebessert. Es sei schon am nächsten Tag besser gewesen. Er schlafe seitdem durch. Aber seit Weihnachten 1990 rassele er auf der Brust, huste nachts oft. Er sei zappelig beim Essen, habe auffallend großen Appetit.
25.2.1991: Immer noch Schleim auf der Brust. Seit kurzem wieder Ekzemzunahme und Juckreiz nachts. Schnupfen, mal eitrig, mal flüssig laufend. Er wirke laut Mutter einfach nicht mehr so gesund wie in den letzten zwei Monaten. *Tuberculinum XM* wurde nun wiederholt.
5.3.1991: Alles besser, er schlafe wieder gut, Juckreiz keiner mehr, Katarrh fast weg.
Im Schlaf schnell wach durch Geräusche.
11.3.1991: Akuter Schupfen, gelb-grünliche Absonderung im warmen Zimmer (RGD 298: **Puls.**). *Pulsatilla C 30* heilte schnell.
12.4.1991: Es ginge hervorragend.
19.12.1991: Insgesamt ginge es gut, die Haut sei in Ordnung. In letzter Zeit viel Husten und Schnupfen. Husten beim Rausgehen, morgens beim Aufstehen. Schnupfen gelb-grünlich, ab mittags besser. Hustenklang locker und hohl, krachend.
Er habe immer kalte Füße. Er schlafe immer auf der Decke. Die Augen tränten, sobald er draußen sei. Etwas hartnäckig und eigensinnig.
Der Appetit sei gut, Vorlieben für Mandarinen, Gurken und Süßigkeiten.
Viel Cerumen. Am Meer war alles viel besser seitens des chronischen Hustens.

Hierarchisation:
Husten beim Gehen vom warmen Zimmer in die kalte Luft (RGD 700: **Phos.**)
Husten morgens nach dem Aufstehen (RGD 675: **Phos.**).
Tränenfluß in kalter Luft (RGD 228: Phos.).

Verlangen nach Saurem (RGD 468: *Phos.*).
Phosphorus XM.

Weiterer Verlauf:
11.2.1992: Nase laufe nicht mehr, das Röcheln sei ganz, der Husten fast weg. Anhaltend kalte Füße. Haut anhaltend gut.
25.2.1992: Ekzemrückfall, auch wieder hustend und röchelnd.
Phosphorus XM.
27.7.1992: Stark juckende Windpocken, die auf *Antimonium crudum C 30* schnell abheilten.
25.11.1992: Urtikariaanfälle im Gesicht, teilweise rot-schuppig und juckend. Er kratze auch wieder an den Beinen. Gerötete Tränensäcke.
Er sei total überdreht, zappelig und nervös (SR I 846: **Tub.**).
Er überstrecke oft den Kopf nach hinten, wenn er im Bett liegt. Schlimmer bei Zorn. Häufiges Erwachen gegen 22 oder 23 Uhr, oder auch nachts gegen zwei Uhr.
Starker Trotz (SR I 788: **TUB.**). Er stecke oft die Finger in den Mund.
Tuberculinum bovinum XM.
14.12.1992: Das Überstrecken des Kopfes sei weg, die Psyche viel besser. Keine Urtikariaanfälle mehr, Trotz besser, er bleibe auch viel ruhiger sitzen beim Essen. Schlaf auch gut.

Was der Mutter sonst noch auffalle: Er sei anhänglicher geworden. Sein Zorn könne aber schon noch dazu führen, daß er Sachen „durch die Gegend schmeißt" (Wirft Gegenstände weg: SR I 1021: Tub.).
Verlangen nach Eiern, Senf, Gurken, Mandarinen, Kiwi, scharfem Käse, Fisch, Hering.
Er spreche sehr laut.
Abends und morgens oft kalte Hände und Füße.
Oft Tränenfluß des rechten Auges, früh seien die Augen oft verklebt.
Im Dunkeln hätte er Angst (Pavor nocturnus: SR 61: **TUB.**).
Angst vor Hunden wird verneint.

9.3.1993: Akute Stomatitis herpetica, die auf *Mercurius solubilis C 200* schnell abheilt.
12.8.1993: Es geht ihm gut, die Haut ist anhaltend seit 1991 erscheinungsfrei. Die chronischen Hustenbeschwerden seien seit Phosphorus weg. Die Dunkelangst sei viel besser. Die kalten Hände und Füße seien auch gut. Seitdem ist er bis heute anhaltend beschwerdefrei geblieben, wie mir im Mai 1995 bestätigt wurde.

35. Fall:

6jähriger Junge.
Erstkonsultation am 20.6.1990.

Familienanamnese leer.

Eigenanamnese:
Bis zum dritten Lebensjahr häufige spastische Bronchitiden, die sich durch Aufenthalte am Meer gegeben hätten.
Z.n.Operation von Nasenpolypen im Kleinkindalter.
Neurodermitis bestehe seit 1988, zunächst am Gesäß mit Ausbreitung auf die Kniescheiben, Waden, Füße und Fußsohlen. Bis auf die Füße sei es inzwischen besser geworden.
Bisherige Therapie mit Parfenacsalbe, Linolafettsalbe und Hydrokortisonsalben.

Befund vom 20.6.1990 :
Neurodermitisherde betont an den Füßen i.B. des Fußrückens und der Knöchel, sonstige Haut trocken. Angedeutete Ekzeme der Ellenbeugen. Adipöses Kind von hypotoner Muskulatur. Hämangiom am Gesäß.

Beschwerden am 20.6.1990 :
Es bestehe starker Juckreiz, besonders nachts mit blutig kratzen.
Im Winter sei es schlimmer als im Sommer.
Nahrungsmittel hätten keinen Einfluß, außer Bratwürsten und Ketchup.
Der Juckreiz verstärke sich vor dem Schlafengehen und auch morgens wieder beim Erwachen.
Auch Schwitzen verschlimmere.
Bettwärme wäre wohl auch schlecht für ihn.
Ab und zu auch stärkerer Juckreiz nach dem Wannenbad.
Er sei vom Typ her sehr träge und faul, strenge sich nur ungern körperlich an, z. B. fahre er gar nicht gerne Rad.
Ängstlich vor großen Hunden und im Dunkeln.
Sehr großer Appetit, er könne zwei bis drei Klöße auf einmal essen.
Vorlieben für alles, Abneigungen nur gegen Milch.
Oft Aufwachen nachts durch Juckreiz. Bevorzugt Bauch- oder Seitenlage.
Viel Stuhl, er mache „Riesenwürste".
Starker Schweiß am Kopf nachts im Schlaf.

Hierarchisation:
Trägheit bei Kindern (RGD 57: u.a. *Calc.*).
Ängstlich im Dunkeln (RGD 24: u.a. *Calc.*).
Kopfschweiß im Schlaf (RGD 190: u.a. **Calc.**).

Adipositas (RGD 1137: u.a. **Calc**.).
Stuhl groß (RGD 557: u.a. **Calc**.).
Hämangiom (RGD 1142: u.a. *Calc*.).

Therapie und Verlauf:
20.6.1990: *Calcarea carbonica XM*.
20.8.1990: Es geht hervorragend. Kein Juckreiz mehr. Hautbefund sehr gut. Nachtschweiß ebenfalls nicht mehr vorhanden. Agiler und unternehmungslustiger geworden.
17.9.1990: Leichter Rückfall seit einer Woche.
Calcarea carbonica XM.
18.2.1991: Seit Januar 1991 werde es langsam wieder schlechter.
Alles war wieder sehr gut.
Calcarea carbonica CM.
9.4.1991: Rezidiv seit zwei Tagen, auch wieder Kopfschweiß und allgemeine Trägheit. Reaktion, also abwarten.
1.8.1991: Angina tonsillaris. 39 Fieber, schwitzig, phantasiert im Fieber, große Pupillen.
Auf *Belladonna C 30* schnelle Ausheilung.
17.2.1992: Haut seit einer Woche schlechter.
Neue Symptome seien ein süßlicher Schweißgeruch (RGD 1097: Merc.) und ab und zu Würmer im Stuhl (RGD 553: Merc.).
Mercurius solubilis C 200.
4.3.1992: Es geht sehr gut. Die Haut ist vollkommen erscheinungsfrei, keine Würmer mehr im Stuhl.
Seitdem geht es dem Kind anhaltend gut. Eine weitere Therapie war seitdem nicht mehr erforderlich.

36. Fall:

5 Monate altes Mädchen.
Erstkonsultation am 7.7.1988.

Familienanamnese:
Sykotische Erkrankung der Mutter 1980.

Eigenanamnese:
Nach Meinung der Mutter habe ihr Kind die Neurodermitis von Geburt an. Sie hatte nach der Geburt bereits auffallend rote Wangen und rote Flecke

auf der Stirn und am Kinn. Die Augenlider waren leicht aufgeworfen und die Lidfalten doppelt. Das Gesicht wirkte wie aufgedunsen, die Hände waren faltig, die Innenflächen pergamentartig. Im Krankenhaus habe man ihr gesagt, wahrscheinlich sei unsere Tochter übertragen, obwohl sie einen Tag nach dem errechneten Termin kam; außerdem habe sie wohl Fruchtwasser getrunken, es verginge alles wieder. Tatsächlich besserte sich nach einer Woche die Haut, aber die doppelten Lidfalten blieben. Mitte Februar, im Alter von sechs Wochen, seien dann Pickelchen im ganzen Gesicht entstanden. Gleichzeitig näßte der Nabel und der tägliche Stuhlgang reduzierte sich auf höchstens einmal/Woche. Er war hellgelb, flüssig, massiv mit einer Entleerung mit starkem Druck. Sie habe dann einmal eine Kortisonsalbe aufgetragen. Zwei Tage später habe ihr Kind ein „total" rotes, aufgedunsenes Gesicht bekommen, sie habe gar nicht mehr aus den Augen schauen können. Sie habe daraufhin den Arzt gewechselt, weil sie kein Kortison mehr wollte. Es seien dann Fettsalben und Ölbäder verordnet worden. Sie sei auch darauf hingewiesen worden, keine Milch zu trinken, keinen Weichspüler und keine Wolle zu benutzen. In der Folgezeit dehnte sich die Neurodermitis aber immer mehr aus. Ende März 1988 war es dann massiv geworden, nässend, nach Käse stinkend in den Hautfalten, unter den Armen, im Genitalbereich, in den Kniekehlen und im Nabel. Auf dem Kopf lag ein dicker Milchschorf. Der Urin begann zu stinken und war teilweise blutig. Stuhlgang immer noch einmal/Woche. Sie habe daraufhin erneut den Arzt gewechselt, der eine strenge Diät verordnete. Eine Suche nach den schubauslösenden Nahrungsmitteln begann, was sich als „wahnsinnig" schwierig herausstellte. Nach der Diät besserte sich die Neurodermitis etwas und der Stuhlgang kam wieder regelmäßig, täglich fünf- bis sechsmal, meist während oder nach dem Stillen. Er war flüssig, flockig, gelb, manchmal grünlich. Später traten wieder gehäuft Schübe auf, und zwar auch bei Einhalten der Diät. Die Schübe wurden dann mehr und mehr und auch immer intensiver. Ihr Kind begann nun auch, furchtbar zu kratzen. Sie wurde immer unruhiger und schrie viel. Mit zunehmender Schwere der Erkrankung habe sie auch nicht mehr geschlafen.

Befund vom 7.7.1988:
Ich muß sagen, daß dieses Kind einen der schwersten Neurodermitisfälle meiner bisherigen Praxistätigkeit darstellte. Es lag eine schwere, exsudativnässende und den ganzen Körper betreffende Form der Neurodermitis vor. Das Kind schrie und weinte, und auch die Mutter stand weinend und verzweifelt vor mir. Dieses Kind mußte einem wirklich in der Seele leid tun, schnelle Hilfe war hier geboten.

Kasuistiken

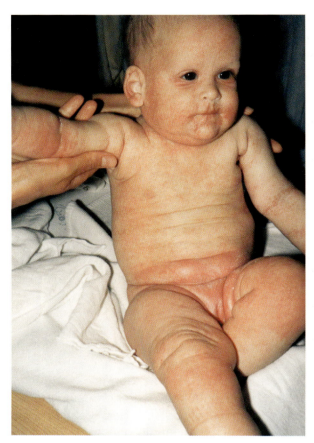

Beschwerden am 7.7.1988:
Sie leide jetzt unter fürchterlichen Juckanfällen. Vor dem Einschlafen schlage sie mit dem Kopf wie wild hin und her, daß das Bett wackle. Nachts wache sie vom Juckreiz dauernd auf. Sie könne nur auf dem Bauch mit angezogenen Knien einschlafen.
In den Hautfalten nässe die Haut mit einem übelriechendem Exsudat.
Sie wolle dauernd auf den Arm. Die Mutter sei auch körperlich schwer erschöpft.
Der Nabel heile nicht zu, nässe auch und stinke käsig.

Hierarchisation:
Sykosis (RGD 1150: u.a. **Med**., **Nat-s**., sulph., **Thuj**.).
Knieellenbogenlage im Schlaf (RGD 1047: u.a. *Med.*).
Bewegt den Kopf von einer Seite zur anderen, um den Schmerz zu lindern (RGD 92: u.a. *Med.*).

Therapie und Verlauf:
7.7.1988: *Medorrhinum C 200.*
18.7.1988: Es sei viel besser, die Mutter war sehr zufrieden.
26.7.1988: Erneuter Schub.
Medorrhinum C 200.
5.8.1988: Ganz deutliche Besserung, die Mutter war jetzt ganz glücklich. Sie bliebe jetzt sogar einmal alleine in der Wippe sitzen.
Die stinkenden Sekrete seien fast weg, die Wundheit im Windelbereich viel besser.
19.8.1988: Immer besser, AZ auch viel besser, sie schlafe durch.
Der Urin stinke auch nicht mehr (RGD 597: Med.).
12.9.1988: Es gehe hervorrragend, alles wäre gut.
10.10.1988: Rückfall mit auch wieder stinkenden Sekreten und Juckreiz.

Nun *Medorrhinum M*.
9.11.1988: Es gehe „super" laut Mutter.
Die Laune sei gut, sie könne wieder richtig lachen.
Sie schlafe durch, keine Ekzeme mehr!
13.1.1989: Bei der Zahnung jetzt leichter Rückfall am Nabel und Bauch. Starkes Schreien nachts, zornig, will dauernd getragen werden. *Chamomilla C 30*.
18.1.1989: Alles gut, die Haut sei wieder erscheinungsfrei.
1989 kam es dann zu einigen Infekten, Rhinitiden, Tubenkatarrhen und fieberhaften Infekten, die mit verschiedenen homöopathischen Einzelmitteln behandelt wurden.
23.3.1990: Insgesamt könne man mit der Haut zufrieden sein, sie sei stellenweise noch etwas trocken, zu Juckreiz komme es in letzter Zeit auch wieder, besonders beim Schwitzen.
Ihr Verhalten sei auffällig.
Starker Zorn und immer streitend, sie schlage auch, sei eigensinnig und trotzig, die Mutter habe ihr Mühe mit ihr.
Beim Aufwachen schreie sie immer.
Bevorzugt liege sie in Knielage im Bett.

Hierarchisation:
Schreit beim Erwachen (RGD 49: u. a. Stram.).
Schlaflage kniend (RGD 1047: einziges Mittel Stram.).
Streitsucht (RGD 54: u. a. *Stram.*).
Jähzornig (RGD 78: u. a. Stram.).

Am 23.3.1990 *Stramonium C 200*.
4.4.1990: Alles sei viel besser.
18.7.1990: Akut obstruktive Bronchitis, rasselt und brodelt auf der Brust. Pfeifen beim Ausatmen, Erbrechen bei Husten, wieder nächtliches Schreien beim Aufwachen und starker Zorn.
Stramonium C 200.
20.7.1990: Alles sofort besser, kein Pfeifen mehr, hustet locker ab. Haut recht gut, Psyche auch wieder beruhigt.
Danach kam es nur noch zu sporadischen Behandlungen bei akuten Infekten.
Die Mutter brach dann 1991 die Behandlung aus mir nicht bekannten Gründen leider ab, so daß ich seit 1991 nicht mehr über den Gesundheitszustand des Kindes informiert bin.
Dieses Kind wurde mir in einem schwerstkranken Zustand vorgestellt.
Durch die Behandlung mit Medorrhinum war es möglich, innerhalb weniger Tage(!) eine tiefgreifend Besserung herbeizuführen, weshalb ich diesen (evtl. nicht ausbehandelten) Fall hier auch vorstellen möchte.

Kasuistiken

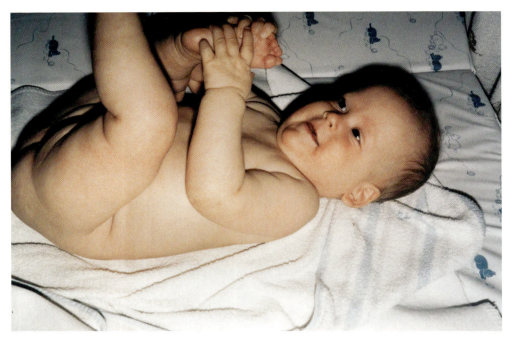

Man kann daran sehen, daß man selbst bei schwersten akut entzündlichen Schüben innerhalb weniger Tage durch die homöopathisch richtig gewählten Medikamente zu helfen in der Lage ist, und daß der oft gehörte Vorwurf, die Homöopathie wirke nur langsam, nur von sachlicher Unkenntnis zeugt.

37. Fall:

36jährige Patientin.
Erstkonsultation am 9.2.1993.

Familienanamnese:
Mutter: Migräne. Vater: verstarb an Herzinfarkt und Blasenkrebs.
Bei den Großeltern mütterlicherseits Migräne und Magencarcinom.

Eigenanamnese:
Schon oft eitrige Tonsillitiden, die antibiotisch behandelt wurden.
1981 Blinddarmdurchbruch.
1982 Abort im vierten Monat.

1983 Nephritis links.
Seit 1991 Ekzem der rechten Wade, bis jetzt überwiegend mit Kortisonsalben behandelt.

Befund vom 9.2.1993:
Fleckförmiges isoliertes Ekzem der rechten Wade, rot und trocken.
Struma II.Grades.
RR 100/70 mm Hg.

Beschwerden am 9.2.1993:
Sie leide unter starkem Juckreiz und müsse sich blutig aufkratzen, was bessere. Durch Kratzen komme es zum Nässen und Bluten, sei dann schmerzhaft und berührungsempfindlich. Modalitäten könne sie nicht angeben, außer daß es im Sommer etwas besser sei, und daß Wolle verschlechtert.
Sonst gehe es ihr sehr gut, habe keinerlei Beschwerden.
Ihr Appetit sei normal. Vorlieben für Saures, Herzhaftes und Essig, Abneigung gegen Milch.
Keine Unverträglichkeiten. Stuhlgang normal. Menses normal, vorher etwas reizbar.
Schlaf recht gut, ab und zu Träume, Lage rechte Seite. Kälteempfindlichkeit eigentlich eher nicht, eher etwas labil bei Wetterwechel von kalt zu warm.
Leicht Sonnenallergie mit Bläschen.
Nägelkauen ziemlich.
Großer Durst schon früh auf kalte Getränke, sie trinke da schon früh vier Gläser Wasser.
Sie rauche 20 Zigaretten pro Tag und trinke ca. fünf Tassen Kaffee.

Hierarchisation:
Verlangen kalte Getränke (RGD 467: u.a. Sulph.).
Durst morgens (RGD 430: u.a. Sulph.).
Verlangen nach Essig (RGD 467: u.a. Sulph.).
Rezidivierende Tonsillitis (RGD 392: u.a. Sulph.).
Wolle < (RGD 1153 : u.a. *Sulph.*).

Therapie und Verlauf:
9.2.1993: *Sulphur C 200*.
7.4.1993: Sie berichtet, daß sie wegen einer Sinusitis ein Antibiotikum eingenommen habe, Restsymptom sei ein dicker gelber Schnupfen, der sich an der frischen Luft bessere.
Pulsatilla C 30 heilte schnell.
28.6.1993: Ekzem fast verschwunden.
Juckreiz völlig weg.
Sonst alles auch gut.

Seitdem geht es der Patientin gut, das fleckförmige Ekzem an der rechten Wade ist abgeheilt.
Eine weitere Medikation war seitdem nicht mehr erforderlich.
Ihre anhaltende Beschwerdefreiheit bestätigte sie mir auch 1995.

38. Fall:

5jähriger Junge.
Erstkonsultation am 18.4.1991.

Eigenanamnese:
Ausbruch der Neurodermitis im achten Lebensmonat mit schneller diffuser Ausbreitung.
Therapie seitdem überwiegend mit Linolafettsalbe und seit Weihnachten 1990 mit Hydrokortisonsalbe.

Befund vom 18.4.1991:
Diffuses Ekzem, betont im Gesicht, an den Armen und Beinen, sowie der vorderen Halsfalte und am Rücken. Deutlich kariöser Zahnstatus. Am Hals indolente LK-Schwellungen.

Beschwerden am 18.4.1991:
Es bestehe starker Juckreiz mit heftigen Kratzanfällen und blutig kratzen.
Verschlimmernd wirke sich der Genuß von Süßigkeiten und Hühnereiweiß aus.

Im Sommer sei es etwas besser als im Winter.
Wolle verschlimmere sehr.

Am Meer sei es für drei Monate ganz weg gewesen.
Er habe sehr schlechten Appetit, aber immer großen Durst.
Abneigung gegen Fleisch und gekochte Milch.
Vorlieben für Nudeln und Spagetti.
Stuhlgang nur alle zwei bis drei Tage.
Schläft in Rückenlage.
Schnarchen.
Insgesamt eher zurückhaltend und schüchtern.

Hierarchisation:
Appetit fehlt mit Durst (RGD 419: u.a. *Phos.*, **Sulph**.).
Durst auf große Mengen (RGD 432: u.a. **Phos**., **Sulph**.).

Schüchternheit (RGD 50: u.a. **Phos**., **Sulph**.).
Wolle < (RGD 1153: u.a. Phos., *sulph*.).
Abneigung warme Milch (RGD 418 : *Phos*.).

Therapie und Verlauf:
18.4.1991: *Phosphorus XM*.
13.6.1991: Gehe viel besser.
29.7.1991: Hautbefund erheblich gebessert, kaum noch Juckreiz. Stuhlgang täglich.
23.10.1991: Seit drei Tagen leichter Rückfall.
Phosphorus XM.
19.11.1991: Keine Besserung, seit Heizperiode eher noch schlechter. Wieder starker Juckreiz.
Verschlimmerung deutlich durch Eier (SR II 239: u.a. **Calc., PULS., sulph**.), dabei auch starke Abneigung gegen Eier plötzlich (SR II 239: Puls., sulph.), wieder völlig appetitlos, aber durstig (RGD 419: u.a. *Calc.*, *phos.*, **Sulph**.).
Am 19.11.1991 Verordnung von *Sulphur XM*.
12.12.1991: Alles viel besser.
14.3.1992: Seit Mitte Februar sei die Haut wieder schlechter, alles war sehr gut, auch der Appetit habe sich normalisiert.
Sulphur XM.
20.5.1992: Alles in Ordnung.
10.8.1992: Haut völlig erscheinungsfrei.
Seit dieser Zeit geht es ihm bis heute anhaltend sehr gut, die Haut zeigte keine Ekzeme mehr, und ich hatte nur noch kleinere harmlose Infekte zu behandeln.

39. Fall:

6 Monate alter Junge.
Erstkonsultation am 27.2.1991.

Eigenanamnese:
Beginn der Neurodermitis im dritten Lebensmonat zunächst im Windelbereich mit dann folgender Ausbreitung auf das gesamte Integument und Entwicklung von stark nässenden Ausschlägen im Gesicht, an Armen und Beinen.

Kasuistiken

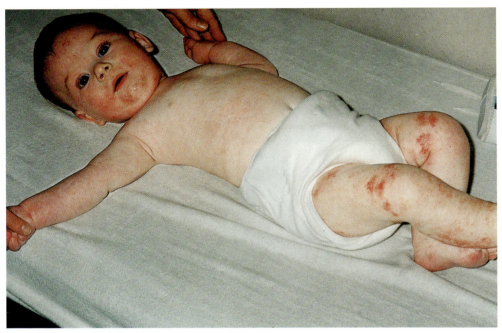

Befund vom 27.2.1991:
Schwere exsudativ nässende Ekzemherde im Gesicht und an den Extremitäten in Befallssymmetrie. Ansonsten überall trockene, gerötete Stellen, überwiegend blutig exkoriiert. Am Hals wie verbrannt aussehend, teilweise vesikulöse HEs.
Haut palpatorisch deutlich überwärmt, fast glühend. Gesicht und Extremitäten waren mit Krusten bedeckt (siehe Bild).

Beschwerden am 27.2.1991:
Es bestehe sehr starker Juckreiz.
Schlimmer, wenn er müde ist, nachts zwischen 23 Uhr bis 3 Uhr und früh morgens.

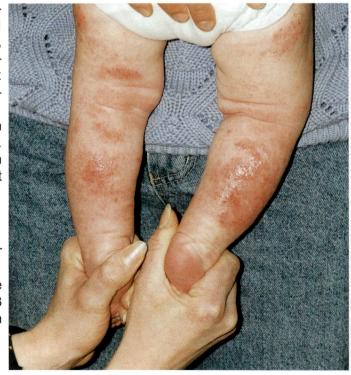

Im Freien sei es etwas besser.
Wetterwechsel verschlimmere.
Nahrungsmittel seien ohne Einfluß.
Waschen vertrage er gut.
Er habe oft kalte Hände und Füße.
Die Nächte seien eine „Katastrophe", indem er fast stündlich aus dem Schlaf gerissen werde. Er schlafe meist in Bauch- oder Seitenlage, manchmal auch in Knieellenbogenlage.
Verlangen nach blanker Wurst.
Abneigung gegen warme Speisen.
Stuhlgang dreimal täglich von normaler kleinkindlicher Konsistenz und Beschaffenheit.
Gemüt sonnig und fröhlich trotz des schweren Krankheitsbildes.

Hierarchisation:
Abneigung warme Speisen (RGD 418: u.a. **Graph.**).
Verlangen nach Fleisch (RGD 467: u.a. Graph.).
Hautausschläge feucht (RGD 1109: u.a. **Graph.**).
Hautausschläge Krusten (RGD 1115: u.a. **Graph.**).
Hautausschläge, Absonderung honigartig (RGD 1109: u.a. Graph.).
Haut heiß (RGD 1120: u.a. *Graph.*).

Therapie und Verlauf:
27.2.1991: *Graphites C 200*.
3.4.1991: Rückfall seit einer Woche, es war sehr gut gewesen.
Graphites C 200.
19.4.1991: Keine überzeugende Wirkung. Haut wieder nässend (RGD 1109: **Graph.**), nachts stündliches Erwachen durch Juckreiz (RGD 1114: Graph.), z.Z. auch dünner Stuhl (RGD 556: u.a. **Graph.**) im Rahmen der Zahnung (RGD 538: u.a. Graph.).
Graphites M.
2.5.1991: Alles wieder gut, bis auf die Füße (HERING`sches Heilgesetz).
10.5.1991: Füße noch schlechter geworden, sonst alles gut.
4.6.1991: Wieder ganz schlimmer Rückfall.
Hals und Arme näßten, waren feuerrot und verursachten schrecklichen Juckreiz.
Wieder krustige Beläge.
Nachts alles schlimmer.
Graphites M.
1.7.1991: Alles wieder gut gewesen, jetzt wieder schlechter.
Neu sei jetzt eine Verstopfung hinzugekommen, er habe nur alle paar Tage Stuhlgang (RGD 553: u.a. **Graph.**), müsse sich furchtbar plagen beim Pres-

sen (RGD 553: u.a. **Graph**.), der Stuhl sei wie Schafskot (RGD 559: u.a. *Graph*.)
Unter Berücksichtigung der wieder klebrig-nässenden Ekzeme *Graphites XM*.
18.7.1991: Alles besser, Haut nur noch trocken-schuppig, nicht mehr nässend, und teilweise schlafe er wieder durch. Keine Verstopfung mehr.
23.8.1991: Seit der Zahnung wieder leichte Verschlechterung insgesamt (Zahnung schwierig: Charakteristika homöopathischer Arzneimittel von H. Barthel Seite 184: *Graph*.).
Graphites XM.
23.9.1991: Haut wieder sehr gut, nur noch stellenweise an den Armen und Beinen, kein Nässen mehr. Stuhlgang gut.
19.10.1991: Seit drei Tagen wieder etwas schlechter werdend, er kratze wieder an den Handgelenken, sonst sei die Haut gut.
28.10.1991: Katarrhalischer Infekt, der auf *Sambucus C 30* schnell abheilte.
12.11.1991: Stomatitis aphthosa, die durch *Calcarea carbonica C 30* ebenfalls schnell abklang, Haut und AZ weiterhin wieder gut.
22.11.1991: Nächtliche Unruhe mit Weinen bei der Zahnung. Haut aber gut bleibend.
Er wisse nicht, was er will, sei quengelig und unzufrieden.
Auf *Chamomilla C 30* schnelle Besserung.
13.12.1991: Akute Rhinitis und Otitis, die *Rhus toxicodendron C 30* erforderte.
23.1.1992: Rückfall der Hautsymtpome mit Nässen, Krustenbildung und nächtlichen Kratzanfällen. Stuhl wieder härter und schwerer gehend. *Graphites CM.*
10.2.1992: Seit gestern nacht über 39 Grad Fieber ohne Durst (RGD 1083: u.a. *Apis*, **Ars**.), kein Schweiß dabei (RGD 1082: u.a. **Ars**.), dabei plötzliche Urtikariaanfälle ohne erkennbare Anlässe (RGD 1119: u.a. **Apis**, **Ign**., **Rhus-tox**.) und starke Unruhe im Bett (RGD 47: u.a. **Ars**.).
Arsenicum album C 200 entfieberte schnell.
In der Nacht darauf Diarrhoe (RGD 534: **Ars**.). Am nächsten Tag beschwerdefrei.
2.3.1992: Wieder nächtliche Durchfälle mit Unruhe und Urtikariaanfällen bei Fieber nachts um 38 Grad.
Inzwischen wurden Salmonellen nachgewiesen.
Erneut promptes Ansprechen auf *Arsenicum album C 200.*
20.3.1992: Alles in Ordnung.
Stuhl anhaltend normal. Haut sehr gut, nur noch die Handgelenke sind sehr gering betroffen. Auffallend wäre aber doch, daß er nachts oft unruhig ist, obwohl er nicht mehr kratzt. Tiefschlafphasen meist abends die ersten Stun-

den (RGD 1054: u.a. *Ars.*), dagegen sehr unruhig werdend zwischen drei und vier Uhr ungefähr (RGD 1063: u.a. **Ars.**).
In Anbetracht der wohl guten Wirkung keine Medikation.
10.4.1992: Die letzte Stuhlprobe sei frei von Salmonellen gewesen, der Stuhl sei gut, er schlafe auch ruhig.
Die Haut war so gut wie erscheinungsfrei.
13.5.1992: Seit Einbruch der heißen Sommertemperaturen wieder etwas Ekzeme und Jucken im Bereich der Handgelenke. Seitdem auch oft Niesanfälle draußen im Gras (Heuschnupfen: RGD 298: u.a. Graph.).
Graphites CM.
13.10.1992: Kleines, markstückgroßes Rezidiv, sonst alles gut.
16.11.1992: Es geht ihm sehr gut. Sein Stuhlgang sei gut, der Schlaf ebenfalls, sein Gemüt sonnig und ganz zufrieden, er singe und sei eigentlich immer gut gelaunt.
26.4.1993: Am 19.4.1993 sei er Polio und Tetanus geimpft worden, seitdem starker Hautschub mit Jucken, Nässen und viel blutig kratzen. Haut eher trocken.
Sulphur C 200.
29.4.1993: Wieder besser.
6.5.1993: Haut wieder sehr gut, kaum noch Beschwerden.
9.6.1994: Meldet sich jetzt wegen einer akuten Halsentzündung.
Die Neurodermitis sei seit langem vollständig verschwunden.
Die Haut sei sehr schön, ganz weich und glatt.
Gestern abend plötzlich starke Halsschmerzen aus Wohlbefinden heraus, ganz unerwartet. Der Kinderarzt habe „knallrote" Tonsillen festgestellt.
Belladonna C 30 heilte schnell.
11.8.1994: Haut weiterhin sehr gut, keine Beschwerden.
Jedoch seit Wochen immer wieder hustend.
Meist nachts mit Aufwachen (RGD 694: u.a. Calc.), locker klingend mit viel Rasseln beim Atmen (RGD 671: u.a. *Calc.*).
Nase nachts verstopft und offener Mund im Schlaf (RGD 360: u.a. *Calc.*).
Kopfschweiß im Schlaf seit einigen Wochen auffallend (RGD 190: u.a. **Calc**.).
Sehr unruhig im Schlaf bei wechselnden Lagen.
Abneigung gegen Milch.
Appetitlosigkeit.
Sprache undeutlich (RGD 371: u.a. Calc.).
Gemüt sehr gut, fröhlich, singt und lacht viel.
Vom Allergologen sei eine Allergie auf Gräserpollen festgestellt worden (RGD 298: u.a. Calc.).
Calcarea carbonica XM.

21.9.1994: Husten war viel besser, seit drei Tagen aber beim Einschlafen (RGD 676: u.a. **Lyc**.) und nachts um vier Uhr (RGD 677: u.a. Lyc.) locker hustend.
Lycopodium C 200.
30.9.1994: Sei sofort gut gewesen, jetzt Rückfall.
Lycopodium C 200.
10.10.1994: Hustet immer morgens um sechs Uhr ungefähr, abends nicht mehr.
Nase verstopft, schnieft viel (RGD 296: u.a. **Lyc**.).
Lycopodium M.
12.10.1994: Es wirke nicht, er huste noch immer genauso. Huste früh um sechs Uhr.
Coccus-cacti C 30.
18.10.1994: Eigentlich keine überzeugende Wirkung. Hustet jetzt ab Mitternacht immer wieder die ganze Nacht. Höhepunkt dann früh gegen 5^{30} bis 6 Uhr.
Allgemeinbefinden jedoch sehr gut, fühlt sich kaum beeinträchtigt.
Nase viel verstopft nachts und Mund geöffnet. Schnarcht.
Calcarea carbonica XM.

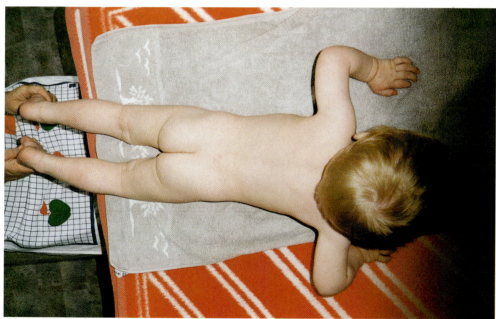

6.12.1994: Hustet wieder verstärkt seit einer Woche.
Sonst geht es ihm sehr gut.
9.3.1995: Hustet jetzt wieder sehr stark.
Nase wieder verstopft.

Wacht nachts auf und weint.
Calcarea carbonica CM.
2.5.1995: Akute Sonnenallergie. Urtikarielle Hauterscheiunungen. Leichter Heuschnupfen mit Niesanfällen.
Natrium chloratum C 30.
1.6.1995: Das letzte Mittel habe „ganz toll" gewirkt, innerhalb eines Tages sei alles weg gewesen. Es gehe ihm insgesamt sehr gut, die Neurodermitis sei nun schon seit drei Jahren verschwunden.
Das Husten komme immer wieder einmal sporadisch vor.
Seitens des Heuschnupfens (RGD 298: u.a. **Tub**.) ab und zu leichtes Niesen. Husten bei Kälte, bei kaltem Luftzug öfters.
Bei naßkaltem Wetter (RGD 1152: u.a. **Tub**.).
Ziemlich unruhig vom Wesen her, rennt dauernd herum (SR I 606: u.a. **TUB**.).
Wenig Appetit.
Verlangen nach blanker Wurst (SR II 255: u.a. Tub.).
Auch ängstlich im Dunkeln geworden (SR I 61: u.a. **TUB**.).
Tuberculinum bovinum XM als vorerst letztes Mittel.
Dieses seit vier Jahren in Behandlung stehende Kind wurde unter dem Bild einer schwersten Neurodermitis erstmals vorgestellt. Diese konnte innerhalb eines Jahres zur Abheilung gebracht werden. Die später entstandenen Beschwerden seitens des Hustens und des Heuschnupfens konnten bis jetzt jeweils gut beherrscht werden.

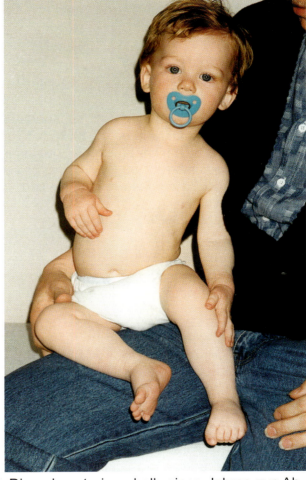

40. Fall:

6 Monate alter Junge.
Erstkonsultation am 20.2.1991.

Befund vom 20.2.1991:
Trockenes Ekzem betont im Gesicht und an der vorderen Halsfalte. Haut aufgekratzt und hart, z.T. plattenförmig-schuppende Auflagen auf den Wangen. Starke Blässe im Gesicht.
Feucht-kalte Füßchen.

Beschwerden am 20.2.1991:
Das Ekzem bestehe seit ungefähr sechs Wochen und verursache starken Juckreiz.
Schlimmer durch Wärme im Bett, besser draußen bei kalter Luft.
Nachts erhebliche Unruhe durch Juckreiz mit blutig kratzen.
Nahrungsmittel sind nicht erkennbar, da das Kind voll gestillt wird.
Ansonsten bestünden keine Symptome. Er sei trotz allem gut gelaunt, lebhaft und ausgeglichen. Sein Appetit sei sehr gut, er komme alle zwei Stunden, auch nachts.
Stuhl: überwiegend weicher Stillstuhl.

Hierarchisation:
Gesicht blaß (RGD 309).
Kalter Fußschweiß (RGD 1011).
Ekzem Gesicht (RGD 316).

Therapie und Verlauf:
20.2.1991: *Calcarea carbonica XM.*
16.6.1991: Anruf der Mutter. Alles sei wunderbar, keine Ekzeme mehr, vollkommen beschwerdefrei.
Seitdem ist das Kind gesund, es bedurfte keiner Medikation mehr. Sein anhaltend gutes Befinden wurde mir im Mai 1995 bestätigt.

41. Fall:

2jähriges Mädchen.
Erstkonsultation am 13.11.1988.

Familienanamnese:
Mutter: Neurodermitis.
Vater: Psoriasis.
Bruder: Neurodermitis und Asthma bronchiale.

Eigenanamnese:
Das Ekzem trat erstmalig im Alter von einem Jahr auf, zunächst an Hand- und Fußgelenken, später am ganzen Körper.
Im Alter von fünf Monaten hatte sie eine Pneumonie, sowie eine beidseitige Otitis media, die operativ behandelt wurde.
1986 Leistenbruchoperation.
Seit 1987 komme es immer wieder zu stinkenden gelbgrünlichen Absonderungen aus den Ohren.
Seit Anfang 1988 rezidivierend auftretender übelriechender Fluor vaginalis.

Befund der Universitäts-Hautklinik Würzburg vom 20.10.1987:
An den Prädilektionsstellen bestehen deutliche ekzematöse Herde. In geringerem Ausmaß ist das gesamte Integument betroffen.
Therapieempfehlung: Linola Fett Emulsion, Balneum Hermal F Ölbad, 1% Vioform und 1% Hydrokortisonacetat enthaltende Vaseline, Atosilsirup.

Eigene Befunderhebung vom 13.11.1988:
Diffuses Ekzem.

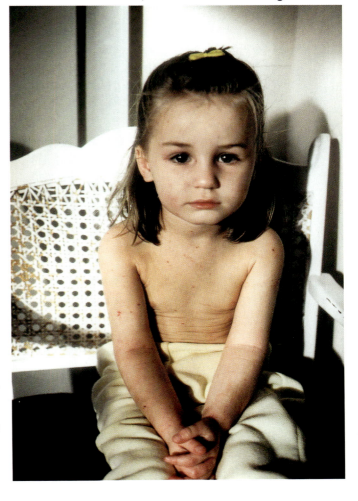

Haut trocken, fleckig, aufgekratzt, rissig.
Am After Condylomata erkennbar.
Vagina rot und entzündet.

Beschwerden am 13.11.1988:
Starker Juckreiz, der sie nachts blutig kratzen lasse.
Am Meer ist alles gleich weg.
Süßigkeiten, Salz, Wolle auf der Haut und Schwitzen verschlimmere.
Die Ohren sondern ein übelriechendes gelb-grünliches Sekret ab, anhaltend seit November 1987, jetzt aber sehr viel stärker werdend.
Sie höre schlecht.
Angst vor Dunkelheit.
Eigensinnig.
Jucken an den Schamlippen durch immer wieder auftretenden stinkenden Fluor.
Vergeßlichkeit.
Schreit im Schlaf.
Abneigung gegen Käse.
Verlangen nach Nudeln und Süßspeisen.
Schlaf unruhig, oft auch auf den Knien.
Sie kieft die Haut an den Nägeln ab.

Hierarchisation:
Furcht vor Dunkelheit (RGD 24: u.a. *Med.*).
Besser Seeluft (RGD 1161: u.a. Med.).
Knieellenbogenlage (RGD 1047: u.a. *Med.*).
Leucorrhoe bei kleinen Mädchen (RGD 627: u.a. Med.).
Leucorrhoe übelriechend (Barthel. H.: Repertorium der Charakteristika S.253: u. a. Med., *Syph.*)
Ohrenabsonderung eitrig (RGD 247: u.a. Syph.).

Therapie und Verlauf:
13.11.1988: *Medorrhinum XM.*
20.4.1989: Haut „super", sie habe eine starke Reaktion über vier Tage gehabt, dann wurde alles sehr schnell gut.
Allerdings liege laut HNO-Arzt noch immer ein Loch im Trommelfell vor.
Die Absonderung aus dem Ohr hielt auch noch an.
29.5.1989: Sekretfluß aus den Ohren wieder eitrig, sonst gehe es gut. *Medorrhinum XM.*
19.6.1989: Kein Ausfluß mehr.
28.8.1989: Haut so gut wie erscheinungsfrei, Befinden gut.
2.3.1990: Seit 14 Tagen wieder schlechtere Haut. Ohr gut. Scheide gut.
Nun *Medorrhinum CM*, erneut am 16.6.1990.

Die Neurodermitis des Kindes verschwand hierunter in dieser Zeit vollständig, wie auch die Warzen am After, jedoch kam es immer wieder zu diesen eitrigen Sekretflüßen aus den Ohren und der Scheide, weshalb sich die Mutter am 4.7.1991 zu einem operativen Eingriff an den Ohren entschloß, weil sie Angst vor bleibenden Schäden hatte. Diese Operation wurde von dem Kind gut toleriert, auch ein Rückfall der Neurodermitis trat nicht ein.

24.7.1991: Das Ohr laufe nun nicht mehr, aber wieder eitriger Fluor, der übel roch und juckte.

Dieser immer wieder auftauchende eitrige Fluor vaginalis ließ mich nun unter Berücksichtigung des ebenfalls ehemals vorhandenen eitrigen Sekretflusses aus den Ohren an Syphilinum denken, auch die Kondylome am After werden in der Arzneimittellehre von J. MEZGR erwähnt (25).

Am 24.7.1991 gab ich deshalb *Syphilinum XM*.

13.8.1991: Das Ohr laufe plötzlich wieder aus, auch der Fluor wäre eher schlimmer geworden.

4.10.1991: Gehe „super".

9.10.1992: Rezidiv Fluor vaginalis gelb-eitrig, sonst alles gut. *Syphilinum XM.*

Seitdem geht es dem Kind anhaltend gut. Seitens der Neurodermitis bestehen nun schon seit etwa 1991 keine Beschwerden mehr, auch der rez. Fluor vaginalis ist seit der letzten Arznei im Oktober 1992 nicht mehr aufgetreten. Retrospektiv läßt sich vermuten, daß die Operation am Ohr wohl zu vermeiden gewesen wäre, wenn ich eher auf Syphilinum gekommen wäre.

Kasuistiken

42. Fall:

9jähriges Mädchen.
Erstanamnese am 2.3.1992.

Eigenanamnese:
Ausbruch der Neurodermitis im Frühling 1990 mit schneller Ausbreitung über das Gesicht auf den Hals, die Brust, die Arme, Ellenbeugen und Kniekehlen.
Therapie bis heute überwiegend mit Linolafettsalbe und bei Bedarf Vaspitsalbe.

Befund vom 2.3.1992 :
Diffus ausgebreitete und stark gerötete Ekzeme über das gesamte Integument.
Haut heiß, trocken und stark lichenifiziert.

Beschwerden am 2.3.1992:
Es bestehe sehr starker Juckreiz, der sie „zum Wahnsinn" treibe.
Sie steigere sich bei Juckanfällen so hinein, daß sie richtig herumschreie.
Dabei habe sie dann ein knallrotes Gesicht und die Pupillen seien dann immer ganz weit.
Wenn die Hitze in der Haut nachlasse, sei sie erst wieder ansprechbar.
Abends im Bett friere sie immer und verlange nach der warmen Zudecke, was aber evtl. den Juckreiz provoziere.
Nahrungsmittel hätten keinen Einfluß, außer vielleicht Mandarinen.
Bei Erregung bekomme sie dunkelrote Flecken am Hals und im Gesicht.
Die Mutter hatte während der ganzen Erzählung Tränen in den Augen, war verzweifelt und wohl am Ende ihrer Kraft.
Ihr Kind sei auch ganz verzweifelt, und frage oft, warum gerade sie das haben müsse, und ob sie wieder gesund werde.
Die Zornesausbrüche ihrer Tochter seien auch belastend, es sei fast schon hysterisch.
Widerspruch könne sie nicht annehmen, sie sei eigensinnig und dickköpfig.
Starke Launenhaftigkeit.
Der Appetit sei mäßig. Sie sei eher verstopft und habe nur jeden zweiten bis dritten Tag Stuhlgang.
Sehr durstig nachts im Kratzanfall, sonst eher normal.
Kälte bessere eher bei Juckreiz.
Sie esse sehr gerne Eier.
Keine eigentlichen Abneigungen.
Sie klage oft über ein Brennen auf der Haut, wenn es juckt.

Der Schlaf sei durch die Juckanfälle sehr schlecht, sie träume auch viel, die Schlaflage wechsle.
Mondphasen hätten keinen Einfluß.

Hierarchisation:
Zorn mit rotem Gesicht (SR I 34: u.a. **BELL., CHAM., NUX-V.**).
Mydriasis (RGD 212: u.a. **Bell.**, *nux-v.*).
Frieren abends im Bett (RGD 1066: u.a. Bell., nux-v.).
Rote Flecke am Hals (RGD 411: u.a. **Bell.**).

Therapie und Verlauf:
Am 2.3.1992 *Belladonna XM*.
5.4.1992: Laut Kind gehe es ein bißchen besser, laut Mutter gehe es psychisch viel besser.
2.6.1992: Wesentliche Besserung.
Die Haut war fast erscheinungsfrei, ihre psychische Verfassung wesentlich besser und viel ausgeglichener.
Auch der Stuhlgang funktioniere plötzlich täglich.
Das babyhafte Verhalten (was erst jetzt erwähnt wurde) sei ganz weg.
15.9.1992: Seit dem Nordseeurlaub (Seeluft <: SR II 30: u.a. **Nat-m**.) im August sei es wieder schlechter. Ihr Zorn käme auch wieder durch und auch die großen Pupillen seien der Mutter wieder aufgefallen, daraufhin wurde *Belladonna XM* wiederholt.
28.10.1992: Allgemeinzustand und Haut besser.
30.12.1992: Gehe gut, schläft auch gut. Am 1.12.1992 wurde sie geimpft.
Ißt in letzter Zeit sehr gerne Herzhaftes und Gemüse.
24.5.1993: Akute Sonnenallergie (RGD 1193: u.a. **Nat-m**.).
Heuschnupfen derzeit (RGD 298: u.a. **Nat-m**.).
Quaddeln beim Kratzen (RGD 1120: u.a. Nat-m.).
Nun *Natrium chloratum XM*.
5.8.1993: Gehe gut.
21.10.1993: Gehe gut.
3.11.1993: Haut wieder trockener, leicht juckend im Gesicht.
Natrium chloratum XM.
8.6.1994: Wieder Heuschnupfen und Quaddelbildung beim Kratzen oder Reiben.
Natrium chloratum CM.
15.9.1994: Haut und Allgemeinzustand sehr gut.
24.1.1995: Haut noch stellenweise trocken. Kratzt wieder vermehrt abends. Durch schulische Aufregungen vermehrt.
Sehr ehrgeizig in der Schule (SR I 24: u.a. Lyc.).
Warzen Fußsohle (RGD 1033: u.a. Lyc., nat-m.).

Übelkeit beim Autofahren (RGD 462: u.a. *Lyc.*).
Jetzt *Lycopodium XM*.
20.3.1995: Haut nicht gebessert, anhaltend trockene juckende Stellen.
Natrium chloratum CM.
22.6.1995: Mittel habe gut geholfen. Sie reagiere aber auf Gräser zur Zeit. Kratzt sich wieder etwas in den Ellenbeugen und Kniekehlen.
Sonst ist alles gut.
Dieser Fall ist sicherlich noch nicht abgeschlossen, darf jedoch auch als erfolgreich beurteilt werden, wenn man die doch gravierenden Beschwerden des Kindes bei Behandlungsbeginn berücksichtigt. Es geht ihr doch insgesamt über weite Strecken wesentlich besser.

43. Fall:

3jähriges Mädchen.
Erstkonsultation am 11.4.1991.

Familienanamnese:
Mutter: Nickelallergie.
Großvater mütterlicherseits allergisch auf Erdbeeren.

Eigenanamnese:
Ausbruch der Neurodermitis in der vierten LW.
Im Anschluß an eine Kortisonsalben-Therapie schnelle Ausbreitung auf das gesamte Integument.

Befund vom 11.4.1991:
Trockene Ekzeme, Haut trocken und blutig exkoriiert, betont Handrücken, Ellenbeugen, Kniekehlen, Ohrläppchen, Hals, Brust und Bauch.

Beschwerden am 11.4.1991:
Es bestehe starker Juckreiz.
Bei Infekten komme es jeweils besonders schlimm heraus.
Nachts kratze sie sich ständig blutig.
Jahreszeitlich sei kein Zusammenhang erkennbar, auch Nahrungsmittel seien noch nicht erkennbar auslösend gewesen.
Derzeitige Therapie mit Basisfettsalben, z. Z. keine Kortisontherapie.
Sie neige zu durchfälligem Stuhl.
Vorlieben für rohe Sachen und für Fleisch.

Auch gerne Salz.
Abneigung gegen Käse und Zwiebeln.
Psychisch sei sie ausgeglichen, fröhlich, z.T. sehr bestimmend.
Frieren eigentlich nie, auch keine kalten Füße.
Sie habe sehr trockene Haare.

Hierarchisation:
Hautausschläge unterdrückt (RGD 1119: u.a. **Sulph**.).
Diarrhoe bei Kindern (RGD 537: u.a. **Sulph**.).
Verlangen nach rohen Speisen (RGD 467: u.a. **Sulph**.).
Verlangen nach Fleisch (RGD 467: u.a. Sulph.).
Verlangen nach Salz (RGD 467: u.a. Sulph.).
Haare trocken (RGD 96: u.a. *Sulph*.).

Therapie und Verlauf:
11.4.1991: *Sulphur XM*.
23.8.1991: Bis auf die Gelenkbeugen ist alles viel besser, der Juckreiz hat erheblich nachgelassen.
Keine Durchfälle mehr.
Die trockenen Haare sind auch besser.
Nach wie vor verlangt sie nach Fleisch, Wurst und jetzt auch Milch (RGD 467: u.a. Sulph.).
Sie sei etwas hartnäckig und eigensinnig geworden (RGD 16: u.a. *Sulph.).*
9.10.1991: Doch wieder deutlicher Rückfall an den Gelenkbeugen mit vermehrtem Kratzen.
Haare wieder sehr trocken.
Sulphur XM.
13.12.1991: Wieder etwas schlechter werdend.
3.1.1992: Anhaltend schlechter, kratzt wieder viel mehr.
Sulphur CM.
13.2.1992: Keine durchgreifende Wirkung, kratzt noch viel.
Sehr eigensinnig (RGD 16: u.a.: *Lyc.*, *Sulph*.), ungeduldig (RGD 58: u.a. *Lyc.*, **Sulph**.), ruhelos im Sitzen (RGD 48: u.a. **Lyc**., Sulph.), habe viel Ohrschmalz (RGD 261: u.a. *Lyc*., Sulph.).
Ich gab daher nun das zu Sulphur komplementäre *Lycopodium XM*.
2.4.1992: Sehr viel besser.
Auch psychisch wieder viel ausgeglichener.
Verlangen nach Fleisch.
Wieder etwas weicherer Stuhl.
Geht insgesamt sehr gut.

10.8.1992: Haut war „phantastisch" und ist anhaltend völlig in Ordnung. Psyche gut, ab und zu Bauchweh vor dem Stuhlgang (RGD 489: *Lyc.*). Ungeduld ganz weg, auch nicht mehr so stur wie vor dem Mittel.
22.10.1992: Anhaltend alles in Ordnung.
20.10.1993: Die Mutter stellt mir heute das Kind nur vor, um mir einmal zu zeigen, wie gut es ihrer Tochter geht. Die Haut ist seit April 1992 vollständig erscheinungsfrei, auch sonst keinerlei Beschwerden.
Seit 13.2.1992 bedurfte sie bis jetzt keiner Medikation mehr.

44. Fall:

2jähriger Junge.
Erstkonsultation am 17.8.1990.

Eigenanamnese:
Ausbruch der Neurodermitis von der ersten Lebenswoche an. Im Laufe der letzten zwei Jahre Ausbreitung auf das gesamte Integument mit Betonung des Halses, der Arme und Beine.
Z.n. operiertem Leistenbruch rechts.

Befund vom 17.8.1990:
Diffus trockene und schuppige Haut. Deutliche exkoriierte Ekzemherde am Hals und an den Extremitäten. Kind sehr blaß im Gesicht.

Beschwerden am 17.8.1990:
Er habe sehr starken Juckreiz.
Verschlimmernd wirke sich Wärme aus, wie beheizte Räume im Winter, aber auch große Hitze im Sommer.
Nebeliges Wetter sei auch eher schlimmer.
Nahrungsmittel seien ohne Einfluß, außer Lebkuchen und Milch.
Wolle vertrage er nicht. Starke Erregungen lösten Kratzanfälle aus.
Er leide an Blähungen, eigentlich dauernd zu keiner bestimmten Zeit, durch sportliche Betätigung sei das besser.
Der Schlaf sei durch Juckreiz erheblich beeinträchtigt.
Schlaflage sehr oft auf den Knien, Gesäß nach oben gestreckt.
Eher stilles Wesen.
Unausgeglichen bei Wetterwechsel, vor allem von kalt zu warm.
Ängstlich vor fremden Männern.
Kein Schweiß.

Stuhlgang regelrecht.
Appetit eher gering.
Abneigung gegen Fleisch, Vorliebe für Kartoffeln und Gemüse.

Hierarchisation:
Furcht vor Männern (RGD 25: u.a. **Lyc**.).
Knieellenbogenlage im Schlaf (RGD 1047: u.a. Lyc.).
Wetterwechsel von kalt zu warm < (SR II 752: u.a. *Lyc.*).
Leistenhernie bei Kindern rechts (RGD 479: u.a. Lyc.).

Therapie und Verlauf:
17.8.1990: *Lycopodium XM.*
2.10.1990: Er schlafe nachts durch, es gehe wirklich viel besser.
Keine Bauchschmerzen mehr, Blähungen viel besser.
Hautbefund erheblich gebessert.
13.11.1990: Haut wieder schlechter werdend.
Jähzornig in letzter Zeit (RGD 78: u.a. **Lyc.**).
Knieellenbogenlage komme noch vor.
Blähungen eher wieder mehr werdend.
Lycopodium XM.
11.12.1990: Haut fast erscheinungsfrei, Flatulenz besser, Knieellenbogenlage ganz weg, liegt jetzt oft auf der rechten Seite.
4.3.1991: Haut wieder schlechter werdend, Befund aber insgesamt erheblich besser als zu Beginn der Behandlung. Keine neuen Symptome.
18.4.1991: War viel besser, seit WW von kalt zu warm wieder etwas schlechter. Wieder ängstlich vor dunklen Männern, war schon ganz weg.
Keine Flatulenz.
Leicht zornig.
3.8.1991: Rückfall der alten Symptome.
Lycopodium CM.
1.11.1991: Rückfall in leichter Form seit einer Woche.
Daumenlutschen (RGD 350: u.a. *Calc.*, **Ip.**, Lyc.), spielt nicht gerne alleine (SR I 796: u.a. **Lyc.**, **RHEUM.**, **Sulph.**).
Lycopodium CM.
20.2.1992: Die Haut sei bis einschließlich 18.2.1992 völlig erscheinungsfrei gewesen, seit zwei Tagen trete wieder ein bißchen Juckreiz auf.
Morphologisch war indes nichts zu sehen.
Seit dieser Zeit auch etwas hustend abends beim Einschlafen (RGD 694: u.a. **Lyc.**).
18.5.1992: Seit Sommerhitze (RGD 1193: u.a. Lyc.) Haut wieder etwas schlechter, es war bis auf tageweises Auftreten alles vollkommen in Ordnung gewesen.

Große Angst vor Gewitter (RGD 25: u.a. Calc., Lyc.,**Phos**.) und vor Dunkelheit (RGD 24: u.a. *Calc.*, *Lyc.*, *Med.*, *Phos*.).
Kann nicht allein sein (RGD 23: u.a. Calc.,**Lyc.**, **Phos**.).
Lycopodium MM.
9.10.1992: Seit Herbst wieder etwas schlechter, es war alles sehr gut, es war so gut wie weg.
Lycopodium MM.
31.12.1992: So gut wie in den letzten Monaten war der Allgemeinzustand und die Haut noch nie. Kein Ekzem mehr zu sehen. Keine Ängste, guter Schlaf. Gemüt gut.
25.7.1993: Es geht ihm sehr gut, seitens der Haut sei trotz Sommerhitze nur noch ein pfenniggroßes Fleckchen am Bein zu sehen. Die Mutter erzählt aber, daß er noch immer am Daumen lutscht (RGD 350: u.a. *Calc.*) und daß er eine Abneigung gegen Milch entwickelt habe(RGD 418: u.a. *Calc.*).
Er erhält nun das zu Lycopodium komplementäre *Calcarea carbonioca XM*.
20.10.1993: Befinden hervorragend laut Mutter, lutscht aber schon noch am Daumen.
Erkältungskrankheiten überstehe er in letzter Zeit sehr schnell.
Er vertrage jetzt sogar zum ersten Mal Lebkuchen, was früher immer zum Juckreiz geführt habe.
19.10.1994: Es war bis Herbst 1993 alles ganz weg, dann hatte er ein paar ganz dezente kleine trockene Stellen, die jedoch subjektiv keine Beschwerden machten. In der letzten Zeit aber doch wieder etwas Juckreiz am Abend.
Vom Gemüt her leicht erregbar.
Schnell zornig.
Weint sehr schnell.
Aber auch anhänglich, ruhig und gutmütig.
Viel Appetit, eigentlich dauernd.
Abneigung Milch.
Abneigung Fleisch.
Ißt alles sonst, verträgt auch alles.
Flatulenz bei blähenden Speisen.
Ungern enge Gürtel (RGD 481: u.a. **Calc**.).
Lutscht immer noch am Daumen.
Warze an der Hand (RGD 1033: u.a. **Calc**.).
Friert leicht.
Er nahm nun erneut *Calcarea carbonica XM* ein.
Seitdem geht es ihm anhaltend sehr gut.

45. Fall:

7jähriger Junge.
Erstkonsultation am 5.7.1991.

Familienanamnese:
Vater: Neurodermitis.

Eigenanamnese:
Neurodermitis bestehe seit dem Ende des ersten Lebensjahres. Zunächst wurde hautärztlicherseits mit verschiedenen Kortisonsalben und Basissalben behandelt, danach war er bei einem homöopathischen Arzt, der unter anderem mit Schüssler Salzen, Natrium chloratum D 8, Magnesium phosphoricum D 8, Silicea D 12, Ferrum phosphoricum D 6 und Calcium phosphoricum D 6 behandelte. Alles dies blieb ohne Erfolg. 1990 war er dann auch schon einmal bei uns in Behandlung gewesen, setzte diese aber aus persönlichen Gründen nicht fort. Von Oktober 1990 bis Januar 1991 war er erscheinungsfrei gewesen, dann kam es nach einem Fischgenuß zum Rückfall. Seitdem halte sich das Ekzem beständig.
1988 Operation einer Phimose.

Befund vom 5.7.1991:
Typisches symmetrisch angeordnetes Beugenekzem.
Verstopfte Nase und Mundatmung, laut Mutter seit Monaten bestehend.

Beschwerden am 5.7.1991:
Es bestehe starker Juckreiz. Schlimmer durch Wärme, enge Kleidung und Schwitzen.
Am Meer innerhalb von drei Tagen alles weg.
Gemütsmäßig sei er sehr sensibel, weine sehr leicht.
Furcht vor dem Alleinsein.
Appetit sehr gut. Vorliebe für Nudeln und Butter. Keine Unverträglichkeiten.
Abneigung gegen scharf gewürzte Speisen.
Stuhlgang geregelt, ein- bis dreimal pro Tag.
Zähneknirschen im Schlaf.
Schlaflage auf dem Rücken.
Sein Mund sei immer offen, da die Nase permanent verstopft sei.

Hierarchisation:
Weint bei Kleinigkeiten (RGD 76: u.a. *Caust.*, lyc., nit-ac., tub.).
Seeluft bessert (SR II 31: u.a. Lyc., tub.).
Zähneknirschen im Schlaf (RGD 376: u.a. Caust., **Tub**.).

Therapie und Verlauf:
5.7.1991: *Tuberculinum bovinum XM.*
2.8.1991: Wesentliche Besserung, fühlt sich viel wohler, Weinen besser, Schnupfen auch etwas besser. Die zwischenzeitliche HNO-ärztliche Untersuchung hatte Polypen und eine Septumdeviation ergeben, eine Adenotomie wurde empfohlen.
20.9.1991: Nur wenig Ekzeme in den Gelenkbeugen, aber anhaltend offener Mund im Schlaf, auch ziemlich unruhig im Sitzen. Anhaltend verstopfte Nase.

Hierarchisation:
Polypen Nase (RGD 291: u.a. **Calc.**, lyc.).
Schnupfen chronisch (RGD 297: u.a. *Calc.*, *lyc.*, *tub.*).
Verstopfung der Nase chronisch (RGD 302: u.a. **Calc.**).

20.9.1991: *Calcarea carbonica M.*
8.11.1991: Große Konzentrationsschwäche in der Schule, leicht ablenkbar und sehr unruhig im Sitzen (RGD 48: u.a. *Iod.*, **Lyc.**, *Sil.*).
Offener Mund im Schlaf (RGD 360: u.a. *Calc.*, **Lyc.**, Sil., **Sulph.**).
Kaut im Schlaf (RGD 325: u.a. **Calc.**, Sep.).
Schnupfen sei besser. Neurodermitis sehr gut.
6.12.1991: Schnupfen wieder da, schnieft dauernd (RGD 296: u.a. **Lyc.**, **Nux-v.**), Neurodermitis anhaltend sehr gut, kaum Beschwerden.
Am 6.12.1991 *Lycopodium M.*
17.2.1992: Neurodermitis so gut wie weg, nur noch nach dem Baden manchmal einige winzige Flecke, sonst erscheinungsfrei.
Konzentration falle immer noch schwer.
Gedächtnisschwäche für Worte (RGD 29: u.a. **Bar-c.**, *Lyc.*, Med., **Plb.**, *Sulph.*).
Schnupfen immer noch ein großes Problem, Nase immer noch oft stark verstopft und offener Mund. *Lycopodium XM.*
12.3.1992: Haut plötzlich wieder schlechter und auch starker Schnupfen.
Die Mutter wurde nun ungeduldig und drängte auf Entfernung der Polypen.
13.6.1992: Haut erscheinungsfrei, keinerlei Ekzeme mehr.
Aber anhaltend verschnupft und jetzt auch nachts oft hustend.
Nun wiederholte ich erneut *Tuberculinum bovinum XM,* da die von mir gewählten Medikamente trotz gewissenhafter Wahl bezüglich des Schnupfens nicht wirken wollten.
10.12.1992: Haut anhaltend vollkommen erscheinungsfrei, jedoch anhaltend Schnupfen gehabt, woraufhin die Mutter im August 1992 die Polypen hatte entfernen lassen, trotzdem aber nie ganz freie Nase. Zähneknirschen im Schlaf wieder deutlich.
Tuberculinum bovinum CM.

13.4.1993: Haut stabil. Chronischer Schnupfen weg. Mund noch offen. Zähneknirschen noch da. Schniefen weg. Konzentrationsschwäche anhaltend problematisch.
6.7.1994: Die Neurodermitis ist nach wie vor – nun schon seit Jahren – verschwunden. Jetzt aber wieder Verdacht auf Polypen (RGD 291: u.a. **Calc.**, *Sulph.*), Mundatmung nachts, der chronische Schnupfen sei ungefähr seit August 1993 wieder anhaltend.
Auch starke Konzentrationsschwäche beim Lernen (RGD 37: u.a. Sulph).
Sulphur XM als letztes Mittel.
Seitdem habe ich von dem Kind nichts mehr gehört.

46. Fall:

5jähriger Junge.
Erstkonsultation am 13.7.1994.

Eigenanamnese:
Schwangerschaft und Geburt völlig normal gewesen.
Neurodermitis ab dem sechsten Lebensmonat. Therapie bis jetzt mit Fettsalben, Kortison und Fenistiltropfen.
Erster Zahn mit acht Monaten.
Gelaufen mit zwölf Monaten.

Befund vom 13.7.1994:
Trockene Ekzeme an der vorderen Halsfalte und an Hand- und Ellenbeugen.
Rissige Ohrläppchen.
Haut exkoriiert und schuppig.

Beschwerden am 13.7.1994:
Es bestehe starker Juckreiz, schlimmer nachts mit Aufwachen.
Im Frühjahr und Herbst meist <.
Zitrusfrüchte verstärken.
Sonne bessert eher.
Am Meer schnelle Besserung.
In Streßsituationen auch verstärkt.
Vom Gemüt her recht zufrieden, lacht gerne.
Jedoch auch schon sehr dickköpfig und stur.
Ein „Nein" bleibe ein „Nein".
Tendiert eher dazu, sich allein zu beschäftigen.

Kein großer Freundeskreis, eher verschlossen vom Typ her.
Zurückhaltende Art.
Sehr eifersüchtig auf seine Schwester.
Fühlt sich oft ungerecht behandelt.
Große Angst in engen Räumen.
Schreit fast jede Nacht im Schlaf, fast durchwegs gegen 22 Uhr.
Verlangen Süßigkeiten, Eier, Essig und Salz.
Schlaf bis auf das Schreien gut, wird auch nicht wach davon.
Weint relativ leicht.
Morgens „total" schlecht gelaunt.
Sommersprossen im Gesicht.
Sehr geruchsempfindlich insgesamt.

Hierarchisation:
Schreien im Schlaf (SR I 919: u.a. **Lyc**.).
Angst in engen Räumen (SR I 513: u.a. **Lyc**.).
Zurückhaltend (SR I 833: u. a. Lyc.).
Eigensinnige Kinder (SR I 788: u.a. Lyc.).

Therapie und Verlauf:
Lycopodium XM am 13.7.1994.
26.8.1994: Haut erscheinungsfrei! Kein Juckreiz mehr. Schlaf ruhig und ohne Schreien nachts. Eifersucht besser, leicht weinen besser, Engeangst viel besser.
7.1.1995: Alles sehr gut, keine Neurodermitis mehr. In letzter Zeit aber unruhig im Sitzen (SR I 856: u.a. **Lyc**.), kann sich schlecht beschäftigen.
Lycopodium XM als letzte Arznei.
Im Mai 1995 stellte mir die Mutter ein vollkommen gesundes Kind vor, es gehe ihm prächtig.

47. Fall:

5 Monate altes Mädchen.
Erstkonsultation am 22.2.1988.

Befund vom 22.2.1988:
Das Kind bot einen schrecklichen Anblick: Das Gesicht war mit eitrigen, klebrig-nässenden Ausschlägen übersät.

Kasuistiken

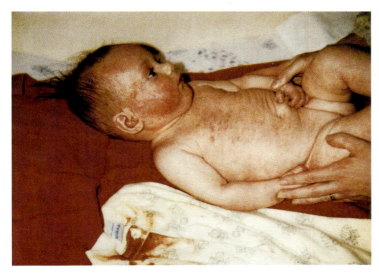

Das Sekret lief in Strömen von den Ohren herunter.
Es war im gesamten Gesicht kein Zentimeter gesunder Haut mehr zu entdecken.
Betont war die Region um die Ohren, der äußere Gehörgang, die Wangen, aber auch an den Füßen, den Händen, dem Bauch und an den Beinen fanden sich ekzematöse Veränderungen.
Die Haut war heiß, glühend und tiefrot verfärbt (siehe Bild).

Beschwerden am 22.2.1988:
Das kleine Mädchen leide unter so schlimmen Juckkrisen, daß sie laut schreien müsse. Die Anfälle kämen zeitlich völlig regellos, tags wie nachts, und immer ganz plötzlich. Zureden helfe da gar nichts mehr, sie kratze sich in einen richtiggehenden Trance-Zustand hinein.
Zur Zeit zahne sie auch noch, sei auch da sehr mitgenommen.
Die Mutter müsse sie praktisch den ganzen Tag herumtragen, sonst sei es gar nicht mehr zu beruhigen.
Seit ca. drei Wochen auch heftige Blähungen.
Der Leib sei oft aufgetrieben.
Schmerzhafte Stuhlentleerung durch harten Stuhl.
Sonst könne die Mutter nichts erzählen, es drehe sich halt alles um die furchtbaren Juckkrisen und das schlimme Schreien ihres Kindes.

Hierarchisation:
Schreien vor Schmerzen (SR I 918: u.a. **BELL.**, **CHAM**.).
Muß getragen werden (SR I 124: u.a. Bell., **CHAM**.).
Eingeklemmte Blähungen (RGD 477: u.a. *Cham.*).
Hautausschläge feucht (RGD 1109: u.a. Bell., cham.).

Therapie und Verlauf:
Am 22.2.1988 Einnahme von *Chamomilla XM*.
22.3.1988: Alles unverändert, überhaupt nicht gebessert.
Sie schreit weiterhin anfallsweise beim Kratzen, die Haut ist „knallheiß". An Eincremen mit Fettsalben wäre nicht zu denken, weil sie sich überhaupt nicht mehr anfassen ließe, da schreie sie gleich los.

Die Haut war dunkelrot verfärbt, heiß und feucht.
Die Obstipation sei auch unverändert.

Hierarchisation:
Schreien vor Schmerzen (SR I: u.a. **BELL**., **CHAM**.).
Plötzlich auftretende Symptome (SR II 616: u.a. **BELL**.).
Haut heiß (RGD 1120: u.a. Bell.).
Leichte Berührung verschlimmert (SR II 639: u.a. **BELL**.).

Am 22.3.1988 Einnahme von *Belladonna XM*.
4.4.1988: Alles viel besser, Kind läßt sich beruhigen, Haut näßt nicht mehr so stark.
30.5.1988: Sie habe sich lange nicht mehr gemeldet, weil es ihrem Kind sehr viel besser gehe. Die Schreianfälle seien schon lange weg, die Juckkrisen kämen nicht mehr vor, die Haut sei teilweise erscheinungsfrei.
3.11.1988: Hochfieberhafter Infekt mit über 40 Grad Fieber, tiefrotem Gesicht und kalten Händen und Füßen.
Belladonna XM.
Am 14.7.1989 sah ich das Kind wieder.
Die Haut war glatt und zart.
Nur bei stärkerem Schwitzen jucke es laut Mutter ab und zu noch, es wäre aber nicht mehr der Rede wert.
1995 kam die Mutter mit ihrer Tochter in die Praxis. Sie möchte mir nur sagen, daß es ihrer Tochter glänzend gehe, sie hatte nie mehr Neurodermitis-Beschwerden.
KENT schreibt bezogen auf unseren Fall auszugsweise: „Die Leiden bei *Belladonna* stellen sich plötzlich und mit großer

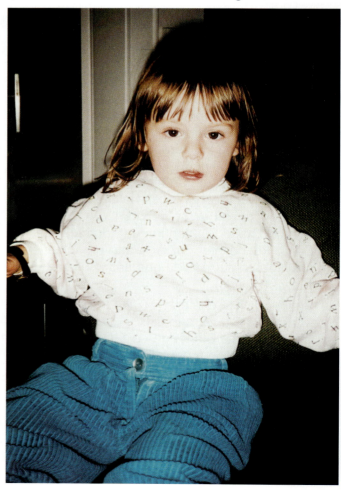

Heftigkeit ein und verschwinden ebenso plötzlich. Zu den wichtigsten Zügen des Prüfungsbildes gehört die innere Hitze. Wenn wir die Hand auf einen *Belladonna*-Kranken legen, ziehen wir sie schnell zurück, so intensiv ist die Hitze. Ganz gleich, wo die Entzündung sitzt, immer haben wir die gleiche intensive Hitze. Die entzündeten Teile und gewöhnlich auch die Haut sind stark gerötet und werden bei fortschreitender Entzündung dunkelrot. Eine Umwälzung geht vor sich, ein Erdbeben findet statt, wenn ein Patient *Belladonna* nötig hat. Es ist eines unserer schmerzvollsten Mittel. Der Kranke ist so empfindlich gegen Schmerz, daß er schon bei kleineren Beschwerden mehr als andere Menschen leidet. Und, wie gesagt, die Schmerzen kommen plötzlich, dauern längere oder kürzere Zeit, und vergehen plötzlich. Erregung und Heftigkeit beherrschen das Mittelbild. Die psychischen Symptome sind stets aktiver, nie passiver Art. Der Patient ist in einem Erregungszustand. *Belladonna* bewirkt Überempfindlichkeit, einen Zustand von Hyperästhesie und eine außerordentliche Reizbarkeit der Gewebe, vor allem der Nervenzentren." (4)

NASH schreibt u.a.: „Der Kopf ist heiß, während die Extremitäten kalt sind. Heftiges Delirium. Bei lokalisierten Entzündungen ist *Belladonna* im ersten Stadium ebenso häufig das Hauptmittel, wie irgendein anderes. Es macht nichts aus, wo sie lokalisiert sind, ob im Kopf, Hals, in den Brüsten oder sonstwo, wenn sie nur plötzlich auftreten, einen schnellen Verlauf nehmen, rot sind, schmerzhaft und besonders klopfend." (5)

Und MEZGER schreibt u.a.: „Überempfindlichkeit gegen Schmerzen. Schmerzen und andere Beschwerden treten plötzlich und periodisch auf. Sie beginnen plötzlich und brechen ab, um später wiederzukommen. Überempfindlichkeit der Haut, bloße Berührung ruft Schmerz hervor. Verstopfung infolge Krampf mit erfolglosem Drang. Haut heiß, hellrot oder rotgefleckte Haut, scharlachartig, dunkelrote Flecken, Papeln und Pusteln." (6)

48. Fall:

8jähriger Junge.
Erstkonsultation am 6.4.1988.

Eigenanamnese:
Ausbruch der Neurodermitis vor einem Jahr nach einem Schwimmbadbesuch.
Seitdem vergeblich Therapieversuche mit verschiedensten Salben und Diäten.
Von klein auf sehr infektanfällig, besonders bei naßkaltem Wetter.

Befund vom 6.4.1988:
Das Kind ist übersät mit ekzematösen Herden, betont im Gesicht und an den Extremitäten. Hinter den Ohren feucht-krustige Ekzeme, ansonsten eher trockene Haut. Fettleibigkeit. Schwere Karies.

Beschwerden am 6.4.1988:
Die Mutter beklagt seine Trägheit, die ihn jede körperliche, aber auch geistige Anstrengung vermeiden ließe.
Starke Reizbarkeit und Streitsüchtigkeit, besonders in der Schule im Umgang mit anderen Kindern.
Von Jugend an sei er zu dick, er sei ein richtiger „Fresser".
Starke Schweiße am Kopf, auch in der Nacht, da sei er patschnaß.
Bei der geringsten Anstrengung verschwitzt.
Ängstlichkeit beim Schlafengehen, will da immer Licht haben.
Er habe sehr starke Karies, alle Zähne seien schon gebohrt worden.
Verlangen nach Süßigkeiten, Eiern und kalten Getränken.
Abneigung gegen Fisch und fettes Fleisch.
Bei Vollmond schlechter Schlaf, Unruhe.
Trost lehne er ab.
Sehr empfindlich gegen Tadel.
Angst vor Einbrechern.
Starke Unruhe im Sitzen.
Reizbarkeit beim Aufwachen.
Sehr empfindlich gegen Hänselei.
Er sei ausgesprochen faul und träge. Lernen falle sehr schwer.
Nachts strecke er die Füße aus dem Bett.

Hierarchisation:
Adipositas (RGD 1137: u.a. **Calc.**).
Trägheit bei Kindern (RGD 57: u.a. *Calc.*).
Naßkaltes Wetter < (RGD 1152: u.a. **Calc.**).
Schweiß bei leichter Anstrengung (RGD 1095: u.a. **Calc.**).
Kopfschweiß im Schlaf (RGD 190: u.a. **Calc.**).
Hier ergibt sich Calcarea carbonica, was durch weitere Symptome, wie z. B die Streitsucht (RGD 55: u.a. Calc.), die Furcht vor Dunkelheit (RGD 24: u.a. *Calc.*), die kariösen Zähne (RGD 375: u.a. *Calc.*) und die Nässefolge (RGD 1147: u.a. **Calc.**) bestätigt wird.

Therapie und Verlauf:
6.4.1988: *Calcarea carbonica M.*
28.9.1988: War sehr gut, jetzt Rückfall der alten Symptome.
Calcarea carbonica M.
26.4.1989: *Calcarea carbonica XM.*

15.11.1989: Rückfall nach einem Schwimmbadbesuch.
Calcarea carbonica XM.
16.5.1990: *Calcarea carbonica CM.*
10.10.1990: *Calcarea carbonica CM.*
Seitdem geht es dem Kind sehr gut, auch seelisch und allgemein hat er sich sehr gut entwickelt, eine weitere Therapie war seit Oktober 1990 nicht mehr erforderlich.

49. Fall:

30jährige Patientin.
Erstkonsultation am 6.7.1989.

Eigenanamnese:
Neurodermitisausbruch seit 1985, zunächst in den Handflächen, mit dann folgender Ausbreitung über den ganzen Körper, betont um die Ohren, auf den Lidern, den Gelenkbeugen, im Nacken und am Steißbein.

Befund vom 6.7.1989:
Auffallend ringförmige Hauterscheinungen. Haut rissig, trocken, schuppig.
Ekzem auch der Hände und Fingerkuppen.
Patientin 176 cm groß, Körpergewicht 53 kg. RR 105/ 70 mm Hg.
Bläulich-rote Venenzeichnung der Beine im unteren Drittel.
Rötliches Haar.

Beschwerden am 6.7.1989:
Juckreiz, der nachts schlimmer sei.
Sommerhitze und Schwitzen verschlimmere.
Allgemein wohler fühlend bei Wärme, friert leicht.
Abneigung gegen Wind.
Ohrschmerzen durch Wind.
Winter ungern, in Sonne besser fühlend.
Empfindlich gegen Geräusche und Gerüche.
Sie nehme nie zu, könnte soviel essen, wie sie wolle.
Sie lehne Trost ab.
Hunger ständig, muß dauernd essen. Sogar nachts steht sie wegen Hunger auf, kann sonst nicht schlafen.
Schnell satt, muß aber bald wieder essen.
Abneigung gegen Gesellschaft, ist lieber für sich.
Lampenfieber.

Angst vor Gewitter.
Weinerlich vor der Regel.
Öfters Liderzucken.
Ekel vor Milch.
Süßverlangen.
Essig gerne.
Magenschmerzen nach Streß und Kaffee.
Auch nach Weingenuß.
Träume von Verfolgung.
Unerfüllter Kinderwunsch.
Regel zu spät.

Hierarchisation:
Abneigung Trost (RGD 57: u.a. **Nat-m.**, **Sep**.).
Abneigung Gesellschaft (RGD 32: u.a. **Nat-m.**, *sep.*).
Fasten < (RGD 1146: u.a. *Phos.*, **Sep**.).
Schnell satt (RGD 420: u.a. *Nat-m.*, *phos.*, *sep.*).
Sterilität (RGD 645: u.a. **Nat-m.**, *phos.*, **Sep.**).
Diese Symptome führten zu *Sepia.*
Die Arzneiwahl wird durch andere Symptome zusätzlich bestätigt: Empfindlich gegen Sinneseindrücke (RGD 17: u.a. *Phos.*, *Sep.*), Verlangen nach Essig (RGD 467: u.a. *Sep.*), Ohrenschmerzen durch Wind (RGD 264: u.a. *Sep.*), Weinerlichkeit vor der Regel (RGD 76: u.a. *Phos.*, *Sep.*), auch die zu späte Menses (RGD 632: u.a. *Phos.*, **Sep.**), die Abneigung gegen Milch (RGD 418: u.a. *Phos.*, *Sep.*) und noch der ringförmige Hautausschlag (RGD 1113: u.a. **Sep.**).
Differentialdiagnostisch war hier natürlich, nicht zuletzt auch unter Berücksichtigung des Habitus der Patientin, Phosphorus zu berücksichtigen, wogegen jedoch zunächst vor allem das Trostverhalten der Patientin sprach.

Therapie und Verlauf:
6.7.1989: *Sepia XM.*
19.9.1989: Keine Besserung, daraufhin erhielt sie *Phosphorus C 200.*
24.11.1989: Keine Besserung, jetzt erneut *Sepia XM.*
5.1.1990: Nach deutlicher Besserung Rückfall, nun *Sepia CM.*
13.2.1990: *Spongia C 30* wegen einer akuten Laryngitis.
16.6.1990: *Cantharis C 30* wegen einer akuten Cystitis.
15.10.1990: Rückfall der Neurodermitis bei Wintereinbruch, alle alten Stellen sind wieder ausgebrochen. Abneigung Trost, schlaflos bei Hunger, Ohrschmerz bei windigem Wetter.

Sepia CM.
6.12.1990: Haut eher schlimmer werdend, keinerlei Besserung erkennbar.
Nun *Phosphorus XM.*
10.3.1991: Viel besser.
14.4.1991: Wieder schlimmer werdend.
Phosphorus XM.
Von da an glänzender Heilungsverlauf.
Herbst 1991: Haut o. B.
Herbst 1992: Haut o. B.
Herbst 1993: Haut o. B.
Eine Medikation war seit April 1991 nicht mehr erforderlich.

50. Fall:

25jährige Patientin.
Erstkonsultation am 11.12.1985.

Eigenanamnese:
Auftreten der Neurodermitis im zweiten Lebensjahr, des Asthma bronchiale im vierten Lebensjahr bei gleichzeitiger Besserung der Neurodermitis durch intensive Salbenbehandlung (Kortison?).
Damals wurde sie sechsmal auf eine Kur nach Bad Reichenhall geschickt, sowie auf zahlreiche Sanatorien an der Nordsee, was jedoch keinerlei Hilfe gebracht habe.
Von 1974–1978 war sie dann bei mir mit gutem Erfolg behandelt worden, damals waren Arsenicum album, Sulphur und Tuberculinum bovinum eingesetzt worden.
Danach ging es ihr bis ca. 1984 recht gut.
Vor ca. sechs Monaten seien nun wieder ganz akute Asthmabeschwerden aufgetreten, auch die Neurodermitis sei jetzt wieder sehr stark. Ihrer Meinung nach habe eine davor durchgeführte Desensibilisierung wegen einer nachgewiesenen Tierhaarallergie ausgelöst, auch eine Akupunkturbehandlung aus dieser Zeit habe evtl. negative Auswirkungen. Seit 1984 bestehe eine Depression wegen der Krankheit.

Befund vom 11.12.1985:
Die Haut war in einem schrecklichen Zustand, übersät mit krebsroten, trockenen, z. T. auch nässenden Effloreszensen. Betroffen war eigentlich

Kasuistiken

das gesamte Integument, man tat sich schwer, gesunde Hautpartien zu finden. Auskultatorisch Giemen und Pfeifen.

Beschwerden am 11.12.1985:
Sie klagt über stärksten Juckreiz.
Jede Art von Wärme, warme Kleidung, warmes Bett, Sonne verschlimmere. Kühlung lindere, wie frische Luft, leichte Kleidung. Es sei ihr immer alles zu warm, nachts müsse sie die Füße herausstrecken, sonst würden sie „verglühen".
Schlimmere Haut auch durch Waschen und Baden, was ihr ein „Greuel" sei, über eine „Katzenwäsche" komme sie nicht mehr hinaus.
Dazu kämen asthmatische Zustände mit anfallsweise Engeanfällen in der Brust und trockenen, krampfhaften Hustenanfällen und Atemnotanfällen nachts. Meist aus dem Schlaf heraus mit großer Ruhelosigkeit und Angst, und aus dem Bett treibend.
Uhrzeitmäßig könne sie sich da nicht festlegen.
Besser gehe es ihr meist erst gegen Morgengrauen, da schlafe sie dann gut, auch der Juckreiz quäle sie dann nicht mehr.
Verschlimmerung auch durch kratzige Kleider, Schwitzen, Zusammenschnürung am Hals, Ärger, Streß, schlechte Luft.
Allgemein empfindlich gegen Gerüche, auch gegen die eigenen.
Ekel vor Kochdünsten.
Im Dunkeln ängstlich.
Sie neige zu heftigen Wutausbrüchen und groben Worten.
Mißlaunisch vor und weinerlich während der Regel.
(Der Redefluß der Patientin fiel mir auf, Nachfragen war kaum möglich, sie schweifte schnell ab, oder kam auf andere Punkte zu sprechen.)
Vor ein Uhr nie müde.

Hierarchisation:
Traurig über ihre Krankheit (SR I 877: u.a. *Sulph.*).
Asthma durch unterdrückte Hautausschläge (RGD 662: u.a. *Sulph.*).
Wärme < (RGD 1198: u.a. *Sulph.*).
Hitze Füße nachts, deckt sie ab (RGD 858: u.a. **Sulph.**).
Empfindlich gegen unangenehme Gerüche (RGD 287: u.a. **Sulph.**).
Geschwätzig (RGD 31: u.a. Sulph.).

Therapie und Verlauf:
11.12.1985: *Sulpur XM.*
19.2.1986: Alles wesentlich gebessert.
14.3.1986: Weitere Besserung.
14.5.1986: Rückfall seit zwei Wochen, deshalb erneut *Sulphur XM.*
9.1.1987: Asthma nur noch nach viel Alkohol oder sehr kalter Luft in erträglichem Ausmaß, Juckreiz der Haut nur noch selten.

6.3.1987: Neurodermitis abgeheilt bis auf die Region zwischen dem dritten und vierten Finger der rechten Hand.
Asthma ohne Beschwerden.
13.5.1987: Wieder mehr Asthma seit Ärger, Aufregung im Studium, viel Alkohol.
Sulphur CM.
14.8.1987: Rückfall erneut nach viel Streß, Prüfungen, etc. Haut auch wieder hervortretend.
Sulphur CM.
Es ging der Patientin dann anhaltend sehr gut, wie sie mir bei Kontakten bis 1991 berichten konnte. Seit dieser Zeit hat sie sich nicht mehr bei mir vorgestellt.

51. Fall:

1jähriges Mädchen.
Erstkonsultation am 19.4.1993.

Familienanamnese:
Mutter: Heuschnupfen, Allergie auf Nickel und Tierhaare.
Vater: Heuschnupfen. Empfindliche trockene Haut.

Eigenanamnese:
Erste Schwangerschaft. Natürliche Geburt. 4160 g bei 51 cm Größe.
Schon im Krankenhaus habe es mit empfindlicher trockener Haut und einer Reaktion auf Cremes und Ölbäder begonnen. Trotz der Therapie mit Fettsalben habe es sich dann allmählich auf den ganzen Körper ausgedehnt.

Befund vom 19.4.1993:
Recht starke Neurodermitis mit Betonung der Arme, Beine, des Rückens und Halses. Haut überaus trocken, blaßrot, schuppend. Beide Mamillen hochgradig entzündet, nässend.

Beschwerden am 19.4.1993:
Heute morgen habe sie sich zum erstenmal gekratzt, was bis jetzt noch nicht der Fall gewesen sei.
Modalitäten des Juckreizes könne die Mutter daher auch nicht angeben.
Das Kind wird voll gestillt. Seitens der Mutter Verzicht auf Milch- und Eiprodukte aus prophylaktischen Gründen.

Kasuistiken

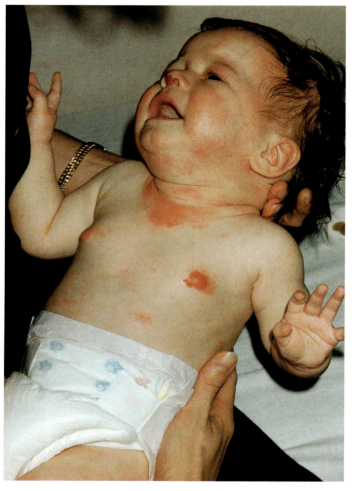

Schlaf sehr gut, noch ca. 15 Stunden täglich. Schläft tief und fest, meist auf der rechten Seite.
Keine Schweiße außer Fußschweiß.
Gemüt überaus fröhlich. Sehr liebes Kind.
Noch kein Zahn bis jetzt.

Hierarchisation:
Zahnung verspätet (RGD 389: u.a. **Calc.**, **Tub.**).
Fußschweiß (RGD 1008: u.a. *Calc.*).
Entzündung Brustwarzen (RGD 717: u.a. Calc.).

Therapie und Verlauf:
Am 19.4.1993 Einnahme von *Calcarea carbonica C 200*.
6.5.1993: Gesicht etwas besser, Beine etwas besser. Mamillen aber gleich.
19.5.1993: Haut viel besser, Mamillen etwas besser.
5.7.1993: Wird doch wieder schlimmer. Mamille näßt wieder seit zwei Tagen. Sonstiger Hautzustand war auch schon sehr viel besser, wird jetzt wieder trockener.
Erneut *Calcarea carbonica C 200*.
10.8.1993: Eigentlich keine überzeugende Wirkung. Starke Neurodermitis der Ellenbeugen und an den Beinen. Mamillen aber gut.
Dicke Fußnägel (RGD 826: u.a. Calc.).
Jetzt *Calcarea carbonica M*.
12.9.1993: Es wird langsam besser. Hat jetzt viel Schweiß am Hinterkopf bekommen (RGD 190: u.a. *Calc.*).
Gemüt meist heiter und fröhlich. Reaktion abwarten.
6.10.1993: Die Mutter hat am 28.9.1993 bei Wiederverschlechterung erneut *Calcarea carbonica M* gegeben.

Es ginge jetzt so einigermaßen.
Der Hautbefund zeigte sich als recht gut, die Mamille näßte nicht mehr.
11.2.1994: Sie seien drei Wochen auf der Insel Teneriffa gewesen, was sehr gut geholfen habe (Seeluft >: SR II 32 u.a. **Tub**.), jedoch schon eine Woche nach der Rückkehr wieder Neurodermitisbeschwerden. Kratzt inzwischen blutig. Betroffen sind Handgelenke und Beine, teilweise auch das Gesicht. Haut massiv ekzematös, nässend, krustös.

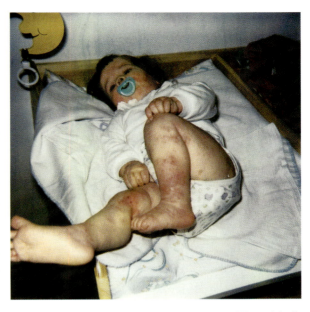

Auch wieder ab und zu nässende Mamillen. Kratzt viel in der Einschlafphase.
In letzter Zeit oft jähzornig (SR I 27: u.a. Tub.), wirft sich auf den Boden und schlägt um sich.
Folgt nicht.
Mürrisch und weinerlich nach dem Mittagsschlaf.
Ich erfahre nun erstmals, daß ein Cousin an Tuberkulose erkrankt war.
Am 11.2.1994 Einnahme von *Tuberculinum bovinum XM*.
11.4.1994: Befund wesentlich gebessert. Wesentlich weniger Juckreiz.
4.5.1994: Beine sehr gut geworden.
Rest ordentlich.
Gemüt wieder auffälliger.
Starker Trotz (SR I 788: u.a. **Tub**.).
Teilweise richtig hysterisch reagierend (RGD I 588: u.a. **Tub**.).
Unruhig im Sitzen und auch allgemein (SR I 846: u.a. **Tub**.).
Erneut *Tuberculinum bovinum XM*.
2.3.1995: Es sei die ganze Zeit sehr zufriedenstellend gewesen. Jetzt aber wieder leichte Ekzeme an den Handgelenken und Fingern. Wird wieder zorniger und eigensinniger. Unruhe anhaltend recht gut. Spielt teilweise auch alleine.
Pavor nocturnus (SR 61: u.a. **TUB**.).
Bei Zorn wirft sie alles durchs Zimmer (SR I 38: u.a. Tub.).
Knielage im Schlaf (RGD 1047: u.a. Tub.).
Weint leicht in letzter Zeit (SR 1089: u.a. Tub.).

Kasuistiken

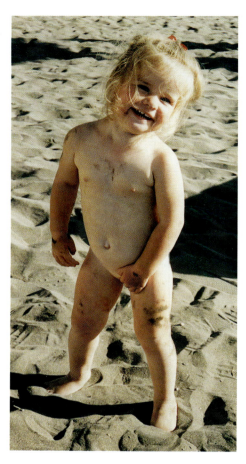

Vom Befund her bot sie so gut wie keine Ekzeme. Die Haut war wesentlich gebessert. Jedoch seit heute hochakute Otitis media beidseits. Bei der Untersuchung lautes „Nein"-Schreien und viel Weinen.

Ich gab dem Kind ein Globulus *Pulsatilla C 30* mit nach Hause, um die Otitis zu behandeln, danach sollte die Mutter ihr *Tuberculinum CM* verabreichen.

3.3.1995: Anruf der Mutter, *Pulsatilla* habe quasi sofort gewirkt.

Schon im Auto sei sie ruhiger geworden, heute ist sie diesbezüglich beschwerdefrei.

Am 10.3.1995 wurde dann *Tuberculinum bovinum CM* eingenommen.

Seitdem geht es ihr gut. Ihr Gemüt ist wesentlich ausgeglichener, die Neurodermitis macht nur noch wenig Beschwerden. Dieses Kind ist selbstverständlich noch nicht ausbehandelt, der bisherige Erfolg der homöopathischen Behandlung jedoch klar nachvollziehbar.

52. Fall:

1jähriger Junge.
Erstkonsultation am 30.7.1992.

Familienanamnese:
Mutter: Heuschnupfen.
Vater: Allergisches Asthma bronchiale.

Eigenanamnese:
Seit Geburt bestehende Neurodermitis.
Eine Allergiediagnostik beim Hautarzt habe nichts ergeben.

Befund vom 30.7.1992:
Leichte trockene Ekzemstellen in den Ellenbeugen, sonst insgesamt trockene Haut.

Beschwerden am 30.7.1992:
Die Neurodermitis verlaufe schubweise, mal sei sie kaum vorhanden, mal mache sie auch „ganz schlimme" Beschwerden.
Im Schub sehr starker Juckreiz, beginnend nachts ab Mitternacht.
Er sei dann extrem unruhig.
Wollkleidung, Karotten und Süßigkeiten verschlimmern.
Sonst sei alles in Ordnung.
Bei der Befragung ergaben sich noch folgende Symptome:
Liebt Butter.
Sehr großer Durst.
Abneigung gegen Fleisch.
Schwitzt auf dem Nasenrücken.
Schläft auf den Knien oder dem Bauch und schlägt den Kopf gegen das Bettgestell.
Neigt zum Jähzorn.
Schmeißt alles durch die Gegend, wenn ihm was nicht paßt.
Insgesamt unruhiger Typ.
Schreit im Schlaf manchmal auf.
Kälteempfindlich und frostig insgesamt.

Hierarchisation:
Schlägt Kopf gegen die Wand (SR I 966: u.a. Ars., **MILL**., rhus-t., **TUB**.).
Wirft Gegenstände weg (SR I 1021: u.a. Ars., tub.).
Ruhelosigkeit bei Kindern (SR I 846: u.a. Ars., **RHUS-T**., tub.).
Schweiß auf der Nase (RGD 300: u.a. Tub.).

Therapie und Verlauf:
Am 30.7.1992 Einnahme von *Tuberculinum bovinum XM*.
19.10.1992: War nicht besser. Auch seitens des Gemüts keine Änderung. Wirft alles vor Wut. Starke Unruhe insgesamt. Angst vor dem Alleinsein (SR I 477: u.a. **Ars**.).
Großer Durst, vor allem nachts (RGD 431: u. a. *Ars*.).
Am 19.10.1992 Einnahme von *Arsenicum album XM*.
2.2.1993: Geht wesentlich besser.
Verhalten ausgeglichen. Schlaf war sehr gut, in letzter Zeit aber wieder gegen Mitternacht aufwachend und dann „irgendwie" unruhig.
Kopfschlagen ganz weg.
30.4.1993: Alles völlig in Ordnung.
Seitdem geht es ihm gut.

Kasuistiken

Am 25.7.1995 stellte mir die Mutter den Bruder des Kindes wegen Neurodermitis bei mir vor. Dabei erzählte sie mir, daß es keine Probleme mehr gebe, er sei gesund.

53. Fall:

9 Monate altes Mädchen.
Erstkonsultation am 23.8.1991.

Eigenanamnese:
Ausbruch der Neurodermitis im Juni 1991 in Form einer trockenen Stelle am Unterbauch.
Seit einer Woche knallrote Verfärbung sowie Nässen an dieser Stelle.

Befund vom 23.8.1991:
Isoliertes akut exsudatives, stark gerötetes Ekzem am Unterbauch, etwa handtellergroß.

Beschwerden am 23.8.1991:
Es bestehe kein Juckreiz, auf kaltes Wasser oder Wolle hin trete es deutlicher hervor.
Durch Nahrungsmittel habe die Mutter keinen Einfluß bemerkt.
Der Appetit des gestillten Kindes sei sehr gut, sie käme noch alle drei bis vier Stunden.
Sie sei zwar schnell satt, sei aber auch schnell wieder hungrig.
Sie habe ein sehr großes Schlafbedürfnis, schlafe überwiegend in Bauch- oder Seitenlage. Im Schlaf sei sie sehr leicht störbar, kleinste Geräusche ließen sie erwachen.
Gemütsmäßig sei sie ausgeglichen, aber manchmal auch sehr eigenwillig.
Stuhlgang zwei- bis dreimal pro Tag, Stillstuhl.
Noch kein Durst.
Schwitzen ziemlich stark, am Kopf und an den Füßen und Händen.
Oft Katarrh, verschleimt, rasselt dann und öfter Schnupfen.
Noch kein Zahn bis jetzt durchgebrochen.

Hierarchisation:
Schlaf, Erwachen durch ein leises Geräusch (RGD 1044: u.a. Phos., sulph.).
Hautausschläge rot (RGD 1118: u.a. **Phos.**, **Sulph**.).

Kalt baden < (RGD 1139: u.a. Phos.).
Wolle verschlechtert (RGD 1153: u.a. Phos.).

Therapie und Verlauf:
23.8.1991: *Phosphorus XM.*
4.10.1991: Hauterscheinung vollkommen verschwunden.
Sie habe am Tag nach der Einnahme einen Ausschlag um den Mund bekommen und eine Laufnase.
Dann sei es zu säuerlichem Stuhl und Unruhe in der Nacht gekommen. Dann war aber alles wunderbar.
Seit kurzem aber habe sie eine Windeldermatitis und viel Husten mit Aufwachen nachts.
Sie huste laut rasselnd, man könne meinen, daß sie erbrechen müsse, aber es käme nichts.
Beim Husten will sie aufgesetzt werden.
Der Stuhl sei säuerlich riechend.
Der Untersuchungsbefund zeigte ein vaginal und anal scharf abgegrenztes Erythem i. S. eines Soor.
Die Lunge ergab auskultatorisch eine stark verschleimte Bronchitis.

Hierarchisation:
Husten weckt vom Schlaf (RGD 694: u.a. **Caust.**, **Phos.**, **Sulph.**).
Husten locker nachts, Aufsetzen bessert (RGD 690: Phos.).
Hier zeigte sich die weiter anhaltende Wirkung des Mittels.

23.10.1991: Huste noch immer, gelbliche Laufnase, Wundheit gut geworden, Neurodermitis anhaltend weg.
Kopfschweiß nicht mehr, aber viel Fußschweiß, kalt-feucht. Wieder ziemlich saurer Stuhl.
Hustet oft abends nach dem Einschlafen, wird nicht mehr wach.

Hierarchisation:
Stuhlgeruch sauer (RGD 557: u.a. **Calc.**, *Phos.*, **Sulph**.).
Husten im Schlaf (RGD 694: u.a. Calc., Phos., *Sulph*.).
Kalter Fußschweiß (RGD 1011: u.a. **Calc.**, *Caust.*, Phos., *Sulph*.).

Phosphorus XM am 23.10.1991.

8.1.1992: Haut und Windeldermatitis in Ordnung.
Hatte aber an Weihnachten eine starke Otitis media, die durch den Kinderarzt antibiotisch behandelt wurde.
Seitdem laufe ihr permanent die Nase.
Das Sekret sei immer gelblich, morgens schlimmer.
Ziemliches Schnarchen.

Viel lockerer Husten mit nächtlichem Ewachen davon, Rasseln auf der Brust.
Laut HNO-Arzt liege ein Tubenkatarrh vor, eine Adenotomie wurde empfohlen.

Hierarchisation:
Tubenkatarrh (RGD 260: u.a. **Calc.**, **Petr.**, *Phos.*, *Sil.*).
Nase Absonderung gelb (RGD 280: u.a. **Calc.**, **Puls.**, *Phos.*, *Sil.*, **Sulph.**).
Schnupfen chronisch (RGD 297: u.a. *Calc.*, Phos., *Sil.*, *Sulph.*).
Wacht auf durch Husten (RGD 694: u.a. Calc., **Caust.**, **Phos.**, *Sil.*, **Sulph.**).

Calcarea carbonica XM am 8.1.1992.
26.2.1992: Es sei alles innerhalb von drei Tagen gut geworden.
Vor kurzem waren sie im Hallenbad (Folge von Durchnässung, RGD 1147: u.a. **Calc.**, **Caust.**, Phos., **Puls.**, Sulph.), und jetzt sei sie wieder krank, habe Schnupfen und Husten.
Sie zahne z. Z. auch (RGD 389: u.a. **Calc.**, **Sil.**, **Sulph.**), habe starken Speichelfluß (Speichelfluß bei Zahnschmerz: u.a. Calc., Caust.), habe noch immer den Fußschweiß.
Bei Kälte schnell bläulich verfärbte Hände.
Die Neurodermitis sei anhaltend weg.
Erneut *Calcarea carbonica XM.*
29.4.1992: Hautrezidiv, kratzt wieder abends von 21–22 Uhr. Extremer Speichelfluß. Fußschweiß weg.
Verlangen nach Fett (RGD 467: u.a. Ars., **Nit-ac**., *Sulph.*, Tub. ergänzt), kniet oft im Schlaf auf den Ellenbogen (RGD 1047: u.a. *Med.*, Phos., Sep., Tub.), hat Verlangen nach Fleisch (RGD 467: u.a. Sulph., Tub.), wirft bei Zorn Sachen durchs Zimmer (RGD 78: u.a. Ars., **Staph.**, Tub.).
Tuberculinum bovinum XM am 29.4.1992.
7.7.1992: Ekzem wieder vollständig verschwunden, AZ gut.
Knielage im Schlaf weg.
Bei Schmerzen hysterische Ohnmacht (RGD 1166: u.a. Ars., *Cham.*, **Cocc.**, **Ign.**, *Mosch.*, *Nux-v.*), weiß nicht, was sie will, knörend und oft unzufrieden (RGD 58: u.a. *Cham.*).
Chamomilla C 30 (DHU).
17.9.1992: Ekzem anhaltend weg.
Hysterische Ohnmacht bei Schmerzen weg.
Wieder stark Knielage im Schlaf und viel Speichelfluß.
Geht recht gut insgesamt.
24.11.1992: Ekzem anhaltend weg, schon lange keinen starken Husten mehr, Ohnmacht weg, Knielage im Schlaf weg, Kind zufriedener.
13.5.1993: Neurodermitis nun seit über einem Jahr weg.
Keine Rückfälle mehr gehabt.

4.8.1993: Haut anhaltend gut, wieder öfter hustend und verschleimt auf der Brust.
Extreme Hunde- und Katzenangst (SR I 479: u.a. **BELL.**, Calc., **CHIN.**, **stram., tub.**), nächtliches Zähneknirschen (RGD 376: u.a. **Bell.**, *Stram.*, **Tub.**), eigensinniges Wesen (RGD 16: u.a. **Bell.**, **Calc.**, Tub.). Kopfschweiß im Mittagsschlaf. Noch beidseitige Paukenergüße laut HNO-Arzt, der erneut zur Operation geraten habe.

Befund HNO-Arzt Dr. Marten vom 6.8.1993: J. hat eine Ergußbildung beidseits mit einer geringen Schalleitungsschwerhörgkeit, Die Nasenatmung ist durch Adenoide verlegt. Wir raten zur Adenotomie.

Tuberculinum bovinum CM am 4.8.1993.

9.11.1993: Bei einer erneuten Kontrolle beim HNO-Arzt im September 93 sei festgestellt worden, daß die Ergüße weg sind, eine Operation sei nun doch nicht erforderlich.
Das Zähneknirschen sei weg, die Hundeangst ebenfalls. Die Neurodermitis sei anhaltend verschwunden, auch die bläulichen Hände sind nicht mehr aufgetreten. Auch die Überempfindlichkeit gegenüber Schmerzen sei weg. Psychisch sei sie sehr ausgeglichen. Insgesamt geht es seitdem anhaltend gut, was mir 1995 bestätigt wurde.

54. Fall:

3jähriger Junge.
Erstkonsultation am 18.2.1992.

Familienanamnese:
Mutter: Neurodermitis.

Eigenanamnese:
An KK Windpocken und Scharlach. Ausbruch der Neurodermitis zur Zeit der Zahnung im siebten Lebensmonat in Form von kleinen Ekzemherden um den Mund.
Seit 1989 bestehe ein großer indolenter LK am linken Kieferwinkel.

Befund vom 18.2.1992:
Mäßiggradiges Ekzem an Wangen und Kinn.

Beschwerden am 18.2.1992:
Das Ekzem komme jeweils im Winter deutlich heraus, sei dann rot, trocken und relativ scharf eingegrenzt. Warmwerden nach dem Hereinkommen löse ein starkes Rotwerden der Haut aus.
Der Juckreiz sei eher gering.
Nahrungsmittel seien ohne Einfluß.
Er sei stark an die Mutter gebunden, bekomme Schreianfälle, wenn sie weggehe.
Im Dunkeln überaus ängstlich.
Er weine schnell bei Kleinigkeiten, sei nicht belastbar.
Ängstlich vor Tieren.
Nachts knirsche er mit den Zähnen.
Beim Einschlafen liege er auf den Knien.
Viel Flatulenz.
Verlangen nach Süßigkeiten, mehr kalten Speisen.
Abneigung gegen Eier, Fleisch.
Bauchweh vor dem Stuhlgang.

Hierarchisation:
Pavor nocturnus (SR I 61: u.a. **ARS.**, **calc.**, **KALI-BR.**, **TUB.**)
Weinen schnell bei Kindern (SR I 1089: u.a. Tub.).
Angst vor Tieren (SR I 479: u.a. **Tub**.).
Knieellenbogenlage (RGD 1047: u.a. Tub.).
Zähneknirschen im Schlaf (RGD 376: u.a. **Tub**.).

Therapie und Verlauf:
18.2.1992: *Tuberculinum bovinum XM.*
25.5.1992: Keine Besserung.
Tierangst nicht mehr, viel Blähungen nachmittags (RGD 477: u.a. *Lyc.*), Bauchweh vor Stuhlgang (RGD 489: u.a. *Lyc.*), noch immer bei Kleinigkeiten weinend (SR I 1089: u.a. Lyc.).
Daraufhin Verordnung von *Lycopodium XM.*
3.8.1992: Haut sehr gut, keinerlei Ekzeme mehr zu erkennen.
Zähneknirschen auch weg, Schlaf sehr gut, keine Blähungen mehr, keine Bauchschmerzen mehr, nicht mehr ängstlich im Dunkeln, Lymphknoten viel kleiner geworden.
29.10.1992: Seit drei Wochen kleines Rezidiv im Gesicht, Haut dort wieder trocken.
Auch wieder Zähneknirschen nachts, auch der Lymphknoten ist wieder größer geworden.
Erneut *Lycopodium XM.*
Seitdem geht es dem Kind gut.

55. Fall:

53jährige Patientin.
Erstkonsultation am 29.6.1990.
Familienanamnese leer.

Eigenanamnese:
1976 Entfernung eines bösartigen LK, sowie Bestrahlung, seitdem diesbezüglich beschwerdefrei.
Seit 1988 Ekzem der Hände, ein Allergietest hatte eine Empfindlichkeit gegen Benzocain, Parabene Mix und p-Phenylendiamin ergeben.
Die daraufhin durchgeführte Therapie mit Kortisonsalben habe aber langfristig keine Änderung herbeigeführt, indem es immer wieder zu Rückfällen komme.

Befund vom 29.6.1990:
Trockenes Ekzem an Handrücken und Handinnenflächen, z. T. vesikulös, auch interdigital.

Beschwerden am 29.6.1990:
Es bestehe ein starkes Brennen und teilweise Jucken.
Sonnenbestrahlung verschlimmere, da müsse sie immer die Hände schützen.
Es komme irregulär ohne erkennbare Ursache oder Modalität.
Weißliche Kopfschuppen.
Haarausfall diffus.
Schwindel morgens beim Aufstehen.
Ab und zu Gefühl, als ob Sand in den Augen sei.
Warze auf der rechten Wange.
Leichtes Zahnfleischbluten.
Rückenschmerzen beim Bücken.
Nachts Taubheitsgefühle der Arme.
Häufiges Umknicken.
Ab und zu Hitzewallungen ohne Schweiß, überhaupt sei ihr immer zu warm.
Abdecken der Füße nachts sei ein „Muß".
Ab und zu schmerzen die Achseldrüsen.

Hierarchisation:
Schmerz brennend (RGD 1175: u.a. **Sulph.**).
Hitze Füße, deckt sie ab (RGD 858: u.a. **Sulph.**).
Hautausschläge vesikulös zwischen den Fingern (RGD 849: u.a. **Sulph.**).
Rückenschmerzen beim Bücken (RGD 773: u.a. *Sulph.*).
Beschwerden durch Sonnenbestrahlung (SR II 617: u.a. Sulph.).
Schwellung Achseldrüsen (RGD 757: u.a. *Sulph.*).

Therapie und Verlauf:
29.6.1990: *Sulphur C 200.*
3.8.1990: Viel besser. Haarausfall viel besser, Achseldrüsenschmerz weg, AZ besser, Haut besser.
1.9.1990: Haut war vollkommen erscheinungsfrei, seit acht Tagen ginge es wieder in geringer Intensität los.
Sulphur C 200.
9.10.1990: Haut sehr gut. Auf saures Obst oder Zwetschgen und Pfirsiche würde sie kurzfristig reagieren.
13.12.1990: Alles vollkommen in Ordnung.
4.2.1991: Leichter Rückfall interdigital. Haarausfall vollkommen weg, auch sonst gut.
12.3.1991: Anhaltend wieder schlechter werdend.
Sulphur M.
7.5.1991: Alles sehr gut.
25.6.1991: Rückfall.
Sulphur M.
26.8.1991: Gehe wieder schlechter.
Sulphur XM.
Seitdem geht es der Patientin anhaltend sehr gut.

56. Fall:

4jähriges Mädchen.
Erstkonsultation am 29.7.1991.

Familienanamnese:
Mutter: Nickelallergie.
Großmutter mütterlicherseits Ekzeme.

Eigenanamnese:
Ausbruch der Neurodermitis im dritten Lebensmonat trotz Stillens, zunächst in den Armbeugen und Kniekehlen, später auch seitlich an den Wangen und im Nacken.
Therapie bis heute durch Diät, Basissalben und im Babyalter auch mit Kortisonsalbe. Zuletzt habe eine Heilpraktikerin mit dem Urin des Kindes behandelt.

Befund vom 29.7.1991:
Ekzem in den Ellenbeugen und Kniekehlen.

Beschwerden am 29.7.1991:
Heftiger Juckreiz, vor allem immer nach dem Schlafen oder schon nachts nach einigen Stunden Schlaf.
Juckreiz, wenn sie eifersüchtig auf den kleinen Bruder ist.
Bei Konflikten mit anderen Kindern oder daheim.
Verschlimmerung durch Erdbeeren, Zitrusfrüchte, Orangensaft und Gummibärchen.
Schlimmer im Sommer bei Hitze.
Schlimmer nach dem Schwimmbadbesuch.
Schlimmer nach dem Spielen im Sandkasten.
Schlimmer nach Mittagsschlaf.
Große Angst vor Hunden.
Ängstlich im Dunkeln.
Überaus eifersüchtig.
Kein Durst. Appetit normal.
Enge Kleidung sehr abgeneigt.
Trösten bessere.

Hierarchisation:
Eifersucht (RGD 16: u.a. **Hyos.**, **Lach.**, *lyc.*, *staph.*, *stram.*).
Nach Schlaf schlechter (RGD 1173: u.a. Hyos., **Lach**., *lyc.*, **Stram**.).
Enge Kleidung schlecht (RGD 1153: u.a. **Lach**., **Lyc**.).

Therapie und Verlauf:
29.7.1991: *Lachesis C 200.*
20.9.1991: Eifersucht völlig weg. Haut viel besser.
13.11.1991: Haut völlig erscheinungsfrei, AZ sehr gut.
25.3.1992: Alles völlig in Ordnung, Haut erscheinungsfrei.
15.4.1992: Rezidiv in den Armbeugen.
Lachesis C 200.
3.6.1992: Trotz Hitze alles weg.
13.8.1992: Rezidiv in den Kniekehlen, sonst alles gut.
Lachesis M.
4.10.1992: Fast alles wieder weg.
10.3.1993: Oft Bauchweh, sie sei durch momentane Eheprobleme der Eltern wohl belastet. Haut wieder schlechter.
Lachesis M.
1.2.1994: Haut war im abgelaufenden Jahr insgesamt sehr gut, nur sehr selten kam sporadisch etwas Juckreiz vor.

5.4.1994: Rezidiv an Ostern gehabt, bei Wetterwechsel von kalt zu warm (SR II 752: u.a. **TUB**.).
Wieder vermehrt gekratzt.
Weint leicht in letzter Zeit, große Hundeangst.
Eifersucht wieder verstärkt. Sonst sehr lieb und ausgeglichen.
Vorliebe für Milch.
Hast beim Essen.
Spröde Fingernägel.
Nun *Tuberculinum bovinum XM*.
22.8.1994: Es geht wieder gut. Eifersucht weg. Nervosität weg. AZ sehr gut.
Kniekehlen und Ellenbeugen sind erscheinungsfrei.
30.5.1995: Es sei alles wieder sehr gut gewesen.
Seitens des Hautbefundes war völlige Erscheinungsfreiheit festzustellen.
Die Hundeangst sei eigentlich nicht mehr aufgefallen.
Insgesamt habe sie sich sehr gut entwickelt.
Sie habe jetzt aber sehr schmerzhafte Warzen (RGD 1133: u.a. Sulph.) an den Fußsohlen (RGD 1033: u.a. Sulph.).
Sie ißt wieder sehr hastig (RGD 34: u.a. Sulph.).
Sehr gerne Saures (RGD 468: u.a. *Sulph.*).
Nun als vorerst letztes Mittel *Sulphur XM*.
Zusammenfassend darf festgehalten werden, daß dieses Kind innerhalb kürzester Zeit seitens der Ekzeme beschwerdefrei wurde. Nur im August 1992 und an Ostern 1994 kam es zu kleinen Rezidiven. Seit über einem Jahr ist sie völlig beschwerdefrei. Am 19.7.1995 erreichte mich eine Karte seitens der Eltern, über die ich mich sehr gefreut habe: „Sehr geehrter Herr Dr. Eichler, K.'s Warzen sind vollkommen weg, die Haut wunderbar und das Nägelkauen hat sie aufgegeben. Wir sind rundum zufrieden und begeistert, dank Ihrer Hilfe. Mit freundlichen Grüßen, Ihre Familie...."

57. Fall:

1jähriger Junge.
Erstkonsultation am 23.5.1990.

Familienanamnese:
Mutter: Pollinose. Tierhaarallergie.
Großeltern mütterlicherseits Pollinose.

Eigenanamnese:
Ausbruch der Neurodermitis im sechsten Lebensmonat, seit dem Abstillen und Umstellen auf Kuhmilch.
Erste auffällige Hautveränderungen an Beinen und Handrücken. An Bauch, Armen und Rücken bildeten sich trockene, schuppige Stellen, die jedoch nach ca. drei Monaten wieder verschwanden und seitdem nur noch sporadisch auftreten. Die Ekzeme am Handrücken und teilweise an den Beinen sind ständig vorhanden. Ansonsten sei er noch nicht krank gewesen.

Befund vom 23.5.1990:
Trockene, exkoriierte Ekzeme an den Beinen und an den Handgelenken. Ansonsten insgesamt trockene Haut.

Beschwerden am 23.5.1990:
Es bestehe heftiger Juckreiz, vor allem nachts.
Regelmäßig würde er um zwei Uhr mit Juckanfällen aus dem Schlaf gerissen.
Erdbeeren und gezuckerte Fruchtsäfte verschlimmern.
Schweiß verschlimmert.
Baden verschlimmere sehr.
Allgemeine Unruhe, kann nicht sitzen bleiben.
Appetit eher schlecht.
Abneigung gegen Eier und Milchprodukte.
Schlaflage meistens seitlich oder sehr selten auf den Knien.

Hierarchisation:
Erwachen um 2 Uhr (RGD 1044: u.a. *Mez.*).
Baden < (RGD 1139: u.a. *Mez.*).
Hautausschläge juckend, Wärme < (RGD 1114: u.a. *Mez.*).

Therapie und Verlauf:
23.5.1990: *Mezereum XM.*
8.7.1990: Wacht nicht mehr auf, schläft durch. Haut viel besser.
10.8.1990: Rezidiv, wacht wieder um zwei Uhr auf. Kratzt wieder blutig. *Mezereum XM.*
8.11.1990: Wieder leichtes Rezidiv, war alles völlig erscheinungsfrei gewesen. *Mezereum CM.*
27.4.1992: Haut anhaltend erscheinungsfrei, jedoch Heuschnupfenbeschwerden mit Niesanfällen und verstopfter Nase früh morgens. Schnelles Abklingen auf *Nux vomica C 30.*
29.4.1993: Heuschnupfen wie 1992 und erneut prompte Beschwerdefreiheit auf *Nux vomiva C 30.*
22.4.1994: Haut weiterhin völlig in Ordnung, jedoch wieder Heuschnupfen und diesmal *Nux vomica C 200.*

26.4.1995: Heuschnupfen. Niesanfälle im Freien. Nase läuft draußen. Nun als vorerst letzte Arznei *Pulsatilla C 30*.
Dieses Kind gesundete seitens der Neurodermitis sehr rasch.
Seit über fünf Jahren ist er diesbezüglich beschwerdefrei geblieben.
Im Frühjahr kommt es jedoch immer zu allergischen Reaktionen auf Frühblüher, was aber auf eine einzige Gabe eines homöopathischen Mittels jeweils sofort abklingt.
Er ist bezüglich seiner allergischen-atopischen Reaktionslage somit noch nicht gesund und wird wohl diesbezüglich weiterer Therapie bedürfen. Die homöopathische Behandlung kann dennoch als überaus erfolgreich beurteilt werden.

58. Fall:

39jährige Patientin.
Erstkonsultation am 14.6.1991.

Eigenanamnese:
Als Kind Milchschorf.
1971 und 1976 jeweils an einem Magenulcus erkrankt gewesen.
Seit 1974 Migräne bei Cervikalsyndrom.
Neurodermitis seit 11/1990, seit dem Umzug in ein neues Bürogebäude im September 1990.

Befund vom 14.6.1991:
Schwerste, diffus ausgebreitete Neurodermitis, fast erythrodermitische Ausprägung. Auffallende Gesichtsblässe. Blonde Haare, sehr schlanker Habitus. Struma II. Grades.

Beschwerden am 14.6.1991:
Starker Juckreiz mit blutigem Aufkratzen.
Schlimmer durch Bettwärme abends beim Einschlafen, durch Wasser, stark durch Kontakt zu Wolle, besser durch frische Luft, allgemein draußen.
Nahrungsmittel seien ohne erkennbaren Einfluß.
Sonstige Beschwerden:
Ab und zu Kopfschmerzen, die morgens bei Aufwachen im Nacken sitzen, und sich ohne Tabletteneinnahme über den Kopf zur Stirn ausbreiten. Bewegung verschlimmere.
Haarausfall beim Kämmen.
Schon immer starke Gesichtsblässe.

Schon immer sehr großer Durst.
Oft Mundgeruch.
Sie esse sehr schnell.
Sie fühle sich besser nach dem Essen.
Ab und zu Drücken im Magen.
Brennen am After nach dem Stuhlgang.
Sehr verfroren, braucht immer warme Unterwäsche.
Menarche 13jährig, Menses regelmäßig, mittelstark.
Wadenkrämpfe ab und zu nachts.
Kann nachts nicht auf der linken Seite schlafen.
Nach einem langen Schlaf sei sie wie „gerädert".
Sie sei sehr erregbar, schnell zu begeistern.
Seekrank.
Unverträglichkeit von engen Kragen und enger Unterwäsche.
Trost tue ihr sehr gut.

Hierarchisation:
Trost > (SR I 181: **Phos**., **PULS**.).
Erregbar um Kleinigkeiten (SR I 458: u.a. Phos.).
Schlaflage links unmöglich (RGD 1048: u.a. **Phos**.).
Sattessen > (RGD 1146: u.a. Phos.).
Wolle < (RGD 1153: u.a. Phos.).

Therapie und Verlauf:
Am 14.6.1991 *Phosphorus C 200*.
8.7.1991: Sie sei im Campingurlaub gewesen, wo es zehn Tage lang ganz furchtbar gewesen sei, inzwischen habe es sich aber beruhigt.
21.8.1991: Es war viel besser, auch der Juckreiz habe sehr nachgelassen, seit zwei Tagen jetzt aber Rezidiv.
Kopfschmerzen habe sie nicht mehr gehabt.
Der Hautbefund war wesentlich gebessert.
Phosphorus C 200.
30.9.1991: Geht sehr gut, AZ auch sehr gut, keine Beschwerden.
14.1.1991: Geht ausgezeichnet. Mundgeruch inzwischen auch weg.
9.1.1992: Rezidiv.
Phosphorus M.
7.4.1993: Es war fast ein Jahr lang sehr gut, nur noch tageweise habe sie etwas Ekzeme gehabt. Jetzt seit März nehme es wieder deutlich zu.
Phosphorus M.
28.5.1993: Eigentlich keine Besserung.
Es wird eher schlimmer.
Die Haut war vom Befund her wieder sehr stark befallen.

Auf dem Kopf multiple Krusten und Borken, die sie abkratzen muß. Im Gesicht, am Hals, der Brust, den Fingern und in der Schambeingegend fanden sich wieder sehr starke Ekzemherde.
Juckreiz schlimmer durch Überwärmung, durch direkte Sonne, durch Wolle. Ihre Reizbarkeit wäre geringer als früher, sie nehme inzwischen aber auch L-Thyroxin 125 wegen ihrer Struma ein.
Auch wieder Kopfschmerzen, die inzwischen ca. einmal pro Monat auftreten.
Auch die Magenschmerzen seien in allerdings geringerer Intensität wieder da. Mundgeruch morgens faulig.
Abneigung stark gegen Schweinefleisch (SR II 263: u.a. **Puls**.), Unverträglichkeit von Milch (SR II 256: u.a. **Puls**.), was Magendrücken auslöse.
Schlaf unruhig mit den Armen über dem Kopf (RGD 1047: u.a. **Puls**.), viele und intensive Träume, morgens nicht erholt (Schlaf unerquicklich: RGD 1063: u.a. *Puls*.), Höhenangst (SR I 505: u.a. Puls.), Angst vor Dunkelheit (SR I 487: u.a. **Puls**.), sie habe sogar einen Selbstverteidigungskurs deshalb mitgemacht.
Pulsatilla M.
10.3.1994: Seit gestern leichter Ekzemrückfall im Gesicht.
Es sei alles völlig in Ordnung gewesen.
Auch seitens der Gemütslage und des Allgemeinbefinden sei alles weiterhin stabil.
Am 2.3.1994 sei sie geröntgt worden. Ob das wohl den leichten Rückfall provoziert haben könnte?
Erneut *Pulsatilla M.*
8.6.1994: Hat sofort gewirkt; die Haut und das gesamte Befinden ist bestens. Hat aber seit kurzem Haarausfall.
Muß immer etwas zu tun haben.
Verlangen nach saueren Speisen.
Am Hals wegen der Struma empfindlich gegen Enges.
Nun *Sepia XM*.
23.9.1994: Geht sehr gut. Haarausfall rückläufig.
9.12.1994: Geht sehr gut. Anhaltend seit langem keine Neurodermitis mehr. Es geht ihr seitdem anhaltend gut. Seitens der Neurodermitis bestehen keine Beschwerden mehr.

59. Fall:

1jähriger Junge.
Erstkonsultation am 29.10.1990.

Familienanamnese:
Vater: Trockene Haut.
Tbc-Erkrankung des Urgroßvaters.

Eigenanamnese:
Oktober 1989 stationäre Behandlung wegen einer spastischen Bronchitis.
Ausbruch der Neurodermitis im März 1990 nach Umstellung auf Kuhmilch. Die Hauterscheinungen begannen im Bereich der Kniegelenke, erstreckten sich dann über die Beine und Oberarme. Im Frühjahr, als er erstmals kurze Hosen anhatte, wurde das Ekzem großflächig und intensiv gerötet. Bisherige Therapie mit Linolafettsalbe.
Schon dreimalige Soorinfektion der Mundhöhle.

Befund vom 29.10.1990:
Insgesamt sehr trockene Haut. Vereinzelte Ekzemstellen an den Beinen, diffus verstreut.

Beschwerden am 29.10.1990:
Momentan habe er wenig Juckreiz, durch Genuß von Milch und Joghurt verschlimmere es sich aber immer, weshalb diese Nahrungsmittel weggelassen werden.
Frühjahr verschlimmere, da dann immer Ausschläge in den Kniekehlen, den Waden und Oberarmen.
Am Meer sei er innerhalb weniger Tage vollkommen beschwerdefrei.
Kratzen beim An- und Ausziehen.
Sonst sei diesbezüglich nichts zu sagen.
Ein Einfluß durch andere Nahrungsmittel bestehe nicht, auch Wärme/Kälte, Waschen, Wolle etc. übten keinen Einfluß aus.
Sonst sei noch sein Schlafproblem zu nennen: Er schlafe nicht durch, schon von klein auf.
Er geht ca. um 20 Uhr ins Bett, da gebe es keine Probleme, aber gegen 22^{30} Uhr sei er dann das erstemal wach und weine nach der Mutter, dann bekomme er den Schnuller, wodurch er zunächst weiterschlafe. Dann wird er aber wieder wach, so gegen null oder ein Uhr, dann schlafe er nicht so schnell wieder ein, wolle dann ins Bett der Eltern, wo er dann bis vier oder fünf Uhr durchschlafe. Nachts liege er meist auf den angezogenen Knien im Bett.
Sein Stuhl sei eigentlich immer weich.
Vorliebe für Saures, auch Salatsoße, oder Gurken.

Der Appetit sei als gut zu bezeichnen. Den größten Hunger habe er immer beim Frühstücken. Abneigung nur gegen Honig, Mandarinen.
Durst oft, aber immer nur wenig auf einmal.
Er sei sehr lebhaft und interessiert, aber nicht nervös oder unruhig.
Er mag keine engen Hosen und Gürtel.

Hierarchisation:
Knieellenbogenlage im Schlaf (RGD 1047: u.a. Lyc., *med.*, *phos.*, *sep.*, *tub.*).
Seeklima > (SR II 31: u.a. **Med.**, **nat-m.**, **tub**.).
Verlangen nach Saurem (RGD 468: u.a. *Med.*, *phos.*, *sep.*).

Therapie und Verlauf:
Am 29.10.1990 erhielt er *Medorrhinum XM*.
11.12.1990: Alles sehr viel besser, ruhiger geworden, schläft durch.
15.2.1991: Haut am Körper erscheinungsfrei, nur noch leichte Kopfschuppen. AZ sehr gut.
19.9.1991: Alles war vollkommen in Ordnung, seit einer Woche wieder Ekzemherde, schläft wieder schlechter, unruhig im Sitzen, schlechter Appetit, Knieellenbogenlage im Schlaf.
Medorrhinum XM.
Seitdem geht es ihm sehr gut, er bedurfte keinerlei Medikation mehr.

60. Fall:

6 Monate altes Mädchen.
Erstkonsultation am 13.5.1991.

Familienanamnese:
Mutter: Z.n. Herzklappenoperation, chronische Blepharitis.
Vater: Heuschnupfen.

Eigenanamnese:
Auftreten des Ekzems im Januar 1991 in Form von leichtem Milchschorf. In der 12. Lebenswoche erste auffällige Gesichtskratzstellen und dann zunehmende Verschlechterung der Haut. Ausbreitung über den ganzen Körper und starke Austrocknung der Haut.
Seit Monaten an chronischem Schnupfen erkrankt, seit der dritten Lebenswoche.
Z.n. Tränengangstenose.

Kasuistiken

Bisher eingenommene Arzneimittel:
Fluortabletten, Linolafettsalbe, Panthenolsalbe, Vaspitsalbe, Babixtropfen, Refobacincreme, Aknemycinsalbe, Bepanthensalbe, Ung. Lenienscreme, Candido-Hermalpaste, Dermatopcreme, Fenistiltropfen, Paracetamol ratiopharm 125 Suppositorien, Olynthtropfen, Hismanaltropfen und Parfenacsalbe.

Befund vom 13.5.1991:
Schwerste Neurodermitis des gesamten Integumentes, betont im Gesicht, am Hals, dem Oberkörper, den Armen und Beinen. Haut teilweise tiefrot und heiß, an den Wangen feucht und nässend, eiternd. Am Hals multiple LK-Schwellungen.

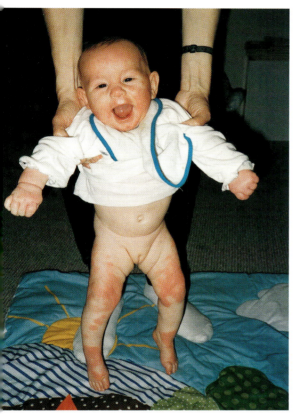

Beschwerden am 13.5.1991:
Es bestehe furchtbarer Juckreiz, schlimmer ab nachmittags und dann nachts.
Durchschlafen sei völlig unmöglich, indem sie alle ein bis zwei Stunden Kratzanfälle hätte. Wärme verschlimmere.
Wolle sei ebenfalls schlecht.
Nahrungsmittel seien bis jetzt ohne erkennbaren Zusammenhang.
Noch voll gestillt bei gutem Appetit. Stuhlgang ganz normaler Stillstuhl.
Sehr bewegungsintensives Kind, will immer beschäftigt werden.
Insgesamt sehr freundlich und aufgeweckt, schreit wenig und geht auch auf Fremde zu.
Eigentlich immer kalte Hände und Füße.
Sehr starker Speichelfluß nachts.
Ständig laufende Nase, besonders drinnen.

Hierarchisation:
Speichelfluß im Schlaf (RGD 370: u.a. **Merc.**).
Fließschnupfen im warmen Zimmer (RGD 298: u.a. *Merc.*).
Hautausschläge juckend, nachts (RGD 1114: u.a. **Merc.**).
Hautausschläge juckend, Wärme < (RGD 1114: u.a. **Merc.**).

Therapie und Verlauf:
13.5.1991: *Mercurius solubilis C 200*.
28.6.1991: Viel besser, heute hätte sie plötzlich nach dem Genuß von Erdbeeren knallrote Wangen.
Auf *Fragaria C 30* prompte Abheilung.

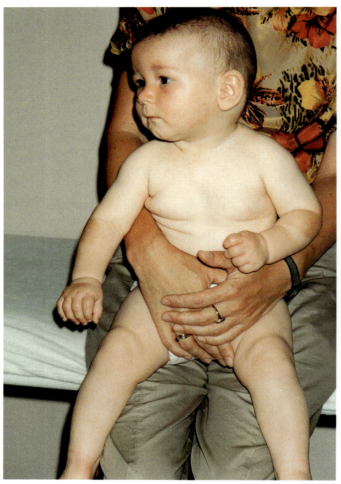

10.7.1991: Viel besser. Hautbefund wesentlich weicher, keine starke Rötung mehr.
Sie spiele viel mehr, sei ruhiger.
Der Schnupfen sei auch insgesamt besser.
14.8.1991: Hautbefund hervorragend, glatte Haut, nur noch kleinste Reste.
AZ auch sehr gut.
Speichelfluß noch immer stark, schreit, wenn sie ihren Willen nicht bekommt.
16.9.1991: Geht anhaltend sehr gut.
31.10.1991: Anhaltend sehr gut, kleiner Rest im Nacken, ansonsten erscheinungsfrei.
Noch immer starker Speichelfluß.
4.12.1991: Anruf der Mutter: Sie habe wegen einer Ohrenentzündung Antibiotika gegeben. Jetzt sei die Haut an den Wangen wieder ekzematös.
Mercurius solubilis C 200 wurde deshalb wiederholt.
25.3.1992: Es sei alles recht gut.
Was auffalle, sei der doch immer wieder vorhandene Schnupfen, die Nase sei eigentlich jetzt mehr verstopft (RGD 299: u.a. **Calc.**), sie schnarche oft (RGD 671: u.a. Calc.), habe Polypen (RGD 291: u.a. **Calc.**), sie stolpere oft beim Laufen (RGD 1031: u.a. *Calc.*).

Sonst sei alles gut, sie esse auch alles, sogar Erdbeeren, ohne Reaktion.
Daraufhin nunmehr *Calcarea carbonica XM*, erneut am 20.1.1993 und *Calcarea carbonica CM* am 1.7.1993. In dieser Zeit blieb die Neurodermitis gleichbleibend sehr gut, diesbezüglich nennenswerte Beschwerden sind nicht mehr aufgetreten, bezüglich des Schnupfens wurde jeweils über große Zeiträume Beschwerdefreiheit erzielt, er macht allerdings ab und zu doch noch Beschwerden.

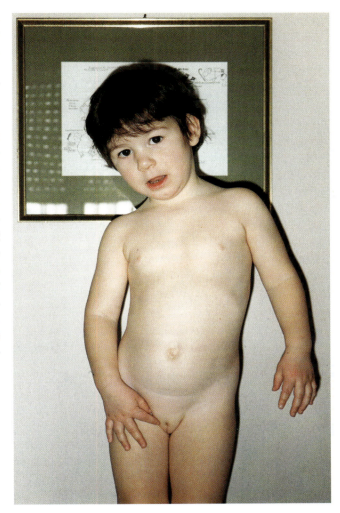

61. Fall:

8jähriges Mädchen.
Erstkonsultation am 24.10.1988.

Eigenanamnese:
Neurodermitis seit dem Säuglingsalter, ansonsten stets gesund gewesen.
Therapie überwiegend mit Fettsalben, bei Bedarf mit Hydrokortisonsalben.

Befund vom 24.10.1988:
Deutliche Ekzeme im Bereich der Kniekehlen und Armbeugen.
Sommersprossen im Gesicht.
Blasse Gesichtsfarbe.

Beschwerden am 24.10.1988:
Es bestehe starker Juckreiz, besonders abends und morgens.
Schlimmer auch nachts im Bett.
Zitrusfrüchte verstärken ebenfalls den Juckreiz.
Im Sommer sei es besser.
Sehr mäßiger Appetit.
Verlangen nach Speck und Fett.
Neigung zu Obstipation.
Leicht frierend.
Übelkeit beim Autofahren.
Sehr empfindlicher Geruchsinn.
Weint bei Nichtigkeiten.
Mehr Symptome waren nicht in Erfahrung zu bringen.

Hierarchisation:
Weint leicht (SR I 1089: u.a. **Caust**., lyc., nit-ac., tub.).
Mangel Lebenswärme (RGD 1158: u.a. **Caust**., *lyc*., **Nit-ac**., *tub*.).
Verlangen Speck (SR II 219: u.a. **Tub**.).
Verlangen Fett (SR II 241: u.a. **NIT-AC**., **tub**.).

Therapie und Verlauf:
24.10.1988: *Tuberculinum bovinum XM*.
28.11.1988: Keine Besserung, sie kratze sich anhaltend auf.
5.12.1988: Stellenweise insgesamt besser, Juckreiz weniger.
Starke Gesichtsblässe (RGD 309: u.a. **Tub**.).
19.12.1988: Haut erheblich gebessert.
16.1.1989: Kratzt noch, Haut aber doch viel besser geworden.
Jetzt Schwierigkeiten in der Schule.
Verwechselt oft Buchstaben beim Schreiben (SR I 751: Lyc.), macht Fehler beim Lesen (SR I 746: u.a. Lyc.).
Lycopodium XM.
3.2.1989: Schulleistungen seien besser, Haut sehr viel besser anhaltend, Psyche besser, weint nicht mehr so leicht, sei stabiler.
Starkes Verlangen nach Fett, sie esse den anderen das Fett vom Teller (SR II 241: u.a. **Sulph**., **tub**.).
7.2.1989: Haut vollkommen erscheinungsfrei.
6.4.1989: Seit einer Grippe im Februar sei die Haut nicht mehr so gut.
Ihre Psyche sei auch wieder schlecht, sie weine leicht (SR I 1089: u.a. Calc., Tub.), sei sehr ungeschickt und stolpere leicht (RGD 1031: u.a. *Calc*.), habe

feuchtkalte Füße (RGD 1011: u.a. **Calc.**), habe juckende Bläschen an der Fußsohle (RGD 855: u.a. *Calc.*).
Calcarea carbonica C 200.
5.8.1989: Alles sehr gut.
20.9.1989: Neurodermitis anhaltend so gut wie erscheinungsfrei, keinerlei Probleme mehr damit.
Wirkt ausgeruhter und insgesamt gesünder.
Noch immer gerne Butter und Speck.
Hat zugenommen.
Momentan gerne Milch trinkend.
28.9.1990: Es war über ein Jahr lang alles in Ordnung, jetzt leichtes Rezidiv in den Ellenbeugen ohne Juckreiz.
Befinden insgesamt stabil.
Tuberculinum bovinum XM.
21.1.1991: Geht wieder sehr gut.
Verlangen groß nach Speck und Butter.
5.5.1992: Es war alles wieder sehr gut, jetzt leichter Rückfall in den Kniekehlen.
Tuberculinum bovinum CM.
10.7.1992: Jetzt Abneigung gegen Fett (SR II 241: u.a. Lyc.), wieder Schulschwierigkeiten, wieder mehr Fehler beim Lesen und Schreiben, viele Leichtsinnsfehler, leicht ablenkbar (Konzentration fällt schwer: SR I 155: u.a. **Lyc**.), Atemnot bei körperlicher Anstrengung (RGD 667: u.a. **Lyc**.), viel Flatulenz, Stuhl hart (RGD 558: u.a. **Lyc**.).
Lycopodium XM.
Bis 1993 hörte ich dann nichts mehr von dem Kind, dann wurde seitens der Mutter wegen Terminschwierigkeiten die Behandlung bei mir leider abgebrochen, über die weitere gesundheitliche Entwicklung bin ich seitdem nicht mehr informiert.
Die Behandlung bis 1993 darf insgesamt als überaus erfolgreich beurteilt werden.

62. Fall:

56jährige Patientin.
Erstkonsultation am 13.7.1991.

Familienanamnese:
Vater: Verstarb mit 75 Jahren an Schilddrüsenkrebs.

Eigenanamnese:
Als Kind Ekzeme an den Händen.
1958 TE wegen rezidivierenden Tonsillitiden.
1982 Operation wegen Hämorrhoiden.
1984 Operation an einer Bartholinischen Cyste.
Mehrfache Verödungen bis heute wegen Varizen.
Vor einigen Jahren Sonnenallergie.
Seit einigen Jahren Einnahme von Hormonen wegen klimakterischen Beschwerden.
Vor fünf Wochen Ausbruch eines stark juckenden Ekzems am Bauch und an den Beinen.
Bisherige Therapie bei einem Hautarzt durch Dermatop-Fettsalbe, Linola-H-Fettsalbe und Celestaminetabletten.

Befund vom 13.7.1991:
Trockene, derzeit durch die Kortison-Therapie kaum erkennbare Ekzemstellen verstreut an den Beinen und am Bauch. Angedeutet Flecke im Gesicht. RR 160/90 mm Hg.

Beschwerden am 13.7.1991:
Es bestehe furchtbarer Juckreiz an den Stellen, obwohl seit dem Kortison nur noch wenig zu sehen sei. Der Juckreiz trete fast ausschließlich nachts durch Bettwärme auf, wodurch sie wach wird. Die betroffenen Hautpartien verursachen brennende Schmerzen, Abkühlung lindere, auch z. B. Abspritzen mit kaltem Wasser. Die Schmerzen seien für sie sehr belastend.
Das Jucken sei nur an den umschriebenen Stellen vorhanden.
Sonst könne sie nur noch sagen, daß vielleicht Weingenuß eine Rolle spielen könnte, da das Ekzem in der Spargelzeit aufgetreten sei, als sie doch etwas mehr als sonst getrunken habe.
Sonstige Symptome:
Sie leide an kalten Fingern, die z.T. weiß werden und wehtun.
Kalte Füße oft.
Gelegentliche Verspannungen im Nacken mit folgenden Hinterkopfschmerzen bis zur Stirn.
Neigung zu Flatulenz, besonders auf Obst, Kohl und Brot.
Sie ißt gerne gut gewürzt und pikant. Auch sehr gerne Fisch. Gerne Brot.
Stuhlgang gut, geregelt.
Durst eher wenig.
Der Schlaf sei immer gut gewesen, werde jetzt aber durch Hitzegefühle nachts ab und zu gestört.
Seitenlage rechts bevorzugt.
Bei Vollmond sei der Schlaf unruhiger.
Trockenheit der Augen.

Brüchige Nägel.
Ungern feucht-nebliges Wetter, das bedrücke sie.
Frieren leicht.
Enge Kleidung und Kragen eher unangenehm.

Arzneimittelbestimmung:
Diese Patientin litt an einem akuten Ekzem, weshalb zunächst den akuten Symptomen Vorrang einzuräumen war, jedoch sollte das Mittel schon auch sonst „passen".
Das vorrangige Symptombild war der heftige Juckreiz, der fast ausschließlich in Wärme auftrat und durch Kälte gebessert wurde. Ich darf vorwegnehmen, daß das zunächst heilende Mittel der Patientin Acidum fluoricum war. Weshalb dieses Mittel?
Ich möchte hier einige Angaben zu diesem Mittel aus den Arzneimittellehren zitieren:
1) J. MEZGER: „Heftiges Jucken der ganzen Haut, besser durch Abkühlung. Bildung von Bläschen und Pusteln mit Jucken, in der Wärme schlimmer. Hitziger Zustand mit Verlangen nach Abkühlung und kalten Bädern und Abwaschungen." (26)
2) J.-A. LATHOUD: „Es gibt wenige Mittel, die so viel allgemeines und hartnäckiges Jucken erzeugen, das in Wärme schlimmer, von Kälte besser wird. Umschriebene, brennende Schmerzen an verschiedenen Hautstellen." (27)
Vergleicht man nun die chronischen Symptome der Patientin mit diesem Mittel, läßt sich eine deutliche Ähnlichkeit feststellen, denn auch die Weinverschlimmerung (RGD 1199), die sehr deutliche Varikosis (RGD 1031), die brüchigen Fingernägel (RGD 825), das Verlangen nach gewürzten Speisen (RGD 467), die Hitzegefühle nachts beim Erwachen (RGD 1150) und der sich zur Stirn erstreckende Hinterkopfschmerz wird durch das Mittel gedeckt.

Therapie und Verlauf:
13.7.1991: *Acidum fluoricum C 200*, die Kortisontherapie wurde abgesetzt.
19.8.1991: Unverändert.
Daraufhin *Acidum fluoricum M.*
23.9.1991: Es sei ungefähr 30 % besser.
7.10.1991: Seit einer Woche wieder starker Juckreiz.
Acidum fluoricum M.
9.4.1992: Es sei alles „phantastisch" gewesen, bis vor drei Tagen.
Acidum fluoricum XM.
Im Februar 1993 rief sie mich an, um mir zu berichten, wie gut es ihr ginge.

Ihre Blähungen seien auch weg, auch der Hinterkopfschmerz sei nicht mehr aufgetreten, sie neige nur noch zu kalten Füßen und Händen.
3.2.1993: Wieder Beschwerden mit Jucken und Brennen in den Achselhöhlen.
Bläschen zwischen den Fingern.
Nägel reißen wieder ein.
Ein juckender Fleck auf der Stirn.
Wärme verschlimmere wieder deutlich.
Acidum fluoricum XM.
4.9.1993: Es habe eigentlich nicht überzeugend gewirkt.
Durch Sonne wird es viel schlimmer (RGD 1193: u. a. **Nat-m.**), kalt abwaschen lindere deutlich (RGD 1139: u.a. *Nat-m.*).
Da nun auch viele der anderen Symptome aus der Erstanamnese zu *Natrium chloratum* paßten, gab ich am 4.9.1993 *Natrium chloratum XM.*
14.9.1994: Es war die ganze Zeit sehr gut, jetzt wieder Ekzeme in den Achselhöhlen.
Natrium chloratum XM.
8.3.1995: War wieder völlig beschwerdefrei.
Hätte quasi wieder sofort gewirkt.
Natrium chloratum CM.
5.4.1995: Anruf verzweifelt, es jucke wie verrückt. Kälte bessere.
Kein Mittel, abwarten, da Reaktion.
12.4.1995: Anruf, es gehe wieder viel besser.
21.6.1995: Rückfall unter den Armen. Brennende Rötung und starkes Jucken.
Natrium chloratum CM als vorerst letztes Mittel mit der Folge sofortiger Beschwerdefreiheit.
Dieser Fall bedarf sicherlich weiterer homöopathischer Betreuung, jedoch ließ sich die Neurodermitis der Patientin bis jetzt sehr gut beherrschen, sie ist über weite Strecken völlig beschwerdefrei.

63. Fall:

2jähriger Junge.
Erstkonsultation am 25.7.1990.

Familienanamnese:
Schwester: Neurodermitis.

Eigenanamnese:
Neurodermitis bestehe seit der Geburt, schon damals habe er gleich sehr rauhe und trockene Haut gehabt. Auf Muttermilch hin sei es deutlich schlimmer geworden.
Bisherige Therapie mit Fenistiltropfen, Linolafettsalbe, Parfenacsalbe. An homöopathischen Mitteln bis jetzt Mezereum D 3, Staphysagria D 12 und Calcium carbonicum 6 LM.
Nachgewiesene Pollenallergie auf Gräser, Roggen und Gerste, sowie ebenfalls vorhandene Hausstauballergie.

Befund vom 25.7.1990:
Deutlich ausgeprägte Neurodermitisherde mit Betonung der Arme und Beine. Haut teilweise pergamentartig trocken und schuppig.

Beschwerden am 25.7.1990:
Es bestehe Juckreiz, der zum blutig kratzen führe.
Wärme verschlimmere, am Meer sei es immer besser, jahreszeitlich aber keine signifikanten Unterschiede.
Milch- und Eisgenuß verschlimmere.
Schwitzen bessere eher, er könne aber so gut wie nicht schwitzen.
Vom Gemüt her lieb und folgsam, trotz eines starken Willens.
Schnell beleidigt.
Empfindlich und schnell traurig, wenn er geschimpft wird.
Angst vor Männern.
Überaus anhänglich.
Neigung zu Verschlossenheit.
Starkes Verlangen nach Süßigkeiten.
Appetit eigentlich normal, aber nächtlicher Heißhunger manchmal.
Abneigung gegen Tee.

Hierarchisation:
Furcht vor Männern (SR I 510: u.a. **CIC.**, **LYC.**, **NAT-C.**, **nat-m.**, **puls.**, sep., sulph.).
Traurigkeit bei Kindern (SR I 874: u.a. Lyc., sulph.).
Leicht beleidigt (SR I 791: u.a. Cic., **LYC.**, nat-c., **nat-m.**, **puls.**, **sep.**, **sulph.**).
Verlangen nach Süßigkeiten (SR II 275: u.a. **LYC.**, **nat-c.**, nat-m., **sep.**, **SULPH.**).
Haut pergamentartig (RGD 1108: u.a. *Lyc.*).

Therapie und Verlauf:
25.7.1990: *Lycopodium XM.*
18.10.1990: Seit einer Woche wieder schlechter werdend, vom Befund her schon deutlich geringer ausgeprägte Ekzeme.

15.11.1990: Haut wird sehr viel schlimmer.
Wieder sehr starker Juckreiz.
Vom Gemüt her sehr trotzig und eigensinnig (SR I 788: u.a. Lyc.).
Lycopodium XM.
18.12.1990: Psyche und Haut wieder sehr viel besser.
7.2.1991: Seit 14 Tagen sei wieder eine Verschlechterung eingetreten.
Die Ekzeme betreffen nunmehr besonders die Hände und Füße.
Wieder starkes Kratzen.
Wieder sehr eigensinnig.
Ängstlich im Dunkeln (SR I 487: u.a. **Lyc**.), bevorzugt fast nur noch warme Speisen (SR II 278: u.a. **Lyc.**).
Lycopodium CM.
7.3.1991: Alles wieder recht gut.
Der Mutter fiel auf, daß der zunehmende Mond bei einer Verschlimmerung eine Rolle spiele (SR II 270: u.a. **Lyc**.).
Er habe eine Abneigung gegen Fleisch entwickelt (SR II 254: u.a. **Lyc**.).
25.3.1991: Es gehe recht gut, kaum noch Juckreiz, die Ekzeme seien nur gering ausgeprägt.
Er sei nicht gerne allein, wolle immer Gesellschaft (SR I 150: u.a. **LYC**.).
In letzter Zeit entwickle er sich mehr zum Lausbub, sei er nicht mehr immer so brav, was man sehr positiv sehen könne.
5.5.1991: Zwischenzeitlich sei es bei Wetterwechsel zum warmen Wetter hin mal wieder viel schlechter gewesen (SR II 752: u.a. **Lyc**., **TUB**.), er sei sehr ängstlich vor Hunden geworden (SR I 495: u.a. **Tub**.), habe Angst im Dunkeln (SR I 61: u.a. **TUB**.), antworte nicht gerne und sei ziemlich verschlossen, habe anhaltend starke Abneigung gegen Fleisch (SR II 254: u.a. **Tub**.), sei insgesamt sehr gemütlich vom Typ her, schniefe viel, nachts schnarche er etwas.
Am 5.5.1991 nahm er *Tuberculinum XM* ein.
14.8.1991: Ab dem 10.7.1991 habe er einen Infekt gehabt, der die Neurodermitis wieder etwas verschlimmert habe, inzwischen aber wieder beschwerdefrei.
Das Gesicht war vollkommen ekzemfrei, die Extremitäten nur noch leicht trocken.
Wieder starke Vorliebe für warme Speisen (SR II 278: u.a. **Lyc**.), deutlich nun auch die Verschlimmerungstendenz bei zunehmendem Mond (SR II 270: u.a. **Lyc**.), starkes Verlangen nach Süßigkeiten jetzt neu aufgefallen (SR II 275: u.a. **LYC**., **tub**.).
Erneut *Lycopodium CM* .
17.9.1991: „So gut war's noch nie."
Der Hautbefund war vollkommen erscheinungsfrei.
19.11.1991: Haut weiterhin hervorragend.

Auffällig Übelkeit beim Autofahren (SR II 564: u.a. Lyc.), und weiterhin allgemeine Anfälligkeit gegen zunehmenden Mond.
6.12.1991: Ganz leicht wieder einsetzende Hauterscheinungen.
28.1.1992: Erst seit ein paar Tagen wieder etwas kratzend.
Empfindlichkeit gegen Vollmond (SR II 369: u.a. **LYC**.), allgemeine Langsamkeit in allem (SR I 930: u.a. Lyc.), Trägheit (SR I 417: u.a. **LYC**.), mildes und liebes Wesen.
Abwarten wegen Arzneireaktion.
7.4.1992: Plötzlich großer, indolenter und harter LK rechte Halsseite.
Auf *Conium C 30* schnelle Abheilung.
11.8.1992: Haut anhaltend gut. Immer noch sehr träge und langsam in allem.
Einschlafen falle schwer (RGD 1051: u.a. Lyc.), oft halsstarrig und dickköpfig (SR I 788: u.a. **Lyc**.), Enuresis nocturna (RGD 576: u.a. Lyc.), Übelkeit beim Autofahren (RGD 462: u.a. *Lyc*.).
Lycopodium MM.
15.5.1993: Im Frühjahr bei Wetterwechsel von kalt zu warm (SR II 752: u.a. **TUB**.) war es mal wieder etwas schlechter gewesen, ansonsten aber sehr gut insgesamt.
Auffällig wieder große Hundeangst (SR I 495: u.a. **Tub**.).
Pavor nocturnus (SR I 61: u.a. **TUB.**).
Abneigung Fleisch (SR II 254: u.a. **Tub**.).
Tuberculinum bovinum XM.
7.4.1994: Seit Anfang Januar wieder verstärkter Juckreiz.
Gemüt ginge so ganz gut.
Ängstlich im Dunkeln anhaltend (SR 61: u.a. **Calc**.).
Kann abends schlecht einschlafen.
Übelkeit beim Autofahren (RGD 462: u.a. *Calc.*).
Jetzt *Calcarea carbonica XM*.
10.6.1994: Anruf der Mutter, daß es ihm sehr gut gehe.
Seitdem war eine weitere Therapie nicht mehr erforderlich.
Ein Rückruf meinerseits im Juli 1995 ergab, daß es ihm bis auf ab und zu vorkommende trockene Händchen sehr gut gehe, es sei nicht mehr der Rede wert. Auch sein Allgemeinzustand sei bestens.

64. Fall:

4jähriges Mädchen.
Erstkonsultation am 4.4.1989.

Eigenanamnese:
Ausbruch der Neurodermitis in der vierten Lebenswoche in Form von diffusen trockenen Hautstellen. In letzter Zeit Beschränkung des Ekzems auf die Beine und Arme. Überwiegend Fettsalben-Therapie bis heute.

Befund vom 4.4.1989:
Diffus verstreute ekzematöse Herde mit Betonung der Extremitäten. Nur mäßige Kratzspuren. Submandibulär ein indolent geschwollener LK.

Beschwerden am 4.4.1989:
Es bestehe kein besonders schlimmer Juckreiz, wenn sie regelmäßig eingecremt wird.
Modalitäten könne man eigentlich keine angeben, höchstens noch, daß man einen Zusammenhang mit Obst, Milch und Süßigkeiten vermute. Überhaupt verlief die ganze Anamnese äußerst zäh, ich redete beim Spontanbericht fast mehr als die Eltern, indem ich krampfhaft um Symptome bemüht war.
So erfuhr ich nur noch weniges:
Momentan sei sie in der Trotzphase, sage viel „Nein".
Starkes Verlangen nach Saurem, die Salatsoße sei ihre Lieblingsspeise.
Verlangen nach Butter und Sahne.
Oft verschwitzt auf der Nase.
Diffuses Schwitzen im Schlaf.
Ängstlich beim Alleinsein.
Hundeangst nein, keine Dunkelangst.
Oft Bohren in der Nase.
Oft verschnupft.

Hierarchisation:
Antwortet „Nein" auf alle Fragen (RGD 6: u.a. Tub.).
Schweiß auf der Nase (RGD 300: u.a. Tub.).
Schwitzt im Schlaf (RGD 1099: u.a. Tub.).
Verlangen nach Fett (SR II 241: u.a. *Tub.*).

Therapie und Verlauf:
Am 4.4.1989 nahm sie drei Globuli *Tuberculinum bovinum XM* ein.
3.5.1989: Hände stark ekzematös, deutliche Zunahme des Juckreizes.

8.6.1989: Anhaltend eher schlechter werdend, jetzt auch Ausbreitung auf die Arme und zwischen den Fingern juckende Bläschen, die nässen.

Hierarchisation:
Schweiß auf der Nase (RGD 300: u.a. Nat.-m.).
Schwitzt im Schlaf (RGD 1099: u.a. *Nat-m.*).
Verlangen nach Saurem (RGD 468: u.a. *Nat-m.*).
Bläschen zwischen den Fingern (RGD 849: u.a. *Nat-m.*).

Am 8.6.1989 nahm sie drei Globuli *Natrium chloratum XM* ein.
15.2.1994: Die Neurodermitis ist seit 1989 verschwunden.
Sie habe aber Schulschwierigkeiten.
Probleme mit dem logischen Denken, dadurch große Probleme mit dem Rechnen (SR I 745: u.a. **Lyc**.).
In allem sehr unsicher, wenig Selbstvertrauen (SR I 159: u.a. **Lyc**.).
Vor der Schule oft Bauchweh (Erwartungsangst: SR I 54: Lyc. ergänzt).
Ißt lieber warme Speisen (SR II 278: u.a. **Lyc**.).
Durchfall bei Aufregung (RGD 535: u.a. *Lyc*.).
Ruhelos im Sitzen (SR I 856: u.a. **LYC**.).
Oft morgenmuffelig.
Reagiert auf Vollmond.
Spricht im Schlaf.
Lycopodium XM.
28.4.1994: Durchfall bei Aufregung viel besser.
Selbstvertrauen etwas besser.
Unruhe etwas besser.
Morgenmuffeligkeit besser.
Sprechen im Schlaf noch gleich.
Abwarten.
11.3.1995: Seit vier Wochen kratze sie erstmals seit Jahren wieder und auch das allgemeine Befinden sei doch wieder auffälliger.
Sehr ungehalten in letzter Zeit.
Reizbar und leicht erregbar.
Schreit schnell los.
Selbstvertrauen wieder auffallend schlecht.
Wieder vermehrt Bauchweh.
Ab und zu Wortfindungsstörungen.
Wieder ab und zu Durchfall bei Aufregung.
Nachts Hitze der Füße, müssen abgedeckt werden.
Zähneknirschen nachts.
Sprechen im Schlaf.
Viele Träume.

Ruhelosigkeit im Sitzen wieder vermehrt.
Erneut *Lycopodium XM* als vorerst letztes Mittel.
5.5.1995: Anruf der Mutter, es gehe viel besser, es habe wieder sehr gut gewirkt.

65. Fall:

45jähriger Patient.
Erstkonsultation am 1.2.1985.

Eigenanamnese:
Ausbruch eines juckenden Ekzems ca. vor fünf Jahren. Zunächst lokalisiert im Bereich der Unterschenkel breitete es sich allmählich auch bis zu den Oberschenkeln aus.
Eine diesbezüglich durchgeführte Diagnostik in der Hautklinik führte zur Diagnose „Ekzem" und zur Therapie mit Linola-Fettsalbe und schließlich auch zur Kortisonsalbe, was jedoch keine bleibenden Erfolge brachte, eher eine kontinuierliche Verschlechterung.

Befund vom 1.2.1985:
Aufgekratztes, trockenes Ekzem der Beine, betont an den Schienbeinen und an den Oberschenkel-Streckseiten.

Beschwerden am 1.2.1985:
Es bestehe erheblicher Juckreiz, der ihn sehr quäle.
Schlimmer durch Berührung, Wärme, Kratzen, warmes Wasser, warme Kleidung.
Linderung nur durch Abkühlung und durch konsequentes Salben.
Höhepunkt des Juckreizes meistens nachmittags.
Vom Gemüt her sei er durch eine schlechte Ehe sehr belastet, was vielleicht eine Rolle spielen könnte.
Beim Verkehr Schweißausbrüche.
Durchfall bei Aufregung.
Für Trost sehr empfänglich.
Alleinsein schlecht, braucht Gesellschaft und Familienleben.
Enge Gürtel „total" schlecht, sogar enge Schuhe wären ihm ein Greuel.
Er friere sehr leicht und hat oft kalte Hände.
Bei Zugluft sofort Halsschmerzen.
Großes Schlafbedürfnis von mindestens acht Stunden.
Schlaflage auf dem Rücken.

Appetit eher mäßig. Abneigung gegen Fett.
Hierarchisation:
Beschwerden durch Kummer (RGD 37: u.a. Lyc.).
Erwartungsangst (RGD 19: u.a. **Lyc.**).
Enge Kleidung unverträglich (RGD 1153: u.a. **Lyc.**).
Nachmittags (RGD 1135: u.a. **Lyc.**).

Therapie und Verlauf:
Lycopodium XM am 1.2.1985 und 21.5.1986, *Lycopodium CM* am 9.9.1987 und 30.12.1987.
Hierunter wurde der Patient über z.T. jahrelange Phasen vollkommen ekzemfrei.
Zu Rückfällen kommt es nur noch in kaum behandlungsbedürftigen Ausmaßen.

66. Fall:

1jähriges Mädchen.
Erstkonsultation am 13.11.1991.

Eigenanamnese:
Neurodermitis seit dem dritten Lebensmonat.
Bisherige Therapie mit Linola-Fettsalbe, Fucidinesalbe und Milchverzicht.
Im fünften Lebensmonat Nabelhernie, behandelt mit Nabelpflaster.

Befund vom 13.11.1991:
Trockenes Ekzem, betont an der Stirn, hinter den Ohren und in den Kniebeugen.
Trockene Haut am gesamten Integument.
Freundliches Kind, das sich sehr bereitwillig untersuchen läßt.

Beschwerden am 13.11.1991:
Es bestehe starker Juckreiz. Schlimmer im Winter und durch den Genuß von Süßigkeiten und von Kuhmilch.
Sonst könne sie keine Modalitäten angeben.
Bei der direkten Befragung ergaben sich dann noch folgende Symptome:
Angst vor Männern.
Weint oder klammert sich an die Mutter, wenn sie ein fremder Mann anspricht.

Sehr empfänglich für Musik, tanzt gerne.
Sehr mild im Wesen, freundlich in ihrer Art.
Sie versuche aber auch, ihren Willen durchzusetzen und gebe nicht so schnell auf.
Bei nicht erfüllten Wünschen könne sie auch lange anhaltend schreien.
Oft Angstträume und auffahren aus dem Schlaf heraus.
Schreit, sobald die Mutter das Zimmer verläßt.
Braucht ein Stofftier zum Schlafen.
Im Schlaf Bauch- oder Seitenlage, ab der zweiten Nachthälfte bei den Eltern schlafend.
Appetit sehr gut.
Beim Füttern mit einem Metallöffel wird sie sofort rot im Gesicht, ganz schlimm sei Nickel, da bekomme sie sogar weiße Bläschen dazu.
Neigt zu Wundheit im Genitalbereich, wenn sie nicht gleich gewickelt wird.
Der Stuhl sei scharf, wundmachend.
Durst sehr gut, so etwa 1–1½ Liter täglich.
Kein Schwitzen bis jetzt.
Empfindlich gegen Geräusche, wird da auch schnell wach.

Hierarchisation:
Furcht vor Männern (RGD 25: u.a. **LYC.**, **NAT-C.**, **puls.**, sep.).
Auffahren aus dem Schlaf (RGD 8: u.a. Lyc., **nat-c.**, **puls.**, **sep.**).
Angstträume (RGD 1055: u.a. **Lyc.**, **Nat-c.**, **Puls.**, *sep.*).
Empfindlich gegen Sinneseindrücke (SR I 906 : u.a. **Lyc.**, **nat-c.**, **sep.**).
Stuhl scharf, wundmachend (RGD 559: u.a. **Puls.**, sep.).

Therapie und Verlauf:
13.11.1991: *Sepia C 200.*
4.1.1992: Hautbefund wesentlich gebessert.
Schlaf besser, wacht nicht mehr auf.
Furcht vor Männern weniger.
Stuhl weniger wundmachend.
2.3.1992: Ganz wesentliche Besserung.
Auffahren aus dem Schlaf ganz weg.
Angstträume weg, insgesamt viel gesünder wirkend.
6.8.1992: Alles in Ordnung, keinerlei Beschwerden, Haut o.B.
23.12.1992: Leichtes Rezidiv im Nacken und an der Brust.
Auch wieder unruhigere Schlafphasen mit Aufwachen.
Erneut *Sepia C 200.*
15.2.1993: War zwar schnell wieder besser, aber schon wieder schlechter werdend.

An Weihnachten habe sie Mundsoor gehabt, der mit einem Nystatin-Gel behandelt worden sei.
Auch vom Gemüt her sei sie wieder unausgeglichener.
Starke Reizbarkeit und viel Zorn, wenn ihr etwas nicht paßt.
(Zorn durch Widerspruch: SR I 32: u.a. **SEP**.).
Einnahme von *Sepia M.*
31.3.1993: Es sei nicht gut geworden. Die Mutter ging daraufhin zu einem Hautarzt, der eine Nizoral-Creme verschrieb, die die Haut am Körper bessere, im Gesicht aber eher verschlimmere.
Sie sei sehr aggressiv geworden, trete und schlage.
Sehr starker Eigensinn (SR I: u.a. **TUB**.), widerspenstig, öfters Knieellenbogenlage im Schlaf in letzter Zeit (RGD 1047: u.a. Tub.), starke Unruhe (SR I: u.a. **Tub**.), hat Verlangen nach Fett (SR II 241: u.a. **Tub**.).
Daraufhin *Tuberculinum bovinum XM.*
Seitdem geht es ihr gut.

67. Fall:

1jähriger Junge.
Erstkonsultation am 27.11.1990.

Eigenanamnese:
Frühgeburt in der 37. Woche.
Von Anfang an habe er trockene Haut gehabt, die sich in der siebten Woche auf den Wangen, den Kniekehlen und Armbeugen ekzematös entwickelt habe.
Bisherige Therapie seitens eines Hautarztes mit Lipo-Cordes und Kortisonsalben.

Befund vom 27.11.1990:
Etwas adipöses Kind mit groß wirkendem Kopf.
Trockene erythematöse Haut an den Prädilektionsstellen.

Beschwerden am 27.11.1900:
Er habe starken Juckreiz und schlafe deshalb sehr schlecht.
Die Mutter saß weinend vor mir, sie sei mit ihren Nerven am Ende.
Der Juckreiz nehme zu durch Wärme, z. B. Bettwärme oder in warmen Räumen.
Auch Waschen und Baden verschlechtere.
Abkühlung lindere.

Kasuistiken

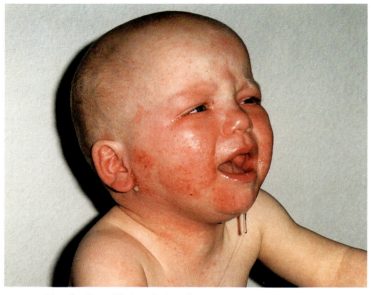

Sonst könne sie eigentlich nichts sagen, gehe es ihm gut.
Er sei ein richtiger „Fresser", könne nie genug kriegen.
Keine Vorlieben, er ißt alles, was er vorgesetzt bekommt.
Abneigungen keine.
Nahrungsmittel hätten auf die Neurodermitis keinen Einfluß.
Stuhlgang gut, ein- bis dreimal täglich.
Schlaf durch Juckreiz erheblich gestört.
Kopfschweiß im Schlaf.

Hierarchisation:
Kopf groß (RGD 96: u.a. *Calc.*).
Kopfschweiß im Schlaf (RGD 190: u.a. **Calc.**).
Heißhunger (RGD 420: u.a. **Calc.**).

Therapie und Verlauf:
Am 27.11.1990 Einnahme von drei Globuli *Calcarea carbonica XM*.
12.12.1990: Wesentlich gebesserter Hautbefund.
Er habe die letzten zwei Nächte zum erstenmal seit Wochen ganz durchgeschlafen.
19.2.1991: Es sei alles schon wunderschön gewesen, jetzt seit zwei Wochen habe er wieder mehr Ekzeme.
An den Wangen, den Ohrläppchen und auf den Handrücken finden sich stark verkrustende Ekzeme.
Nach Aufkratzen nässend.
Haut überall exkoriiert.
Die Mutter berichtet, daß sie seit zwei Wochen nicht mehr durchgeschlafen hätte, weil er sich jede Nacht so furchtbar kratze.
Er habe nun auch große Probleme mit dem Zahnen (RGD 389: u.a. **Calc.**).
Er erhielt nun erneut 3 Globuli *Calcarea carbonica XM*.
25.2.1991: Schon viel besser, weint aber noch ab und zu wegen der schmerzhaften Zahnung.

15.4.1991: Bronchitis seit drei Tagen mit gelbem Schnupfen und Weinerlichkeit.
Pulsatilla C 30 heilte schnell.
3.5.1991: Haut seit drei Tagen wieder schlechter werdend. Handrücken, Gesicht und Genitalorgane sind rot, trocken und stark aufgekratzt.
Schreit ab und zu im Schlaf auf (RGD 49: u.a. Calc.).

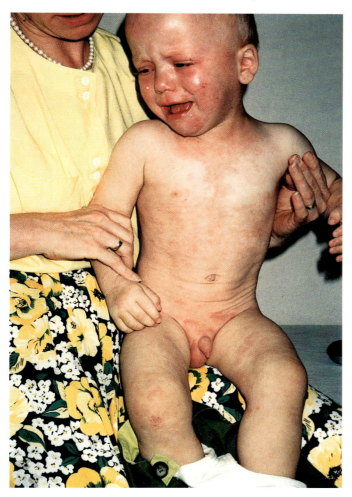

Wieder sehr viel Hunger.
Calcarea carbonica CM.
20.6.1991: Haut eher schlechter, stark juckend und nässend nach Kratzen (RGD 1109: u.a. **Lyc**.), oft Bauchweh und gebähtes Abdomen (RGD 473: u.a. **Lyc**.), zieht manchmal vor Schmerzen die Beine an (RGD 490: u.a. Lyc.).
Weint sehr leicht in der letzten Zeit, auch bei Nichtigkeiten (RGD 76: u.a. Lyc.).
Er erhielt nunmehr drei Globuli *Lycopodium C 200*.
2.8.1991: Hautbefund seit Anfang Juli bereits sehr viel besser, keine Bauchschmerzen mehr vorgekommen, Weinerlichkeit eigentlich auch viel besser. Winde gehen besser ab. In letzter Zeit auffällig ängstlich im Dunkeln (SR I 61: u.a. **ARS**., calc., **KALI-BR.**, **TUB.**).
2.9.1991: Haut sehr gut bis auf eine Resttrockenheit der Extremitäten.
Gesicht erscheinungsfrei.
Wieder Kopfschweiß im Schlaf, nächtliche Unruhe im Schlaf aufgefallen (RGD 1063: u.a. *Calc.*), noch immer Dunkelangst.
Nun erneut *Calcarea carbonica CM*.

18.10.1991: Erkältung nach kalten Füßen. *Pulsatilla C 30* heilte wieder prompt.
25.10.1991: Seit fünf Tagen Haut wieder schlechter werdend, sonst aber alles gut bis auf die Dunkelangst.
4.11.1991: Neurodermitisschub seit gestern, nachdem es wieder gut geworden war. Haut heiß, rot, pustulös, exkoriiert.
Sehr viel Unruhe nachts.
Viel Ohrschmalz in der letzten Zeit, muß viel die Ohren geputzt bekommen (RGD 261: u.a. *Calc.*, *lyc.*), starkes Verlangen nach Fleisch (RGD 467: u.a. Tub.), große Dunkelangst.
Tuberculinum bovinum XM.
6.12.1991: Ekzem besser, aber noch viel kratzen in der Nacht.
Zur Zeit viel Darmgeräusche und Gluckern, viel Verlangen nach Fleisch, unruhiger Schlaf anhaltend.
Furcht vor Hunden (SR I 495: u.a. **BELL.**, calc., **tub.**).
24.1.1992: Ohrschmalz weg, Hundeangst besser, Dunkelangst gleichbleibend, wil nicht allein ins Bett, Darmgeräusche weg.
14.2.1992: Große Unruhe, dauernd in Bewegung (SR I 846: u.a. **MERC.**, **RHUS-T.**, sulph., **tub.**).
Das Kind wirkte auch im Sprechzimmer sehr nervös, könnte nicht still sitzen und lief ständig umher (Lauftrieb: RGD 57: u.a. Tub.).
Ich wiederholte *Tuberculinum bovinum XM.*

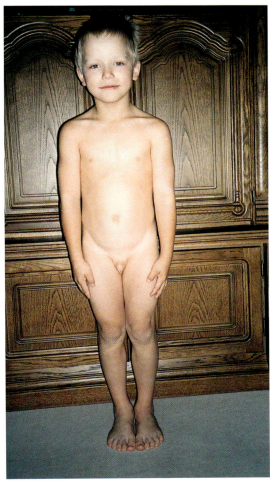

8.4.1992: Es ist alles recht gut, die Neurodermitis mache eigentlich keine Beschwerden mehr.
Aber immer noch sehr „unruhiger Geist".
Starkes Fleischverlangen anhaltend, am liebsten Blutwurst (Verlangen Schweinefleisch: SR II 263: u.a. **Tub.**).
18.5.1992: Schlaf extrem unruhig (RGD 1063: u.a. **Sulph.**), aber nicht wegen der Haut, die wäre sehr gut, sondern wegen seiner inneren Unruhe.
Zusammenzucken im Schlaf (RGD 1038: u.a. *Lyc.*, *stram.*, sulph.).
Schweißig am Hinterkopf (RGD 190: u.a. *Calc.*, **Sulph.**).
Sulphur XM.
20.7.1992: Gehe sehr gut.
30.9.1992: Es war alles sehr gut, jetzt wieder unruhiger werdend, auch wieder Hundeangst, Dunkelangst und jetzt auch starkes Verlangen nach Fleisch wieder da. Sogar Geräuchertes sehr gerne (RGD 467: u.a. **Tub.**).

Tuberculinum bovinum CM.
Seitdem geht es ihm anhaltend gut.
Er ist zwar noch immer ein überaus lebhaftes Kind, seine allgemeine Entwicklung darf aber als hervorragend bezeichnet werden.
Die Neurodermitis ist schon lange Vergangenheit.

Kasuistiken

68. Fall:

3jähriger Junge.
Erstkonsultation am 1.10.1991.

Eigenanamnese:
Im elften Lebensmonat, nach dem Abstillen, trat die Neurodermitis zunächst fleckförmig im Gesicht, dann allmählich auch in der rechten Kniekehle und schließlich auch in der linken Kniekehle und am Rücken auf. Der behandelnde Kinderarzt therapierte über eine sehr umfangreiche Diät, was jedoch

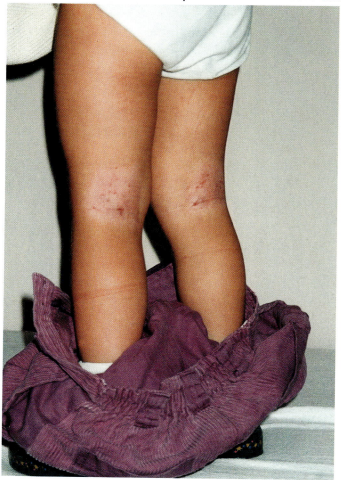

nicht besserte, im Gegenteil kam es 1991 zu einer massiven Verschlechterung.
Der daraufhin aufgesuchte Hautarzt stellte eine Hausstauballergie fest und verordnete Parfenacsalbe, was jedoch auch nicht den erwünschten Erfolg brachte.
1990 hatte er einen einmaligen Asthmaanfall im Rahmen eines katarrhalischen Infektes.
Bei Infekten bekomme er sehr oft eine spastische Bronchitis.

Befund vom 1.10.1991:
Stark ausgeprägtes Ekzem, betont am Rücken, den Kniekehlen und am Hals.
Zur Zeit starke Lymphdrüsenschwellung am Hals, schmerzlos.

Beschwerden am 1.10.1991:
Starker Juckreiz. Schlimmer nachts. Im Sommer jeweils schlechter, kratzt auch blutig.
Spielen im Sand schlimmer. Kaltes Wasser lindere eher.

Früh nach Schlaf immer viel besser.
Im akuten Schub sei es rot, richtig „knallrot", sonst eher blaß.
Insgesamt sei er sehr ausgeglichen.
Liebes Wesen, spielt schön, auch allein.
Das Dunkeln habe er Angst, das sei fast schon Panik, „Kissen vors Gesicht halten".
Hundeangst nein.
Kopfschweiß im Schlaf sehr stark.
Appetit sehr gut. Keine eigentlichen Vorlieben, ißt alles.
Keine Abneigungen.
Bei Vollmond sehr unruhig.
Zur Zeit starker Speichelfluß, dünnflüssig, fast wäßrig, mild.
Der Kinderarzt vermute, daß ein M. Pfeiffer vorliegt und habe ein Antibiotikum empfohlen.

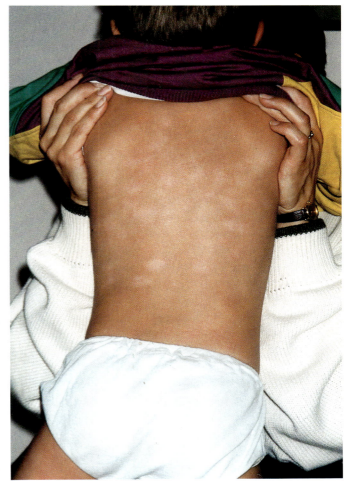

Hierarchisation:
Pavor nocturnus (SR I 61: u.a. *Calc.*).
Kopfschweiß im Schlaf (RGD 190: u.a. **Calc.**).
Speichel wäßrig (RGD 369: u.a. Calc.).
Schmerzlose Drüsenschwellung (RGD 1191: u.a. **Calc.**).

Therapie und Verlauf:
Am 1.10.1991 erhielt er *Calcarea carbonica C 200*. Der strenge Diätplan sollte aufgegeben werden, das Kind normal und gesund ernährt werden.
Am 16.10.1991 meldete sich die Mutter wegen einer spastischen Bronchitis, die durch *Ipecacuanha C 30* schnell abklang; die vom Kinderarzt erneut empfohlene Antibiotikatherapie konnte wieder umgangen werden.
18.1.1992: Neurodermitis bis auf einen kleinen Fleck an der Wange vollständig weg!

Kasuistiken

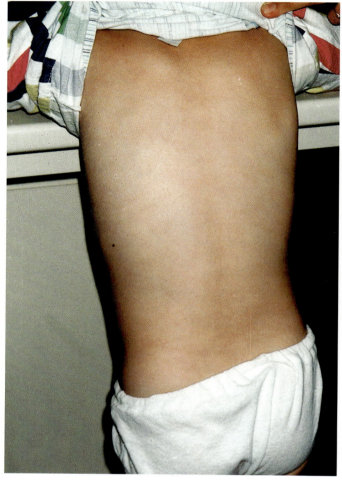

AZ sehr gut, auch keine Bronchitis mehr gehabt.
8.4.1992: Weiterhin alles bestens, Haut am Kinn noch etwas trocken, aber keinerlei Ekzeme mehr.
Die Mutter war ganz glücklich darüber, auch deshalb, weil ihr Kind wieder alles essen darf.
Dunkelangst auf Nachfragen noch immer vorhanden.
10.7.1992: Leichte Tonsillitis und Otitis beidseits, die auf *Belladonna C 30* schnell abheilte.
31.7.1992: Vom Kinderarzt sei ein Erguß hinter dem Trommelfell festgestellt worden (RGD 1145: u.a. **Calc**.), noch immer große Dunkelangst (SR I 61: u.a. **Calc**.), Neurodermitis weiterhin verschwunden.
Calcarea carbonica C 200 wurde jetzt wiederholt.
6.10.1992: Neurodermitis weiterhin ausgeheilt.
Erguß weg!
Zur Zeit gemütsmäßig auffällig geworden, er „bockt" viel, seine typische Antwort sei „Nein" auf alles (SR I 50: u.a. Tub.), weine über jede Nichtigkeit (SR 1089: u.a. Tub.), anhaltend auch noch große Angst im Dunkeln (SR I 61: u.a. **Calc.**, **TUB.**).
Tuberculinum bovinum XM.
11.12.1992: Weinen weg, nicht mehr eigensinnig, Psyche insgesamt sehr gut, Kopfschweiß weg, Haut anhaltend in Ordnung, Dunkelangst deutlich weniger, laut Mutter „wunschlos glücklich".

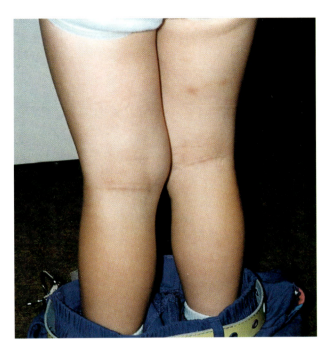

Bei Konsultationen am 14.7.1992 und 7.10.1993 bestätigte mir die Mutter das weiterhin gute Befinden ihres Sohnes.
Die Neurodermitis trat seit April 1992 nicht mehr auf, eine weitere Behandlung des Kindes war seitdem nicht mehr erforderlich.
Anzufügen wäre evtl. noch, daß das Kind natürlich alles essen darf und auch alles verträgt, der Behandlungserfolg gründete sich allein auf die homöopathische Behandlung.

69. Fall:

3jähriges Mädchen.
Erstkonsultation am 25.10.1989.

Eigenanamnese:
Neurodermitisausbruch im Winter 1988/89, ansonsten stets gesund gewesen.

Befund vom 25.10.1989:
Trockene und stark exkoriierte Ekzemherde auf den Wangen und den Armen.
Insgesamt sehr trockene Haut.

Beschwerden am 25.10.1989:
Es bestehe „schrecklicher" Juckreiz, nachts schlimmer.
Auf Milch, Butter und Käse verstärke es sich jeweils.
Verschlimmerung auch durch Wolle, durch Schwitzen in warmen Zimmern im Winter.
Besserung allgemein im Sommer.
„Extreme" Geräuschempfindlichkeit.

Kasuistiken

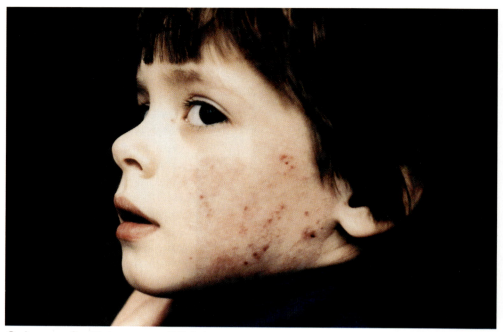

Sehr empfindlich gegen Gürtel.
Vorliebe für Käse und Milch.
Vom Gemüt her aufbrausend und reizbar.
Nägelkauen.
Sonst konnte man keine verwertbaren Symptome herausfragen.

Hierarchisation:
Reizbarkeit bei Kindern (SR I 661: u.a. Lyc.).
Überempfindlichkeit gegen Geräusche (RGD 277: u.a. **Lyc**.).
Empfindlich gegen Gürtel (RGD 481: u.a. **Lyc**.).
Nägelkauen (SR II 64: u.a. **Lyc**.).

Therapie und Verlauf:
Am 25.10.1989 erhielt sie drei Globuli *Lycopodium XM*.
30.11.1989: Haut eher schlechter werdend.
Große Empfindlichkeit gegen enge Kleidung, sogar die Strumpfhose sei zu eng.
Sehr reizbar und erregbar.
Jetzt aber neu Verlangen nach Fett (SR II 241: u.a. **NIT-AC**., **nux-v**., **sulph**., **tub**.), Nüssen und Süßigkeiten (SR II 275: u.a. **LYC**., nux-v., **SULPH**., **tub**.).
Ihr ehemals geringer Appetit habe sich aber ganz wesentlich gebessert, sie esse „ganz toll".

28.12.1989: Anhaltend unveränderte Neurodermitis, deutliches Verlangen nach Fett, hustet bei Anstrengung (RGD 688: u.a. *Lyc.*, *nux-v.*, **Puls.**, sulph.) und wenn sie sich draußen in der kalten Luft aufhält (RGD 691: u.a. Lyc., **Nux-v.**, sulph.), anhaltend reizbar.
2.2.1990: Anhaltend oft hustend, aber nie fiebrig.
Extrem empfindlich gegen enge Kleidung, es sei ein „Drama" (RGD 1153: u.a. **Calc.**, **Lach.**, **Lyc.**, **Nux-v**, sulph.), am Hals könne sie schon gar nichts aushalten (RGD 412: u.a. **Lach.**, *sep.*), verträgt immer noch keine Milch (RGD 1163: u.a. Lach.), sehr erregbar (SR I 447: u.a. **LACH**.), auch immer noch sehr geräuschempfindlich (RGD 277: u.a. **Lach**.).
Lachesis XM.
8.3.1990: Gehe insgesamt besser, kratze auch weniger. Husten nur noch wenig.
Hautbefund deutlich gebessert.
26.3.1990: Tubenkatarrh rechts mit leichten Schmerzen und Verschlimmerung durch Wärme, auf *Pulsatilla C 30* innerhalb eines Tages beschwerdefrei.
22.5.1990: Hautbefund recht gut. Aber immer noch teilweise starke Juckanfälle in der Nacht.
25.6.1990: Hautbefund sehr gut geworden, aber noch immer Juckreiz. Verlangen nach Zitrone jetzt auffällig (SR II 252: Puls.).
Wärme verschlimmere immer den Juckreiz (RGD 1198: u.a. *Lach.*, **Puls.**, *sulph.*).
3.7.1990: Deutlicher Rückfall des Ekzems. Wieder exkoriierte Stellen an den Armen und im Gesicht.
Lachesis XM.
7.8.1990: Alles war sofort wieder sehr gut, seit zwei Tagen jedoch sehr heftiger Rückfall. Der Hautbefund zeigte sich aber wesentlich gebessert, sonst war auch alles viel besser geworden.
12.9.1990: Bis auf kleine Reste Neurodermitis sehr gut geworden.
24.10.1990: Hatte Windpocken, seitdem wieder kleine Ekzemstellen.
Wieder Juckreiz nachts, Haut näßt nach dem Kratzen und brennt. Bettwärme verschlimmere.
Verlangen nach Butter, fettem Käse.
Starkes Verlangen nach Zitrone (SR II 252: u.a. Puls.).
Nägelkauen wieder da.
Schlaflage auf dem Rücken mit angezogenen Beinen (RGD 1047: u.a. *Puls.* bzw. **Puls**.), Bauchschmerzen vor dem Stuhlgang (RGD 489: u.a. **Puls**.).
Pulsatilla XM.
7.12.1990: Geht recht gut. Manchmal sei die Scheide etwas entzündet.
4.9.1991: Hautbefund sehr gut.
Bauchschmerzen nicht mehr, noch Verlangen Zitrone.

Durst nachts (RGD 431: u.a. Puls.).
27.11.1991: Hautbefund sehr gut.
Lärmempfindlichkeit schon lange weg, kein Nägelkauen mehr, nicht mehr empfindlich gegen enge Kleidung.
15.1.1992: Haut war gänzlich erscheinungsfrei, seit zwei Tagen winziges, kaum erkennbares Fleckchen an der linken Wange. Sonst alles bestens.

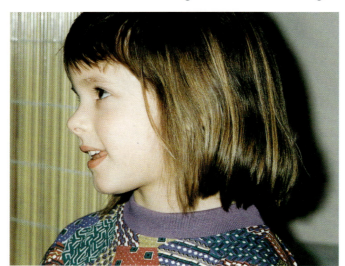

6.4.1992: Tod der Großmutter am 2.4.1992, seitdem plötzlicher Schub im Gesicht, hustet auch wieder, mehr drinnen als draußen. *Pulsatilla XM* .
Seitdem geht es ihr insgesamt sehr gut. Bezüglich der Neurodermitis war eine weitere Behandlung seitdem nicht mehr erforderlich. Ihr anhaltend gutes Befinden wurde mir auch 1995 bestätigt.

70. Fall:

5 Monate alter Junge.
Erstkonsultation am 15.4.1991.

Familienanamnese:
Mutter: Neurodermitis und Asthma.

Eigenanamnese:
In der dritten Lebenswoche haben sich die ersten Hautveränderungen an den Wangen gezeigt, es sei rot, offen und nässend gewesen.
Vor zwei Monaten kam es zu einer hochfieberhaften Bronchitis, bei der er einen Hustensaft und ein Antibiotikum eingenommen habe, was die Neurodermitis quasi explodieren ließ, seitdem ist das Kind überall betroffen.

Kasuistiken

Befund vom 15.4.1991:
Schwerste exsudative Neurodermitis, krustig, exkoriiert, nässend und mit gelblichen Krusten belegt, z.T. pustulös.
Sehr starke Rötung der Haut, Hitze spürbar.
Betonung des gesamten Kopfes, der Hände, Unterarme und des Abdomens.
Das Kind war als schwerstkrank zu bezeichnen.

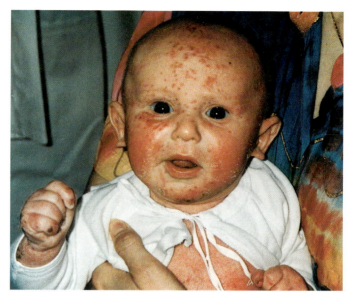

Beschwerden am 15.4.1991:
Es bestehe quälender Juckreiz mit Unruhe, vor allem nachts, um Mitternacht beginnend.
Die Nächte seien eine einzige Qual...
Beim Kratzen könne er nie aufhören, bis alles blutet und näßt.
Beruhigung des Kindes sei unmöglich.
Er wird voll gestillt.
Stillstuhl.
Schlaf sehr unruhig, meist auf dem Rücken.
Sonst war bei dem Kind noch nichts in Erfahrung zu bringen, alles drehte sich immer wieder um diese nächtlichen Juckkrisen.

Hierarchisation:
Hautausschläge juckend nachts (RGD 1114: u.a. *Ars.*).
Nach Mitternacht < (RGD 1136: u.a. **Ars.**).
Hautausschläge blutend nach Kratzen (RGD 1110: u.a. *Ars.*).
Hautausschläge feucht (RGD 1109: u.a. *Ars.*).
Hautausschläge rot (RGD 1118: u.a. *Ars.*).

Therapie und Verlauf:
Am 15.4.1991 erhielt er ein Globulus *Arsenicum album C 200*.
24.4.1991: Gehe viel besser, fühle sich wohler.
Haut wesentlich gebessert, Juckreiz viel weniger, schläft besser.
Ab und zu fallen bläuliche Hände auf.
15.5.1991: Geht ganz hervorragend, laut Mutter „fit".

Kasuistiken

Hautbefund ganz erheblich gebessert, fast nicht zu glauben.
LK-Schwellung rechter Kieferwinkel.
21.6.1991: Haut wieder schlechter, nachts wieder unruhig und kratzend.
Erneut *Arsenicum album C 200*.
11.7.1991: Keine Besserung, im Gegenteil, im Gesicht voller gelber Krusten (RGD 317: u.a. Lyc., rhust-t., *viol-t.*).
Die Exsudate stinken (RGD 316: u.a. Lyc.).
Appetit ganz gut. Vorliebe Obst.
Steckt Finger in den Mund (RGD 350: u.a. *Calc.*, **Ip**., lyc.).
Schläft jetzt lieber auf der Seite, rechts oder links.
Nun Lycopodium C 200.
18.7.1991: Sofortige Besserung, schläft wieder besser, Haut besser.

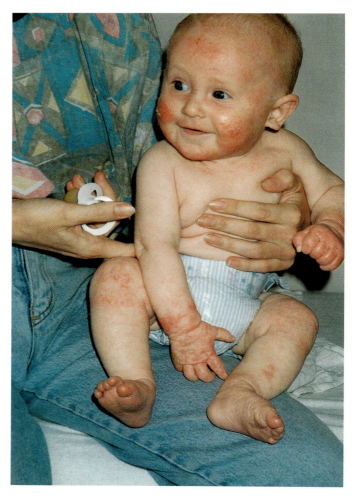

5.8.1991: Gesicht so gut wie erscheinungsfrei.
Alles viel besser.
19.9.1991: Seit einer Woche schlechter Schlaf, schreit manchmal im Schlaf (RGD 49: u.a. Lyc.). Hautzustand sehr gut.
8.11.1991: Gesichtsausschlag wieder aktiv, sonst aber noch recht gutes Befinden.
Intensität weniger schlimm als im Juli.
16.12.1991: Haut nun insgesamt schlechter werdend.
Lycopodium C 200 wurde wiederholt.
7.1.1992: Keine Besserung. Kratzt blutig, alles näßt.
Lycopodium M.

7.2.1992: Wieder besser. Schläft wieder recht gut. Appetit habe nachgelassen.
3.3.1992: Hautbefund hervorragend. AZ sehr gut.
2.4.1992: Haut seit 14 Tagen schlechter werdend. Nachts starke Unruhe, schläft nie länger als drei Stunden am Stück, entzündete Haut rot, nässend. Erneut *Lycopodium M*.
2.8.1992: Es hat sich eigentlich nichts deutlich gebessert, seit Monaten habe er nun wieder wirklich sehr massive Beschwerden.
Ich setzte mich daher nochmals zu einem längeren Gespräch mit den Eltern hin, bei dem sich folgende Symptome ergaben:
Kopfschweiß im Schlaf (RGD 190: u.a. **Calc**., *lyc*.).
Furcht vor Gewitter (RGD 25: u.a. Calc., lyc.).
Schlaflage überwiegend auf dem Bauch (RGD 1047: u.a. Calc.).
Unverträglichkeit von Milch (RGD 1163: u.a. **Calc**., *Lyc*.).
Oft bläuliche Lippen (RGD 309: u.a. Calc., **Lyc**.).
Hodenhochstand (RGD 621: u.a. *Calc*.).
Diese Symptome führten nun zu *Calcarea carbonica*.
Das Mittel fand seine weitere Bestätigung in einer erschwerten Zahnung, einem Verlangen nach Saurem, einem reduziertem Appetit, einer Empfindlichkeit gegen Vollmond und einer Empfindlichkeit gegenüber Geräuschen.
Am 2.8.1992 erhielt er *Calcarea carbonica XM*.
8.10.1992: Haut wieder schlechter werdend.
Kopfschweiß im Schlaf weg.
Blaue Lippen nicht mehr.
Allgemeine Entwicklung gut.
Nicht mehr so ängstlich, „gut drauf", wie die Mutter sagt.
23.10.1992: Hat am Vorabend Popcorn gegessen, woraufhin die Haut, die wieder gut geworden war, plötzlich rot und heiß wurde. *Belladonna C 30* ließ die Urtikaria schnell abklingen.
15.3.1993: Haut war gut, jetzt wieder starke Ekzeme, vor allem im Gesicht. Starker Eigensinn (RGD 16: u.a. *Lyc*., tub.), verträgt keine Nüsse (RGD 1164: u.a. Lyc.), Leib oft aufgetrieben (RGD 473: u.a. **Lyc**.), Lippen wieder bläulich (RGD 309: u.a. **Lyc**.).
Nun *Lycopodium XM*.
25.5.1993: War so einigermaßen. Jetzt deutlich Angst vor Hunden (SR I: u.a. Calc., **tub**.), weint bei der geringsten Kleinigkeit (SR I: u.a. Lyc., tub.), starker Eigensinn, Verlangen nach Süßigkeiten (RGD 468: u.a. **Lyc**., *tub*.).
Nun *Tuberculinum bovinum XM*, wenngleich ich mir nicht ganz sicher war, ob nicht doch noch eine Arzneireaktion vorlag.
9.8.1993: War laut Mutter „supergut". Entwicklung ganz hervorragend, Hundeangst weniger, Befund besser.
3.1.1994: Erst seit Ende 1993 wieder leichte Verschlimmerung.

Es war so gut wie alles weg.
Jetzt hat er nur ein paar sehr kleine Fleckchen an den Wangen.
An neuen Symptomen falle auf, daß er doch ziemlich auf Vollmond reagiere (SR II 369: u.a. **Calc.**, **LYC**.), oft habe er einen vorgetriebenen Bauch „wie eine Kugel" (RGD 474: u.a. **Calc**.), noch immer Pendelhoden (RGD 621: u.a. *Calc*.).

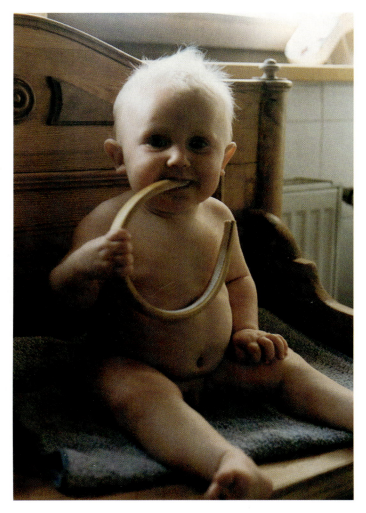

Calcarea carbonica XM.
27.4.1994: Rückfall der Neurodermitis seit 14 Tagen in Form von dezenten trockenen Stellen im Gesicht, an Händen und Füßen.
Risse der Ohrläppchen.
Juckreiz verstärkt abends im Bett.
Heuschnupfen leicht.
Anhaltend Hodenhochstand rechts (RGD 621: u.a. *Calc*.).
Wieder verstärkt Kugelbauch (RGD 474: u.a. **Calc**.).
Schläft wieder schlechter bei Vollmond (SR II 369: u.a. **Calc**.).
Angst vor Tieren (SR I 479: u.a. Calc.).
Erneut Calcarea carbonica CM.
Im Frühjahr 1995 traf ich die Eltern wieder, es gehe ihm insgesamt gut.

Er sei inzwischen am Hoden operiert worden.
Seine Neurodermitis sei zwar noch nicht ganz weg, mache aber anhaltend keine nennenswerten Beschwerden mehr.

71. Fall:

46jähriger Patient.
Erstkonsultation am 2.8.1993.
Familienanamnese:
Mutter: KHK, Anorexie.
Vater: verstarb an Nierenversagen.
Bruder: KHK, Z.n. 3. Herzinfarkt.
Schwester: KHK, Z.n. Bypass-Operation.
Sein Enkel leide an Neurodermitis.

Eigenanamnese:
1991 Penicillineinnahme wegen eines Erysipels, woraufhin überall „Pfückchen und Flecke" entstanden seien.
1992 Trombose linkes Bein bei Varikosis.
1993 im Mai Trombose rechtes Bein, daraufhin Lasix-Einnahme seit Mai. Nach 14tägiger Lasix-Einnahme sei dann plötzlich dieses jetzt vorliegende Ekzem entstanden.

Befund vom 2.8.1993:
Der Patient stellte sich mit einem hochakutem Ekzem vor.
Das Ekzem umfaßte das gesamte Gesicht und den Hals.
Es zeigte sich hochakut entzündlich, rot, nässend und vesikulös, so daß man auch durchaus an eine akute Kontaktdermatitis hätte denken können. Starke Krustenbildungen im ganzen Gesicht.
Im Bereich der rechten Tibia fand sich ein nässendes, hochrotes Ekzem, das den Unterschenkel gürtelförmig umrang.

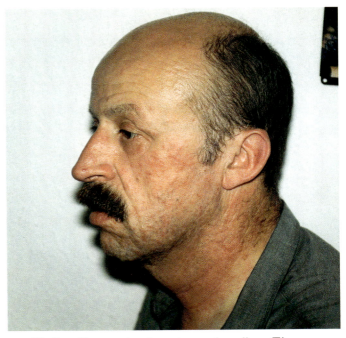

Der Unterschenkel war an dieser Stelle glänzend-rot und geschwollen. Eine seborrhoische Warze fand sich an der rechten Stirnseite.

Beschwerden am 2.8.1993:
Es jucke „fürchterlich", so daß er es kaum aushalten könne.
Durch Kälteanwendung sei der Juckreiz sofort weg.
Fast noch schlimmer sei dieses schmerzhafte Brennen in der Haut, Kühlung lindere auch hier.
Da es nachts immer besonders schlimm sei, habe er nachts immer einen Eimer mit Eiswürfeln neben dem Bett stehen, sonst könne er es gar nicht ertragen.
Die Haut nässe im Gesicht stark, er komme gar nicht nach mit dem Kühlen.
Sonst habe er nichts.
Auf Nachfragen ergab sich noch:
Sofortige Diarrhoe auf Champignons.
Trinkt ca. einen Liter Kaffee täglich.
Verlangen nach Saurem und nach Essig.
Erträgt schlecht Zimmerwärme.
Starkes Verlangen nach frischer Luft.
Mundatmung nachts.
Nasenpolypen.

Hierarchisation:
Hier lag kein chronisches, sondern ein hochakutes Ekzem vor, so daß man den akuten Symptomen bei der Symptomwertung den Vorrang einräumen mußte, zumal wenig an chronischen Symptomen herausgekommen war.
Hautausschläge brennend (RGD 1110: u.a. **Apis.**, **Merc.**, nat-m., *phos.*, **Rhus-t.**, *sulph.*).
Juckende Bläschen (RGD 1110: u.a. Apis., *fl-ac.*, *rhus-t.*, sulph.).
Thrombophlebitis (RGD 1028: u.a. Apis., merc., **Rhus-t.**, *sulph.*).
Verlangen nach Saurem (RGD 467: u.a. *Apis.*, *fl-ac.*, *nat-m.*, *phos.*, rhus-t., *sulph.*).
Zimmerwärme < (RGD 1198: u.a.**Apis**, *fl-ac.*, merc., nat-m., phos., **Sulph**.).

Therapie und Verlauf:
Am 2.8.1993 nahm er ein Globulus *Apis C 30* ein.
Lasix hatte er bereits selbst abgesetzt.
3.8.1993: Anruf, es gehe ihm unverändert schlecht.
Sulphur C 30.
4.8.1993: Unverändert, das Gesicht brenne wie Feuer.
5.8.1993: Unverändert, es wird immer schlimmer, alles brennt und juckt.
Rhus toxicodendron C 200.
6.8.1993: Gesicht besser, Brennen besser.
7.8.1993: Alles wieder schlimmer, wie gehabt.
Rhus toxicodendron C 200.

9.8.1993: Keine Besserung dieses Mal.
Haut juckend, Wärme unerträglich, muß dauernd Eiswürfel auflegen.
Nun endlich (!) gab ich *Natrium chloratum C 200*.
10.8.1993: Alles viel besser.
18.8.1993: Haut fast erscheinungsfrei im Gesicht, fast keine Beschwerden mehr.
Unterschenkel aber noch unverändert, glänzend, brennend, juckend, nässend.
24.8.1993: Alles jetzt viel besser, auch der Unterschenkel.
6.10.1993: Gesicht erscheinungsfrei, Hautstelle am Unterschenkel aber unverändert, näßt jetzt klebrig und riecht faulig.
Graphites C 30.
17.10.1993: Geruch zwar weg, sonst aber gleichbleibend.
22.10.1993: Fuß minimal besser, aber immer noch brennend und juckend, Wärme verschlimmert. Im Gesicht an einer Stelle kleines Rezidiv. *Natrium chloratum M*.
3.1.1994: Gesicht erscheinungsfrei, aber Unterschenkel anhaltend schlecht.

Hierarchisation:
Varizen schmerzhaft, Wärme < (RGD 1031: u.a. **Fl-ac**.).
Kalt baden bessert (RGD 1139: u.a. *Fl-ac*.).
Verlangen nach Saurem (RGD 467: u.a. *Fl-ac*., siehe oben).

Am 3.1.1994 Einnahme von *Fluor acidum C 200*.
4.1.1994: Viel besser.

23.1.1994: Rückfall Unterschenkel.
Erneut *Fluor acidum C 200*.
Erneut promptes Ansprechen innerhalb weniger Tage.
Es kam dann aber zu immer häufigeren Rückfällen betreffend die varikösen Beschwerden, so daß sich der Patient auf Anraten eines Gefäßchirurgen zu einem operativen Eingriff entschloß, was mir in

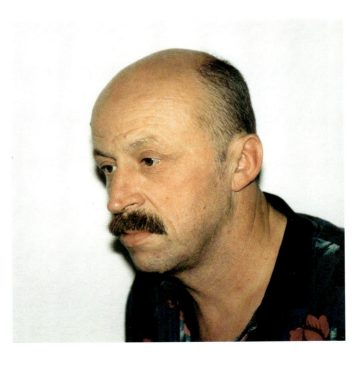

Kasuistiken

Anbetracht der Schwere des Krankheitsbildes durchaus gerechtfertigt erschien, da ich mir durch die konservative Behandlung auch nicht mehr viel erhoffen konnte.
Betreffend seine ekzematösen Beschwerden ist er seit 1993 völlig beschwerdefrei geblieben.
Die Operation hatte bezüglich seines varikösen Leidens einen guten Erfolg.

72. Fall:

53jährige Patientin.
Erstkonsultation am 23.9.1993.

Familienanamnese:
Mutter: Asthma bronchiale, Nieren- und Gallensteine.
Vater: Tuberkulose im Krieg.
Bruder: Nierensteine, Gallensteine.

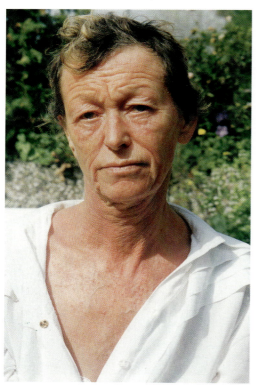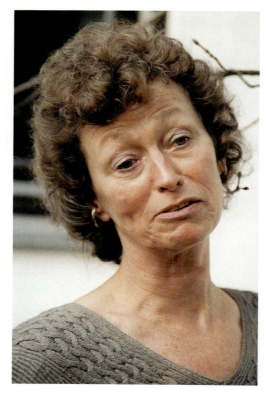

Kasuistiken

Eigenanamnese:
1958 Operation wegen 30 Gallensteinen.
1988 erstmaliges Auftreten des auch damals hochakuten Ekzems im Gesicht und am Hals.

Nach vielen Therapieversuchen bei verschiedenen Hautärzten sei es schließlich von allein zum Stillstand gekommen. Bei einer Untersuchung nach der Methode der Elektroakupunktur nach Voll sei eine Allergie festgestellt worden, eine entsprechende Diät jedoch stets ohne Erfolg geblieben. Im November 1992 kam es nach dem Todesfall eines Freundes zu einem erneuten Rückfall, was sich wieder gebessert habe, ohne daß sie jedoch erscheinungsfrei geworden sei.
Jetzt seit ein paar Wochen erneut heftigster Rückfall.

Befund vom 23.9.1993:
Es lag hier ein ebenfalls hochakutes Krankheitsbild vor. Die Haut war im Sinne einer Erythrodermie im gesamten Gesichts- und Halsbereich tiefrot verfärbt und glänzend.
Die Hitze in der Haut war palpatorisch deutlich zu spüren.
Ektropium beidseits.
Ansonsten auffallend magere und hochgewachsene Patientin von einnehmendem Wesen.

Beschwerden am 23.9.1993:
Es brenne wie Feuer. Selbst das Kopfdrehen falle schwer. Hitze verschlimmere massiv, Auflegen der kalten Hände lindere.
Starkes Spannen in der Haut.
Nach Kratzen nässe es.
Starke Verzweiflung, da ihr niemand bis jetzt habe helfen können.
Weinen beim Erzählen.
Sonst war bei der Vorstellung der akuten Symptome zunächst nichts von Wert herauszubringen.

Hierarchisation:
Haut, Schwellung glänzend   (RGD 1126: u.a. *Arn.*, *ars.*, **Bry.**, *rhus-t.*, *sulph.*).
Hautausschlag mit Spannungsgefühl (RGD 1119: u.a. *Arn.*, *bry.*, **Rhus-t.**, *sulph.*).
Hautausschläge brennend (RGD 1110: u.a. **Ars.**, *bry.*, **Rhus-t.**, *sulph.*).

Therapie und Verlauf:
23.9.1993: *Rhus toxicodendron C 200.*
1.10.1993: Viel besser.
5.10.1993: An der Stirn fast kein Ausschlag mehr, es „sei fast nicht zu glauben".
7.10.1993: Seit gestern mittag wieder hochrot, glänzend, brennend, juckend.
Rhus toxicodendron C 200.
8.10.1993: Eher schlimmer werdend, scharf abgegrenzte Rötung, plötzlicher Beginn des Brennens und schnelles Wiederaufhören.
Belladonna C 200.
11.10.1993: Fast alles weg!
14.10.1993: Wieder schlimmer werdend, nachts Nässen der Hautstellen, stark brennend, legt kalte Hände auf.
Belladonna C 200.
18.10.1993: Keine durchgreifende Änderung.
Belladonna M.
3.11.1993: War viel besser, jetzt aber wieder schlimmer. Wieder heller Schmerz mit Brennen und Spannen.
Erneut *Belladonna M.*
16.11.1993: Keine deutliche Änderung.
Belladonna XM.
21.11.1993: Anhaltend schlimme Schmerzen, fast nicht mehr erträglich.
Jetzt erneut längere Anamnese:
Sie sei eigentlich ein recht optimistischer Mensch. Sehr gutmütig, könne aber schlecht vergessen. Sehr anhänglich, liebt schöne Dinge, sehr gesellig. Trost lindere immer sehr.
Höhenangst leicht.
Es fehle ihr am Gleichgewichtssinn, Radfahren sei deshalb noch nie möglich gewesen.
Immer Angst vor dem dicker werden, weshalb sie schon aus Gewohnheit wenig esse.
Arbeit mache ihr Spaß. Sie brauche auch Anerkennung.
Vorliebe für scharfe Sachen, Saures und kräftig gewürzte Speisen.
Gerne auch fettes Fleisch.
Stuhlgang seit der Jugend ein großes Problem, sie nehme deshalb schon immer Laxantien.
Kein Stuhldrang.
Nichtschmerzende Hämorrhoiden.
Ohne Laxans sei der Stuhl stets sehr hart.
Varikosis beidseits.
Sehr leicht frierend, eiskalte Hände und Füße.

Chronisch laufende Nase, wäßrig.

Hierarchisation:
Mangel an Lebenswärme (RGD 1158: u.a. *sulph*.).
Verlangen nach Fett (RGD 467: u.a. *sulph*.).
Verlangen nach stark gewürzten Speisen (RGD 467: u.a. **Sulph**.).
Ataxie (RGD 822: u.a. *sulph*.).
Ektropion (RGD 203: u.a. *sulph*.).
Untätigkeit des Rektums (RGD 551: u.a. *sulph*.).

Am 21.11.1993 Sulphur XM.
Danach kam es innerhalb weniger Tage zur Besserung und innerhalb von zwei Monaten zur kompletten Erscheinungsfreiheit.
Eine weitere Therapie dieses hochakut verlaufenen Hautausschlages war seitdem nicht mehr erforderlich, sie ist seit 1993 völlig beschwerdefrei geblieben.

73. Fall:

3jähriger Junge.
Erstkonsultation am 13.12.1989.

Familienanamnese:
Vater: Heuschnupfen.
Mutter: Psoriasis capitis.

Eigenanamnese:
Ausbruch der Neurodermitis in der dritten Lebenswoche zunächst auf den Lidern, dann schnell fortschreitend auf den ganzen Körper. Bisher überwiegend mit Kortisonsalben behandelt.

Befund vom 13.12.1989:
Diffuse Ekzeme bei insgesamt sehr trockener und schuppiger Haut.
Viele indolente Lymphknoten am Hals.

Beschwerden am 13.12.1989:
Es bestehe sehr starker Juckreiz, mit blutigem Aufkratzen und nächtlichen Unruhephasen. Schlimmer würde es durch den Genuß von Milch und Hühnerweiß, auch im Herbst deutliche Verschlimmerungszeit.
Am Meer werde es sofort sehr gut.

Warmes Wasser verschlimmere sofort, während lauwames Wasser nichts ausmache.
Schlimmer auch begleitend bei Erkältungskrankheiten.
Sonst gehe es ihm gut.
Er hat erst spät sprechen gelernt, spricht noch sehr undeutlich.
Appetit sehr gut, leidenschaftlich gerne saure Gurken.
Sonst keine Symptome von Wert.

Hierarchisation:
Seeluft > (RGD 1161: u.a. Nat-m.).
Warm baden <, bzw. kalt baden > (RGD 1139: u.a. *Nat-m.*).
Verlangen nach Saurem (RGD 468: u.a. *Nat-m.*).
Spät sprechen lernen (RGD 52: u.a. **Nat-m.**).

Therapie und Verlauf:
13.12.1989: *Natrium chloratum XM.*
24.1.1990: Nach einer Anfangsverschlimmerung jetzt inzwischen sehr gute Haut, an den Beinen und am Oberkörper so gut wie erscheinungsfrei.
14.3.1990: Kleiner Rückfall, nachdem er schon ganz erscheinungsfrei war. Erneut *Natrium chloratum XM.*
Von da an gesundete das Kind anhaltend und vollständig.
Bei weiteren Kontrolluntersuchungen zeigte sich die Haut stets als völlig gesund, eine Therapie war bis heute nicht mehr erfoderlich.
Auch lösen Nahrungsmittel keine Unverträglichkeitsreaktionen mehr hervor.

74. Fall:

1jähriges Mädchen.
Erstkonsultation am 9.11.1979.

Eigenanamnese:
Ausbruch der Neurodermitis vor drei Wochen, laut Mutter ganz plötzlich bei Kälteeinbruch, vorher sei mit der Haut nie etwas gewesen. Auch sonst sei ihr Kind stets gesund gewesen.

Befund vom 9.11.1979:
Akut exsudatives frühkindliches Ekzem, betont auf den Wangen, die mit dicken Borken belegt waren, sowie nässend-krustös retroauriculär. Haare verfilzt. Auffallend rote und verkrustete Nasenlöcher.

Blutige Exkoriationen. Haut sonst sehr trocken und schuppig.

Beschwerden am 9.11.1979:
Es bestehe furchtbarer Juckreiz. Ihr Kind kratze sich immer auf, bis es näßt und blutet.
Nach Abkratzen bleiben durch das zähe Sekret immer Krusten kleben, die sie dann immer wieder aufkratzt.
In letzter Zeit falle der Mutter ein intensiver Uringeruch auf, der fast mit dem einer Katze vergleichbar sei.

Hierarchisation:
Gesicht Hautausschlag impetiginös (RGD 318: u.a. *Viol-tr.*).
Gesicht Hautausschlag gelbe Krusten (RGD 318: u.a. *Viol-tri.*).
Hautausschlag hinter den Ohren (RGD 258: u.a. *Viol-tri.*).
Gelbe Krusten auf dem Kopf (RGD 98: u.a. Viol-tri.).
Uringeruch wie Katzenurin (RGD 597: u.a. *Viol-tri.*).

Therapie und Verlauf:
Am 9.11.1979 *Viola tricolor C 200*.
30.11.1979: Erneut *Viola tricolor C 200* wegen unzureichender Wirkung.
17.1.1980: Es war sehr viel besser, seit einigen Tagen wieder rückfällig.
Jetzt *Viola tricolor M*, wegen Rezidivs erneut am 18.3.1980.
11.11.1980: Es sei alles sehr gut gewesen, jetzt seit Wintereinbruch erneutes Ekzem.
Es habe sich aber doch geändert.
Die Haut sei jetzt eher trocken, rissig und aufgesprungen an den Händen, vor allem an den Fingerspitzen (RGD 892: u.a. **Petr**.).
Betroffen seien jetzt auch die Lider, die Gelenkbeugen, die Handgelenke, die Naseneingänge und der After.
Scheinbar sei im Winter alles schlimmer als im Sommer (RGD 1120: u.a. *Petr.*).
Ihr Kind sei auch wesensmäßig verändert.
Sie sei trotzig und vor allem sehr schnell beleidigt (RGD 8: u.a. *Petr.*), sie erschrecke durch Nichtigkeiten (RGD 7: u.a. *Petr.*), sei ängstlich, wenn man sie auf dem Arm schaukelt, im Auto werde ihr immer schlecht, selbst schon bei kurzen Strecken (RGD 462: u.a.**Petr**.).
Am 11.11.1980 und 13.2.1981 erhielt sie *Petroleum C 200*.
Es war wieder alles vollkommen erscheinungsfrei bis zum 12.11.1981, als es bei Wintereinbruch zum allerdings nur geringfügigen Rückfall kam.
Petroleum M.

Dies führte trotz des Winters innerhalb weniger Wochen zur Beschwerdefreiheit, die dann auch bis 1993, also zwölf Jahre lang, anhielt. Am 17.3.1993 meldete sie sich wieder bei mir.
Sie habe nun ihre Menses bekommen, seitdem sei die Haut an einigen Stellen wieder trocken.
Am 17.3.1993 nahm sie daraufhin erneut *Petroleum M* ein, seitdem geht es ihr gut.
Dieser kleine und leichte Fall demonstriert anschaulich, daß man nie vor einem Rückfall sicher sein kann, daß die Neurodermitis auch nach vielen Jahren immer wieder aufflammen kann.

75. Fall:

2jähriger Junge.
Erstkonsultation am 27.6.1991.
Familienanamnese:
Vater: Trockene Haut.
Großvater väterlicherseits: Hypertonie, Gicht u. Adipositas.
Großmutter mütterlicherseits: Diabetes, Hypertonie, Katarakt, Gallensteine.

Eigenanamnese:
Drei-Monats-Koliken ab Geburt mit starken Schmerzzuständen jeweils abends von 18–21 Uhr.
Seit dem achten Lebensmonat bestehe die Neurodermitis, zum ersten schlimmeren Schub sei es nach der Dreifach-Impfung im August 1989 gekommen.
Der zweite größere Schub sei dann im Alter von 15 Monaten nach der Maser-Mumps-Röteln-Impfung aufgetreten.
Die bis jetzt durchgeführten Therapieversuche hätten keine Besserung ergeben.
Am 4.6.1991 wurde er an Nasenpolypen operiert.

Befund vom 27.6.1991:
Schweres, diffus ausgebreitetes Ekzem, betont an den Extremitäten und am Hals.
Überall blutig exkoriiert bei erheblicher Trockenheit.

Beschwerden am 27.6.1991:
Er kratze „fürchterlich". Schlimmer durch Bettwärme nachts, durch Schwitzen.

Sonst könne man nichts sagen, es sei manchmal auch für Tage sehr viel besser.
Die große Hitze im Sommer mache allerdings auch sehr zu schaffen, da könne er durchaus Schübe entwickeln.
Nahrungsmittel: da haben sie noch nichts bemerkt.
Wasser: mache nichts.
Wolle: ziehen sie ihm nicht an.
Sonst auffällig sei sein ständiger Speichelfluß, auch nachts im Schlaf, das tropfe richtig herunter.
Er sei sehr nervös und insgesamt unruhig.
Starke Ungeduld.
Wenn etwas nicht gleich klappt, ist er gleich außer sich.
Geduldsspiele seien unmöglich.
Schlechter allgemein nach dem Mittagsschlaf.
Kann schlecht allein konzentriert spielen.
Oft Blähungen.
Appetit dauernd.
Keine Vorlieben und keine Abneigungen erkennbar.
Durst eher wenig.
Schlaf durch Juckreiz erheblich gestört, Lage wechselnd.

Hierarchisation:
Ruhelosigkeit bei Kindern (SR I 846: u.a. **MERC.**, **RHUS-T**., **tub**.).
Unfähig zu spielen (SR I 797: u.a. Merc.).
Speichelfluß (RGD 369: u.a. **Merc.**, rhus-t.).

Therapie und Verlauf:
Am 27.6.1991 *Mercurius solubilis XM*.
7.8.1991: Es sei wechselhaft, mal besser, mal schlechter.
Unruhe insgesamt doch besser, spielt teilweise alleine, nicht mehr so ungeduldig.
5.9.1991: Es war jetzt vier Wochen lang ganz wesentlich besser, auf ein Ei hin habe er allerdings mit einer Urtikaria reagiert. Der Befund war ganz deutlich besser.
2.10.1991: Alles sehr gut, Unruhe praktisch weg. Schläft sehr gut. Speichelfluß keiner mehr, kratzt sich nicht mehr beim Ausziehen.
3.12.1991: Wieder Hautschub, erstmals seit Monaten kratzt er wieder. Auch wieder Unruhe und viel Speichelfluß.
Nun erneut *Mercurius solubilis XM*.
4.2.1992: Es war alles sehr gut, jetzt nur noch am Oberarm eine kleine Stelle. Allgemeine Entwicklung gut, keine auffallende Unruhe mehr. Speichelfluß wieder weg.

29.5.1992: Wieder deutlichere Ekzeme seit Wärmeeinbruch. Große Unruhe. Wieder starker Speichelfluß jetzt vor allem nachts.
Mercurius solubilis CM.
26.8.1992: Die Mutter hat am 15.8.1992 erneut *Mercurius solubilis CM* wiederholt, nachdem es im heißen August zu etwas Juckreiz gekommen war. Seit dieser Einnahme hat sich der Befund nun eher verschlimmert im Sinne von diffusen und trockenen Ekzemherden.
Hier lag wohl am ehesten eine Reaktion auf die zu frühe Wiederholung des Mittels vor.
6.11.1992: Anruf: Es gehe schon lange wieder sehr gut.
3.5.1993: Bis jetzt sei alles „super" gewesen, jetzt fange es langsam wieder an, wenn auch bei weitem nicht mehr so wie früher.
Vom Befund her zeigten sich leichte Ekzeme in den Gelenkbeugen.
Er sei auch reizbar und aggressiv seitdem.
Gerne Butter essend (SR II 226: u.a. Merc., und damit auch verwertbar die Rubrik „Verlangen nach Fett": SR II 241: u.a. **NIT-AC**., **sulph.**, **tub**.), ängstlich vor Hunden (SR I 495: u.a. **BELL**., **CHIN**., **tub**.), bei Wutanfällen schreien und Türen schlagen.
Am 3.5.1993 *Tuberculinum bovinum XM.*
27.7.1993: Eigentlich schon etwas besser, aber nicht überzeugend.
Stark schwitzend.
Nachts oft hustend im Schlaf (RGD 694: u.a. Lyc.).
5.10.1993: Im Sommer war die Haut doch wieder schlechter (RGD 1193: u.a. Lyc.), er sei ein ausgeprägter Morgenmuffel (SR I 655: u.a. **LYC**.), schwitzt oft in den Kniekehlen (RGD 1010: u.a. *Lyc*.).
Lycopodium XM.
26.7.1994: Neurodermitis anhaltend völlig verschwunden, nur einige Hitzepapeln derzeit.
Aber in letzter Zeit oft hustend, rasselt beim Atmen (RGD 671: u.a. *Calc*.), Atemnot bei anstrengendem Umherrennen (RGD 667: u.a. **Calc**.), schluckt im Schlaf (RGD 399: u.a. *Calc*.), große Angst vor Hunden (SR I 495: u.a. Calc.), Verlangen nach Milch sehr groß in letzter Zeit (RGD 467: u.a. *Calc*.), Stuhl großvolumig (RGD 557: u.a. **Calc**.), immer offener Mund im Schlaf (RGD 360: u.a. *Calc*.), weint schnell (SR I 1089: u.a. Calc.), brüchige Fingernägel.
Calcarea carbonica XM.
5.10.1994: Haut hervorragend, jedoch öfter verschnupft und auch öfter rasselnder Husten.
Man habe den Eindruck, daß das Mittel zwar stimmt, daß es aber bezüglich des Hustens nicht so richtig greife.
In letzter Zeit wieder ab und zu Tobsuchtsanfälle.
Hundeangst noch leicht da.
Geht nicht allein in den Keller.

Empfindlich und leicht beleidigt.
Mund offen nachts.
Großvolumiger Stuhl.
Trockene Lippen.
Ab und zu Herpesbläschen in den Mundwinkeln.
Spröde Fingernägel.
Calcarea carbonica XM.
25.1.1995: Es sei so ganz gut gewesen, aber noch immer oft verschnupft.
Nase laufe wäßrig (RGD 282: u.a. **Ars**.).
Etwas schwer atmend bei größeren Anstrengungen (RGD 667: u.a. **Ars**.).
Große Dunkelangst (SR I: u.a. **ARS**.).
Auffällig fauliger Stuhlgeruch (RGD 557: u.a. **Ars**.).
Panik beim Alleinsein (SR 477: u.a. **ARS**.).
Arsenicum album XM.
15.2.1995: Der Kinderarzt habe einen Keuchhusten festgestellt. Schnelles Abklingen auf *Ipecacuanha C 30*.
9.5.1995: Es gehe ihm sehr gut.
Dieses Kind wurde mit einer besonders schweren diffusen Neurodermitis vorgestellt.
Nach Abheilung derselben zeigten sich aber leider Ansätze eines Asthma bronchiale im Rahmen seiner atopischen Grunderkrankung.
Hier wird weitere homöopathische Therapie erforderlich sein.

76. Fall:

2jähriger Junge.
Erstkonsultation am 17.8.1990.

Familienanamnese:
Mutter: Allergie auf Kaliumbichromicum, Formaldehyd, Nickelsulfat.
Vater: Allergie gegen Kobaltsulfat.
Großvater väterlicherseits: Hypertonie.
Großvater mütterlicherseits: Diabetes, Hypertonie.

Eigenanamnese:
Als Baby Leistenbruch beidseits, Operation im Alter von drei Wochen.
Neurodermitis von der ersten Lebenswoche an in Form von diffus verstreuten, trockenen Ekzemstellen.
Therapie derzeit kinderärztlicherseits mit Linola-H-Fettsalbe.

Kasuistiken

Befund vom 17.8.1990:
Diffuses relativ starkes Ekzem, betont in der Halsfalte, sowie an den Extremitäten.

Beschwerden am 17.8.1990:
Es bestehe sehr starker Juckreiz, der nur durch Kortisonsalben zu beherrschen sei.
Verschlimmernd wirke Wärme, z.B. beheizte Räume im Winter, aber auch Sommerhitze, z.T. auch neblig-feuchtes Wetter, der Genuß von Milch, Wolle auf der Haut und Aufregung, insbesondere unerfüllte Wünsche. Nachts wird er gegen 23 Uhr wach und kratzt sich ca. eine Stunde lang, bis es blutet.
Er sei dann sehr widerwärtig.
Nach dem Aufstehen kratze er sich ca. 15 Minuten lang. In diesen Phasen ließe er sich durch nichts ablenken.
Sonstige Symptome auf Nachfragen:
Öfter Blähungen, schon immer anfällig dafür.
Durch Bewegung würde es besser.
Schlaflage öfter auf den Knien.
Angst vor Männern.
Ängstlich bei Gewitter.
Verlangen nach Schokolade und Keksen.
Abneigung gegen Fleisch.
Empfindlich gegen Wetterwechsel, er reagiere dann wesensmäßig mit schlechter Laune.
Trost bessere.

Hierarchisation:
Angst vor Männern (SR I 510: u.a. **Lyc**.).
Leistenhernie bei Kindern (RGD 479: u.a. Lyc.).
Knieellenbogenlage im Schlaf (RGD 1047: u.a. Lyc.).

Therapie und Verlauf:
Am 17.8.1990 Lycopodium XM.
5.10.1990: Er schlafe inzwischen durch. Der Hautbefund zeige sich ganz erheblich gebessert.
Schläft jetzt oft in Seitenlage.
Juckreiz weniger.
Flatulenz anhaltend.
13.11.1990: Befund anhaltend gebessert, kaum noch Ekzemstellen vorhanden.
Stuhl in letzter Zeit oft dünnflüssig (RGD 556: u.a. **Lyc**.), er entwickle öfters Jähzorn (SR I 26: u.a. **Lyc**.).
11.12.1990: Stuhl wieder normal.

Haut so gut wie erscheinungsfrei.
Flatulenz besser.
4.3.1991: Haut an Unterarmen, Oberschenkel und Hals wieder angedeutet ekzematös.
Wieder Angst vor dunklen Männern, was weg war.
Flatulenz wieder da. Gemüt sehr gereizt (SR I 661: u.a. Lyc.).
Erneut *Lycopodium XM*.
7.6.1991: Seit Hitzeeinbruch wieder schlimmer werdend (RGD 1114: u.a. *Lyc.*).
Nun *Lycopodium CM*.
21.10.1991: Seit einer Woche Haut schlimmer werdend.
Hitze verschlimmere anhaltend, wieder deutliche Knieellenbogenlage (RGD 1047: u.a. *Med.*), sehr reizbar (SR I 654: u.a. **Med**.).
Medorrhinum C 200.
3.1.1992: Bis vor einer Woche war es sehr gut, jetzt wieder Rückfall.
Medorrhinum C 200.
20.2.1992: Es sei bis 18.2.1992 gut gewesen, dann habe er wieder mehr gekratzt und sein Allgemeinbefinden sei auch wieder schlechter geworden.
Am 26.2.1992 wiederholte die Mutter selbständig erneut *Medorrhinum C 200*.
13.4.1992: Haut sehr gut, nur noch minimalste Reste.
Furcht vor Männern schon lange weg.
Gemüt gut.
18.5.1992: Seit Sommerhitze erneut Rückfall, jedoch in nur sehr schwacher Ausprägung.
Medorrhinum M.
21.8.1992: Es sei eigentlich nicht überzeugend gut gewesen.
Hautbefund jetzt ekzematös an den Extremitäten, z.T. blutig exkoriiert.
Kann nicht allein spielen (SR I 797: u.a. **Lyc**.), Angst vor Dunkelheit (SR I 487: u.a. **Lyc**.), Beschwerden im Sommer (SR II: u.a. **Lyc**.).
Hierauf *Lycopodium CM*, erneut am 27.11.1992, sowie
Lycopodium MM am 23.3.1993.
25.7.1993: Haut insgesamt recht ordentlich, kein Vergleich mehr zu früher, jedoch noch nicht zufriedenstellend.
Anhaltend schlimmer bei schwül-warmem Wetter, nachts im Bett.
Kühleres Wetter lindere.
Gemüt recht gut.
Gewitter mache nichts mehr aus.
Keine Angst mehr vor Männern.
Insgesamt recht ruhig und gemütlich vom Typus her.
Auch gutmütig.
Appetit eher zu gut.
Abneigung gegen Milch (RGD 418: u.a. *Calc.*), lutscht öfters am Daumen (RGD 350: u.a. *Calc.*), unruhiger Schlaf bei Vollmond (SR II 369: u.a. **Calc**.),

schnell verschnupft bei Zugluft, oft kalte Hände und Füße, Phimose (RGD 611: u.a. *Calc.*), sehr empfindlich, weint leicht.
Er bekam nun als letzte Arznei *Calcarea carbonica XM*.
Seitdem geht es ihm bis auf minimalste Rezidive, die nicht mehr therapiebedürftig sind, gut.

77. Fall:

18jährige Patientin.
Erstkonsultation am 24.9.1984.

Eigenanamnese:
Neurodermitis bestehe seit dem fünften Lebensjahr. Bis heute übliche Therapie, meist mit Kortisonsalben. Stationäre Behandlung in Form von Kuren ebenfalls schon mehrfach, zuletzt 1984, jedoch ohne Erfolg. Nach Absetzen der Kortisonsalben sei es wieder genauso wie immer.

Befund vom 24.9.1984:
Diffus ausgebreitetes Ekzem, betont an den Armen und Händen, den Handgelenken und Handrücken, in der Ellenbeugen, im Gesicht und der vorderen Halsfalte, vor und hinter den Ohren. Haut sehr trocken, lichenifiziert, z.T. auch nässend. Hände rauh und rissig.

Beschwerden am 24.9.1984:
Es bestehe schrecklicher Juckreiz.
Schlimmer durch Wärme, durch Wolle, durch Waschen, nach dem Baden, durch Schwitzen.
Sie ziehe sich dauernd aus und wieder an, da sie sich zwar wegen Frierens gerne warm anziehe, was aber wieder mehr Juckreiz verursache, weshalb sie sich innerhalb kürzester Zeit auch wieder ausziehen müsse.
Sonst habe sie nichts.
Bei der weiteren Befragung ergaben sich noch folgende Symptome:
Allgemeiner Eindruck sehr verzagt, entmutigt.
Laut Mutter trotzig und halsstarrig.
Abneigung gegen die Familie.
Sie sei einfach „gegen alles".
Wutausbrüche durch Trost.
Große Reizbarkeit. Verträgt schlecht Widerspruch.
Dauerndes Frieren.
Kalte Füße oft, im Sitzen abends und im Bett.

Starke Schweißneigung, vor allem Achsel.
Schweiß übelriechend.
Noch keine abgeschlossene Lehre.
Nikotin- und Alkoholverlangen.
Regel verspätet und schwach.
Durchfall während der Regel.
Z.n. langem Bettnässen.
Oft Übelkeit morgens.
Empfindlich gegen Kochdünste.
Angst vor Gewitter.
Neurodermitis besser durch Tanzen, durch Bewegung allgemein.

Hierarchisation:
Abneigung gegen alles (SR I 104: u.a. Sep.).
Abneigung gegen Familienmitglieder (SR I 104: u.a. **Sep.**).
Trösten < (SR I 181: u.a. **SEP.**).
Bewegung > (SR II 372: u.a. *Sep.*).
Menses zu spät (RGD 632: u.a. **Sep.**).

Therapie und Verlauf:
24.9.1984: *Sepia C 200*.
Nach Wiederauftreten der alten Symptome wurde dann *Sepia C 200* am 18.1.1985, *Sepia M* am 11.9.1985, *Sepia M* am 3.2.1986, *Sepia XM* am 10.2.1989 gegeben.
Bei einer Vorstellung der Patientin wegen anderer akuter Beschwerden am 8.1.1993 erfuhr ich, daß es ihr seit der letzten Gabe vom 10.2.1989 glänzend gehe, die Neurodermitis sei vollkommen verschwunden. Die Patientin ist seitdem anhaltend beschwerdefrei.

78. Fall:

7jähriges Mädchen.
Erstkonsultation am 27.1.1992.

Familienanamnese:
Großmutter mütterlicherseits MS.

Eigenanamnese:
Neurodermitis seit dem ersten Lebensjahr. Vor einem Jahr nach einem Urlaub in der Türkei massive Verschlimmerung mit Ausbreitung auf das gesamte Integument.
Bis jetzt übliche Therapie mit Fett- u. Kortisonsalben.

Befund vom 27.1.1992:
Diffus trockene und ekzematöse Haut. Deutliche Lichenifikationen an den Prädilektionsstellen. Mundwinkel und Lippen rissig. Sommersprossen im Gesicht.

Beschwerden am 27.1.1992:
Es bestehe sehr starker Juckreiz.
Schlimmer beim Ausziehen, nachts, am schlimmsten gegen Mitternacht beginnend bis ca. ein Uhr, schlimmer durch Kälte, im Winter, bei naßkaltem Wetter.
Besser am Meer.
Neigung zu Blasenentzündungen nach kalten Füßen.
Haut sehr wasserempfindlich.
Mundwinkel oft schrundig.
Übelkeit beim Autofahren.
In allem peinlich genau.
Weint schnell.
Angst vor Dunkelheit.
Insgesamt sehr unruhig im Wesen.

Hierarchisation:
Unruhe bei Kindern (SR I 846: u.a. Ars.).
Nach Mitternacht < (SR II 14: u.a. **ARS**.).
Gewissenhaft in Kleinigkeiten (SR 180: u.a. **ARS**.).
Angst vor Dunkelheit (SR I 487: u.a. Ars.).
Kälte verschlimmert (SR II 77: u.a. **ARS**.).

Therapie und Verlauf:
Am 27.1.1992 *Arsenicum album XM.*
6.4.1992: Rezidiv der Neurodermitis nach deutlicher Besserung.
Wieder starke Unruhe.
Arsenicum album XM.
22.9.1992: Es war bereits fast vollständig weg, jetzt seit drei Wochen langsam wiederkehrend trockene Hautstellen und etwas Juckreiz.
Schlechter Schlaf, wacht oft ab drei Uhr auf (RGD 1063: u.a. **ARS**.), bis dahin aber ruhig schlafend.
Nun *Arsenicum album CM.*

7.12.1992: Völlig beschwerdefrei gewesen, jetzt nur sehr kleine trockene Stellen.
27.5.1993: Alles völlig in Ordnung.
9.12.1993: Weiterhin alles gut, das Kind wird mir nur wegen eines Infektes vorgestellt.
Die Neurodermitis bedurfte seit September 92 keiner Medikation mehr.

79. Fall:

4jähriger Junge.
Erstkonsultation am 9.5.1985.

Eigenanamnese:
Neurodermitis seit dem zweiten Lebensmonat mit bisher üblicher Therapie.

Befund vom 9.5.1985:
Diffuse Neurodermitis, sehr trockene und zerkratzte Hautareale, betont Hände, Füße und Wangen. Starke Rötung der Lippen und Lidränder. Nasenlöcher gerötet.

Beschwerden am 9.5.1985:
Es bestehe „furchtbarer" Juckreiz, vor allem nachts zwischen 24 und 2 Uhr. Tagsüber sei es besser.
Jede Art von Wärme verschlimmere, warme Kleidung, warmes Bett, warme Kleidung. Nachts immer aufdecken im Bett.
Sehr unruhiger Schlaf mit vielen Träumen.
Schlaflage hin und her wechselnd.
Immer energiegeladen, komme nie zur Ruhe.
Appetit auf Saures.
Egoistisch und eigensinnig.

Hierarchisation:
Selbstsucht, Egoismus (SR I 895: u.a. **Sulph**.).
Ruhelosigkeit bei Kindern (SR I 846: u.a. Sulph.).
Wärme < (SR II 684: u.a. **SULPH**.).
Rote Lippen (RGD 313: u.a. **SULPH**.).

Therapie und Verlauf:
Am 9.5.1985 *Sulphur XM*.
22.11.1985: Es habe hervorragend gewirkt, er habe fast schon durchgeschlafen, insgesamt sei er auch viel ruhiger geworden.

Seit Ende Oktober verschlimmere es sich langsam wieder, aber es sei mit früher nicht mehr zu vergleichen.
13.2.1987: Bis Dezember 1986 war alles bestens, jetzt erneut unruhig, intolerant gegen Wärme, schlechter Schlaf mit Aufdecken.
Nun erneut *Sulphur XM*.
2.1.1991: Nach fast vier Jahren kommt der Patient wieder, es war wieder alles vollständig in Ordnung, seit kurzem leichte Ekzeme in den Gelenkbeugen (RGD 843: u.a. *Sulf.*).
Daraufhin *Sulphur CM*, da auch seine anderen früheren Symptome wie Unruhe, Wärmeintoleranz usw. wieder auftauchten.
Seitdem geht es ihm bis heute anhaltend sehr gut.

80. Fall:

3jähriges Mädchen.
Erstkonsultation am 2.1.1985.

Eigenanamnese:
Beginn der Neurodermitis im ersten Lebensjahr. Bisher übliche Therapie mit Fett- und Kortisonsalben.

Befund vom 2.1.1985:
Betont an Ohren, Wangen und Gelenkbeugen finden sich trockene, stark aufgekratzte Ekzeme.
Haut z.T. blutig exkoriiert und grob lichenifiziert.
Integument sonst trocken und schuppig.

Beschwerden am 2.1.1985:
Starker Juckreiz, schlimmer in Bettwärme, im warmen Raum, besonders schlimm nach dem Mittagsschlaf, im Winter.
Liebes und verträgliches Kind, jedoch sehr große Unruhe.
Dunkelangst und Hundeangst wird verneint.
Abneigung gegen Milch.
Verlangen nach Eis.
Schlaf sehr unruhig und von Juckreiz unterbrochen.
Schlaflage wechselnd.
Stuhlgang normal.

Hierarchisation:
Ruhelosigkeit bei Kindern (SR I 846: u.a. Sulph.).
Nach Mittagsschlaf < (SR II 598: u.a. **Sulph**.).
Abneigung gegen Milch (SR II 257: u.a. **Sulph**.).

Therapie und Verlauf:
Am 2.1.1985 *Sulphur XM.*
9.1.1986: Hat sich so lange nicht mehr gemeldet, weil alles gut war. Jetzt langsame Verschlechterung.
Sulphur XM.
25.11.1986: *Sulphur CM* bei Rezidiv.
24.7.1987: *Sulphur CM* bei Rezidiv.
18.4.1988: Eigentlich sei es nicht mehr so deutlich gut geworden, es sei ein dauerndes Auf und Ab.
Neue Symptome:
Kann abends schlecht einschlafen.
Verlangt nach Licht, will nicht im Dunkeln schlafen.
Angst vor Alleinsein.
Verträgt keinen Spott von anderen Kindern.
Traut sich nichts zu.
Sehr anhänglich.
Abneigung gegen Milch.

Hierarchisation:
Angst abends im Bett (SR I 59: u.a. **Calc**.).
Furcht vor Dunkelheit (SR I 487: u.a. **Calc**.).
Mangel an Selbstvertrauen (SR I 159: u.a. Calc.).
Empfindliche Kinder (SR I 899: u.a. Calc.)
Abneigung gegen Milch (SR II 257: u.a. **Calc**.).

Therapie und Verlauf:
Am 18.4.1988 *Calcarea carbonica XM.*
1.7.1988: Durchgreifende Besserung.
18.11.1988: Bis auf Mund- und Kinnbereich Neurodermitis weg.
Ängstlichkeit schon lange weg, schläft auch wieder allein ein.
9.1.1990: Es war alles vollständig abgeheilt.
Jetzt Neigung zu Adipositas (SR II 394: u.a. **CALC**.) und leichtes Rezidiv der Neurodermitis in Pfenniggröße.
Auch öfter Nasenbluten nachts (RGD 284: u.a. Calc.).
Daraufhin *Calcarea carbonica XM.*
10.1.1992: Neurodermitis anhaltend weg, jedoch seit kurzem wieder öfter Epistaxis vorkommen.
Calcarea carbonica CM.
Seitdem geht es dem Kind sehr gut, eine Behandlungsbedürftigkeit ergab sich seitdem nicht mehr.

Kasuistiken

81. Fall:

10jähriger Junge.
Erstkonsultation am 7.3.1990.

Familienanamnese:
Vater: Rezidivierende Bronchitiden.
Großvater väterlicherseits: Asthma bronchiale.
Großvater mütterlicherseits: Rezidivierende Bronchitiden.

Eigenanamnese:
An KK Pertussis, Windpocken und Röteln.
Anfälligkeit für Bronchitis von klein auf.
Neurodermitis seit 1989, bisherige Therapie durch Parfenacsalbe, Fucidinesalbe und Teersalbe.

Befund:
Trockenes, blutig aufgekratzes Ekzem mit Betonung der Extremitäten, desweiteren Ekzemherde im Gesicht und am Oberkörper (siehe Bild).

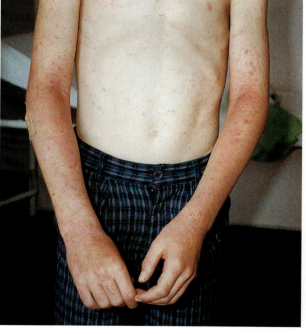

Beschwerden am 7.3.1990:
Es bestehe Juckreiz vor allem abends und wenn er schwitzt.
Auch Anstrengung löse aus, wenn er dabei zum Schwitzen kommt.
Er kratze dann jedesmal blutig, sei schlecht davon abzuhalten.
Sonstige Modalitäten könne mir die Mutter nicht nennen, höchstens vielleicht, daß es im Sommer vom Eindruck her besser sei.
Bettwärme: Da könne man nichts genau sagen. Wasser und Waschen: Wisse sie auch nicht. Nahrungsmittel: da könne sie auch nichts sagen.
Sonstige Symptome bei der sehr träge verlaufenden Anamnese waren:
Neigt bei naßkaltem Wetter zu Bronchitis.
Bei Aufregung schwitzt er in den Händen, auch beim Schreiben.

Er schwitzt abends im Bett.
Oft Nasenbluten nachts.
Abneigung gegen Milch und Salzgeschmack.
Stuhl oft hart, tut sich schwer.
Schläft abends schwer ein.
Schlechte Schulleistungen wegen Konzentrationsschwäche.
Mehr war an verwertbaren Symptomen nicht herauszufragen.

Hierarchisation:
Konzentration fällt schwer (RGD 37: u.a. *Merc.*).
Symptome sind verschlechtert durch Schweiß (RGD 1100: u.a. **Merc.**).
Schweiß abends im Bett (RGD 1094: u.a. **Merc.**.).
Schweiß Handinnenfläche (RGD 1010: u.a. *Merc.*).
Nasenbluten nachts (RGD 284: u.a. *Merc.*).

Therapie und Verlauf:
Am 7.3.1990 *Mercurius solubilis XM*.
11.4.1990: Leichte Besserung, weniger Juckreiz.
9.5.1990: Seit ein paar Tagen wieder wesentliche Verschlimmerung mit starker Pustelentwicklung (RGD 1117: u.a. *Merc.*) an den Unterarmen, die starken Juckreiz verursachen (RGD 1117: u.a. Merc.).
Die Unterarme sind leicht bläulich verfärbt (RGD 1105: u.a. Merc.).
Reaktion, also warten.
22.6.1990: Es wurde schnell viel besser, jetzt fast gut.
20.7.1990: Befund wesentlich gebessert, schulische Leistungen sind besser geworden.
26.10.1990: Hautbefund hervorragend, fast alles weg. Hustet aber seit zwei Tagen abends kurz nach dem Niederlegen (RGD 690: u.a. Puls.), im Freien sei es besser (RGD 683: u.a. **Puls**.). Auf *Pulsatilla C 30* erfolgte schnelle Beschwerdefreiheit.
6.12.1990: Haut weiterhin überhaupt keine Beschwerden mehr.
11.4.1991: Nasenbluten plötzlich wieder da. Auch wieder leichte Ekzeme in den Ellenbeugen.
Mercurius solubilis XM.
8.5.1991: Haut phantastisch!
6.11.1991: Haut völlig beschwerde- und erscheinungsfrei weiterhin. Schulische Leistungen sind noch schlecht. Das Schwitzen sei schon lange viel besser geworden.
2.12.1991: Hustet bei Anstrengung trocken, Zimmerwärme verschlimmert eher. Auf *Pulsatilla C 30* rasche Besserung.
18.12.1991: Haut weiterhin gesund. Aber schlechte Noten in der Schule, macht viele Fehler beim Rechnen (SR I 745: u.a. **Lyc**.) und beim Schreiben

(SR I 751: u.a. **LYC**.), kann sich schlecht merken, was er gelernt hat (SR I 739: u.a. **Lyc**.).
Lycopodium M.
23.1.1992: Kopfschmerzen zwischen den Augen (RGD 146: u.a. Lyc.) bei Schnupfen. Drückende Schmerzen seit gestern nachmittag, gegen 16 Uhr begonnen (RGD 1135: u.a. **Lyc**.). Nase total verstopft.

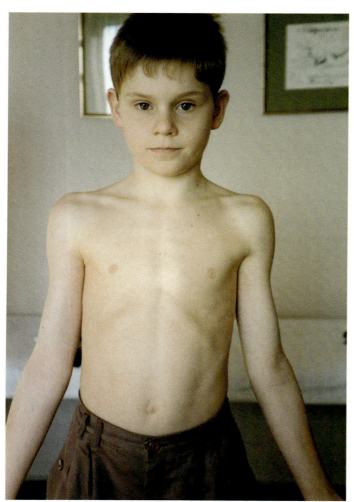

Schule sei viel besser, er habe sogar Zweier geschrieben!
11.2.1992: Der Kopfschmerz und der Schnupfen seien wieder weg, aber viel hustend, trocken, wie von einem ständigen Reiz, schlimmer durch Warmwerden im Bett und durch Anstrengung.
Pulsatilla C 200.
7.1.1993: Haut weiterhin seit vielen Monaten sehr gut.
Schulische Leistungen lassen wieder nach, wirkt lustlos und apathisch, träge irgendwie (RGD 57: u.a. *Calc.*).
Habe jetzt Warzen an Fußsohlen (RGD 1033: u.a. Calc.). Kopfschmerzen, öfter in Verbindung mit der Schule auftretend (RGD 127: u.a. *Calc.*).
Calcarea carbonica XM.
22.2.1993: Schule besser. Haut sehr gut. Warzen gleichbleibend.
19.9.1994: Haut weiterhin sehr gut bleibend. Er habe aber in letzter Zeit öfter eine Tonsillitis gehabt (RGD 392: u.a. Lyc., sulph., **Tub**.).
Vom Gemüt her aufbrausend und hitzig.
Reizbar.

Schule ginge so einigermaßen.
Starkes Süßverlangen.
Schlaf unruhig, Bauchlage bevorzugt.
Wieder Neigung zum leicht Schwitzen, Hände, Füße.
Starke Unruhe insgesamt, kann nicht still sitzen.
Warzen Fußsohle noch störend.
Enge Gürtel schlecht.
Schläft schlecht ein.
„Totaler" Morgenmuffel.
Lycopodium XM.
27.3.1995: Haut weiterhin erscheinungsfrei, hatte auch keine Angina mehr. Warzen Fußsohle noch da.
15.5.1995: Sonnenallergische Erscheinungen in beiden Ellenbeugen und um die Augen, sonst bestes Befinden.
Natrium chloratum C 200 als vorerst letztes Mittel heilte rasch.
Zusammenfassend darf hier von einem ganz hervorragenden Behandlungsergebnis ausgegangen werden. Die ehemals sehr starke Neurodermitis heilte unter *Mercurius* innerhalb von kurzer Zeit komplett aus. Er ist diesbezüglich seit nahezu fünf Jahren beschwerdefrei.

82. Fall:

6 Monate alter Säugling.
Erstkonsultation am 26.10.1990.

Befund vom 26.10.1990:
Trockene Ekzemstellen betont im Gesicht vor den Ohren, an den Schultern, der Brust und an den Waden.
Teilweise exkoriiert. Haut insgesamt trocken.

Eigenanamnese:
Ausbruch des Ekzems in der vierten Lebenswoche im Gesicht mit dann folgender Ausbreitung.
Bisherige Therapie: Eucerinsalben, Harnstoffsalben, Erythromycinsalben und Bufexamacsalben.

Beschwerden am 26.10.1990:
Es bestehe starker Juckreiz.
Deutlich schlimmer nachts, vor allem nach Mitternacht.
Schlimmer nach und beim Stillen.

Sehr viel schlimmer nach dem Baden.
Schlimmer durch Wärme.
Die Trockenheit der Haut verschlimmere sich sehr durch kalte Luft.
Sonst könne mir die Mutter nichts sagen, es sei alles andere ganz normal.
Den schlechten Schlaf, den müsse sie noch betonen. Wegen des Juckreizes erwache er vier- bis fünfmal in der Nacht mit blutig kratzen.
Die Bauchlage bevorzuge er.
Sehr oft verschnupft.
Appetit, Stuhlgang, Zahnung, etc... alles sei ganz normal.
Nun, da gab es nicht viele Symptome. In solchen Fällen müssen wir uns mit den vorliegenden Symptomen des Falls begnügen, manchmal kommen dann charakteristische und individuellere Symptome nach.
Die vorliegenden Symptome des Kindes waren durchwegs als pathognomonisch für die Neurodermitis zu bezeichnen:
Der Juckreiz, der schlimmer nachts im Bett auftrat (RGD 1114: u.a. **Psor**., **Sulf**.).
Die Verschlimmerung durch Waschen (RGD 1114: Mez., sulph.).
Die Verschlimmerung nach Mitternacht war vielleicht etwas individueller einzustufen (RGD 1136: u.a. *Mez., sulph*.).

Therapie und Verlauf:
Sulphur XM am 26.10.1990.
23.11.1990: Insgesamt nicht wesentlich veränderter Befund, er schlief aber schon zwei Stunden länger durch und das Gesicht sah doch besser aus.
21.12.1990: Wesentlich gebesserter Befund. Juckreiz kaum noch vorhanden.
18.1.1991: Am rechten Arm und an der Wange kleines Rezidiv, nachdem schon alles vollständig verschwunden war.
Er komme auch nachts wieder häufiger.
Sulphur XM.
20.2.1991: Haut nicht so überzeugend verändert. Derzeit akute Otitis rechts mit Schmerzen und gelblichem Schnupfen. Weinerlichkeit deutlich seitdem.
Pulsatilla C 30 heilte rasch.
25.2.1991: Ohr sehr gut, jedoch wieder stärkerer Schnupfen, draußen besser, gelbliches Sekret.
Pulsatilla C 200.
25.3.1991: War sehr gut, jetzt wieder verschnupft. Hustet abends, wenn er sich ins Bett legt, anfallsweise, rasselt, hat Brechreiz dabei.
Pulsatilla C 200.
2.5.1991: Haut so gut wie nichts mehr zu sehen, seit längerer Zeit schon.
Er schnarche (RGD 671: u.a. Calc.) in letzter Zeit sehr viel, der Mund sei im Schlaf geöffnet (RGD 360: u.a. *Calc.*), weil seine Nase nachts immer zu sei (RGD 299: u.a. Calc.).

Viel Rasseln beim Atmen (RGD 671: u.a. *Calc.*).
Calcarea carbonica XM.
20.6.1991: Die Haut sei plötzlich wieder schlechter an den Ohrläppchen, den Gelenkbeugen, am Hals und im Nacken.
Er schnarche aber nicht mehr.
Er hatte auch keinen Schnupfen mehr.
Sein Appetit sei viel besser geworden.
Oft Kopfschweiß im Schlaf seit neuestem (RGD 190: u.a. **Calc.**).
Ißt jetzt Sand und Erde (RGD 468: u.a. *Calc.*).
29.7.1991: Haut sehr gut geworden. Kopfschweiß weg.
Sandessen weg.
Schreit im Schlaf (RGD 49: u.a. Calc.).
Ob er wohl Angstträume (RGD 1054: u.a. **Calc.**) habe?
Reaktion, also abwarten.
22.8.1991: Es sei alles bestens, Haut erscheinungsfrei, auch sonst völlig in Ordnung.
19.9.1991: Wurde von einem Hund angefallen, seitdem wieder Schreien im Schlaf vorgekommen (Beschwerden durch Schreck: RGD 49: u.a. Calc.).
Ißt auch wieder Erde und Sand.
Am 11.9.1991 sei er auch geimpft worden.
Hier lag nun eine unterbrochene Mittelwirkung vor, zum einen durch die Impfung, zum anderen durch die Schockfolge.
Also erneut *Calcarea carbonica XM.*
28.11.1991: Haut plötzlich wieder schlechter.
Er habe einen großen Schreck erlitten, da er in einen Lötkolben gelangt hätte, ob das wohl die Ursache sein könnte.
In letzter Zeit oft knörig und weinerlich.
Vor allem morgens beim Aufwachen und nach dem Aufstehen oft „unausstehlich".
Lycopodium C 200.
31.1.1992: Wieder ausgeglichen, nicht mehr schlecht gelaunt, spielt schön und selbständig, sehr zufrieden seit dem letzten Mittel.
Haut völlig in Ordnung.
Keine Infekte mehr, schäft gut.
14.12.1992: Die Mutter berichtet, daß es ihm nun die ganze Zeit sehr gut gehe. Die Neurodermitis sei nun schon seit über einem Jahr vollständig verschwunden, auch die Erkältungsanfälligkeit sei Vergangenheit.
Wir schlossen daraufhin die Behandlung ab.
Bei einem Kontrollanruf meinerseits am 21.7.1995 bestätigte mir die Mutter das anhaltend gute Befinden ihres Sohnes.

Kasuistiken

83. Fall:

5 Monate alter Säugling.
Erstkonsultation am 26.4.1994.

Familienanamnese:
Mutter: Z.n. Tbc, als Säugling Milchschorf, Heuschnupfen.
Geschwister der Mutter leiden an Asthma bronchiale.

Eigenanamnese:
Geburt nach siebentägiger Übertragung per via naturalis.

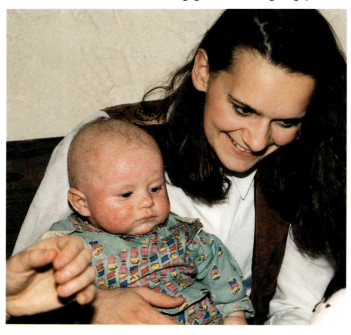

Ausbruch der Neurodermitis in der dritten Lebenswoche zuerst hinter den Ohren, dann Übergreifen auf das ganze Gesicht. Haut stets feuchtnässend, krustös und eiternd. Bei einem Hautarzt wurde eine Kortisonsalbenbehandlung mit Antibiotika durchgeführt, was zunächst zu einer wesentlichen Besserung führte. Einen Monat später kam es zu einem sehr starken rezidiv, woraufhin der Kinderarzt und nach erfolglosen Bemühungen der Hausarzt konsultiert wurde. Jede therapeutische Intervention war jedoch ergebnislos, die Neurodermitis breitete sich sogar noch auf das gesamte Integument aus.

Befund vom 26.4.1994:
Schwerstes, exsudativ nässendes und hochgradig entzündetes Ekzem nahezu der gesamten Haut, fast erythrodermieartig. Die Hitze der Haut war schon beim bloßen Darüberhalten der Hand spürbar.
Lautes, schmerzbedingtes Schreien des Kindes bei der Untersuchung, sowie starke Unruhe.

Beschwerden am 26.4.1994:
Es bestehe massiver Juckreiz, das Kind zerkratze sich bis aufs Blut.
Schlimmer abends im Bett, die ganze Nacht hindurch, sofort beim Ausziehen, bei Erregung, bei unerfüllten Wünschen, nach Schokolade, nach Knoblauch.
Besserung durch naßkaltes Wetter draußen, allgemein beim Abkühlen.
Sonst helfe praktisch gar nichts, sie stünden hilflos vor ihrem Kind.
Vor drei Wochen sei es einer Komplettimpfung inclusive HIB unterzogen worden, seitdem sei es geradezu explodiert und vom Hausarzt mit *Sulphur D 9* behandelt worden.
Es bestehe starke Unruhe, er müsse ständig beschäftigt werden.
Muß immer getragen werden, auch nachts.
Teilweise sehr zornig und oft unzufrieden mit allem.
Eigensinnig und stur.
Aus dem Schlaf z. Z. oft hochschreckend, die Augen seien dann ganz groß.
Rollt den Kopf hin und her.
Schnarcht, der Mund sei meistens geöffnet.
Schwitzen nachts nein, er schwitze überhaupt selten.
Schlaflage auf dem Rücken meistens.
Appetit sehr gut, er werde noch voll gestillt und trinke eher gierig, auch nachts noch zwei- bis dreimal.
Stuhl öfter flüssig, auch mal schleimig oder grünlich.

Hierarchisation:
Schreien vor Schmerzen (RGD 49: u.a. **Acon**., **Bell**., **Cham**., *plat*., *puls*.).
Rollt den Kopf (RGD 92: u.a. **Bell**.).
Auffahren aus dem Schlaf (RGD 8: u.a. *Acon*., **Bell**., *plat*., *puls*.).
Mydriasis (RGD 212: u.a. *Acon*., **Bell**., *puls*.).

Therapie und Verlauf:
Am 26.4.1994 erhielt er ein Globulus *Belladonna C 30*.
29.4.1994: Wesentliche Besserung! Kind lacht und ist vergnügt, was er schon seit Monaten nicht mehr war. Es sei plötzlich ein ganz anderes Kind.
2.5.1994: Wieder vermehrt Juckreiz mit Aneinanderreiben der Füßchen und Rötung der Haut.
Erneut *Belladonna C 30*.
9.5.1994: Viel besser.
13.5.1994: Rückfall und nun *Belladonna C 200*.
16.5.1994: Gleichbleibender Zustand, eher noch schlimmer werdend.

Hierarchisation:
Eigensinn (SR I 788: u.a. **TUB**.).
Rollt den Kopf (RGD 92: u.a. **Tub**.).
Ruhelosigkeit bei Kindern (SR I 846: u.a. **Tub**.).
Jucken beim Ausziehen (RGD 1121: u.a. *Tub*.).
Tuberkulose (der Mutter).

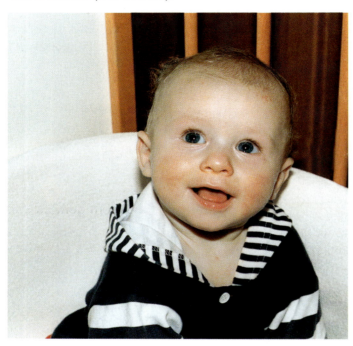

Am 16.5.1994 Einnahme von *Tuberculinum bovinum XM*.

7.6.1994: Es gehe ihm ganz wesentlich besser, am Körper schon keine Ekzeme mehr, er schwitze auch besser, schlafe ab Mitternacht durch.
26.6.1994: Hautbefund sehr gut werdend (siehe Bild).
10.7.1994: Es gehe ihm sehr gut, er habe nur noch einen leichten Ausschlag um den Mund herum. Auf Kakteen habe er im Urlaub einmal eine Urtikaria gehabt, auch auf Brot hin sei es einmal passiert.
Gemüt und Allgemeinbefinden seien sehr zufriedenstellend.
11.11.1994: Die Neurodermitis ist komplett verschwunden, jedoch komme es noch ab und zu zu einer Urtikaria, eigentlich immer auf Kontakt zu Salz und Brötchen, sogar Händekontakt reiche da schon aus.
Öfter unverdauter Stuhl, manchmal Aufschreien im Schlaf.
Weint relativ leicht.

Hierarchisation:
Weint um Kleinigkeiten (SR I 1089: u.a. Calc.).
Urtikaria (RGD 1119: u.a. **Calc**.).
Salz verschlimmert (SR II 266: u.a. Calc.).
Stuhl mit unverdauten Speisen (RGD 561: u.a. **Calc**.).

Kasuistiken

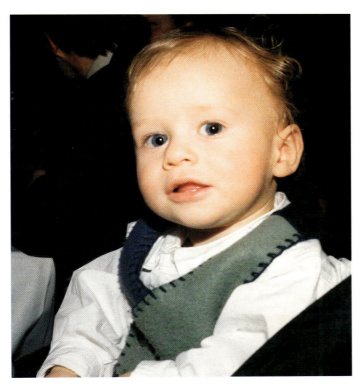

Am 11.11.1994 Einnahme von *Calcarea carbonica C 200*.
3.7.1995: Hautbefund hervorragend, keinerlei Ekzeme.
In letzter Zeit wieder jähzorniger, schlägt auch nach den Eltern.
Liegt auf den Knien nachts.
Verlangen stark nach Wurst, Fleisch und Butter.
Wiederholung von *Tuberculinum bovinum XM*.
Seitdem geht es ihm sehr gut.

84. Fall:

12jähriger Junge.
Erstkonsultation am 20.4.1993.

Eigenanamnese :
Ausbruch der Neurodermitis vor drei Jahren im Frühling bei Wechsel zu warmem Wetter. Damals zunächst in Form von kleinen vesikulösen Hautstellen zwischen den Fingern mit dann folgender Ausbreitung auf das nahezu gesamte Integument.
Bisherige Therapie durch Kortisonsalben, Vaseline, Fenistiltropfen, auch ein kineseologisches Institut hätten sie schon aufgesucht, jedoch alles ohne Erfolg.

Befund vom 20.4.1993:
Starkes, diffus verstreutes und blutig verkratzes Ekzem um die Augen, am Oberkörper, den Armen und Händen. Risse in den Lidfalten.

Kasuistiken

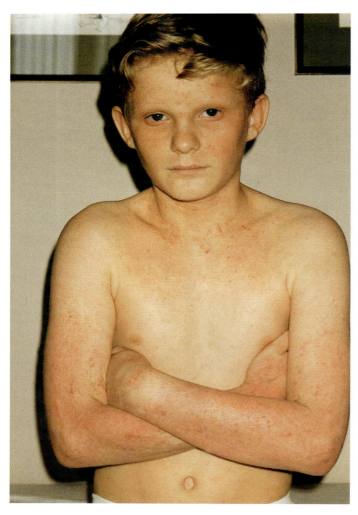

Nässend hinter den Ohren.

Beschwerden am 20.4.1993:
Es bestehe furchtbarer Juckreiz.
Schlimmer nachts mit daraus resultierenden schlimmen Unruhezuständen.
Schlimmer immer im Frühling, wenn das warme Wetter kommt.
Schlimmer bei Aufregung.
Sehr viel schlimmer durch Schwitzen und Wärme.
Besser durch kaltes Abwaschen, kalte Waschlappen.
Sonst habe er nichts.
Bei der Befragung ergab sich dann noch:
Sehr liebes Kind, das niemandem weh tun wolle.
Sehr weich und mitfühlendes Wesen.
Ein bißchen ängstlich im Dunkeln.
Macht gerne Sport wie Baskettball, Fußball, Skateboard.
Eigentlich immer in Bewegung, er sei schon ein kleiner Zappelphilipp.
Appetit sehr gut.
Starke Vorlieben für Ketchup, Salz, Essig und Fett.
Den Essig tue er sich immer selbst noch ins Essen.
Abneigung gegen Gemüse.
Stuhlgang eher träge, er habe aber wohl auch keine Zeit dafür.
Sehr großer Durst.
Schwitzt stark, aber eher trocken.
Manchmal Zähneknirschen nachts.
Ab und zu Übelkeit beim Autofahren.
Enge Gürtel sind ihm sehr unangenehm.

Hierarchisation:
Ruhelosigkeit bei Kindern (SR I 846: u.a. **MERC.**, <u>**RHUS-T**</u>., sulph., **tub**.).
Wetterwechsel von kalt zu warm verschlimmert (SR II 752: u.a. **Nat-m**., **PSOR., SULPH., TUB.**).
Kalt baden bessert (SR II 42: u.a. **Nat-m**., **psor**., sulph.).
Verlangen Essig (SR II 278: u.a. sulph.).
Großer Durst (RGD 432: u.a. **Nat-m**., **Sulph**.).

Therapie und Verlauf:
Einnahme von *Sulphur XM* am 20.4.1993.
25.5.1993: Haut sehr viel besser, Gesicht sehr gut werdend.
Juckreiz deutlich nachlassend trotz Wetterwechsel.
30.6.1993: Anhaltend wesentliche Besserung. So gut wie derzeit sei es „schon ewig" nicht mehr gewesen.
Gemüt auch viel ruhiger.
Zähneknirschen weg.
Übelkeit im Auto weg.
23.9.1993: Haut anhaltend gebessert, jedoch noch nicht erscheinungsfrei.
Zähneknirschen nachts wieder da.
Gemüt nicht mehr so ausgeglichen, werde wieder schlechter.
Sulphur XM.
21.10.1993: Geht besser wieder.
Haut auch besser geworden. Zähneknirschen wieder weg.
12.11.1993: Wieder viel mehr kratzend.
Verlangen nach Fett falle auf.
22.12.1993: Es verbessere sich nicht wieder, werde doch insgesamt schlechter.
Angst vor Einbrechern (SR I 520: u.a. **Nat-m**., sulph.).
Verlangen nach Saurem und Salz (SR II 271: u.a. **NAT-M**., **sulph**.).
Kann nicht still sitzen (SR I 856: u.a. Nat-m., sulph.).
Nun, von einer Arzneireaktion konnte nun nach einem längeren Abwarten nicht mehr ausgegangen werden, da sich der Zustand doch seit Wochen wieder kontinuierlich verschlimmerte. Das sich schon bei der Erstkonsultation abzeichnende *Natrium chloratum* sollte jetzt zum Einsatz kommen.
Er nahm deshalb am 22.12.1993 *Natrium chloratum XM*.
30.3.1994: Es gehe insgesamt sehr gut.
29.4.1994: Bis vor ein paar Tagen war es fast alles weg, jetzt komme es langsam doch wieder heraus.
Er muß sich wieder kratzen.
Vielleicht spiele der Frühling wieder eine Rolle?
Ruhelosigkeit länger anhaltend.

Kasuistiken

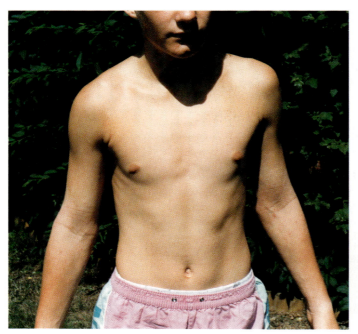
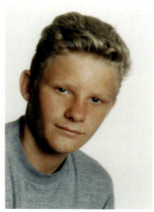

Großer Durst den ganzen Tag (RGD 432: u.a. **Nat-m.**). Wieder mehr Angst vor Einbrechern.
Natrium chloratum XM.

In der Folge ging es ihm dann sehr gut.
Bei einer Besprechung am 9.8.1994 war der Haut- und Allgemeinzustand so gut geworden, daß wir keine weiteren Termine mehr vereinbaren mußten. Bei einem Kontrollanruf meinerseits im Juli 1995 bestätigte mir die Mutter, daß es ihrem Sohn anhaltend sehr gut geht.

85. Fall:

7 Monate alter Junge.
Erstkonsultation am 22.4.1988.

Familienanamnese:
Vater Neurodermitis.
Großvater väterlicherseits Neurodermitis.
Großvater mütterlicherseits chronische Bronchitis.

Eigenanamnese:
Ausbruch der Neurodermitis im zweiten Lebensmonat zunächst in Form von Milchschorf, der stark exsudativen Charakter hatte, indem sich durch wäßrig

bis klebrige Absonderungen auf dem behaarten Kopf braun-gelbe Krusten bildeten.
Es kam dann im weiteren Verlauf zur Ausbreitung mit Befall der Wangen, der retroaurikulären Region, sowie der Beine mit Betonung der Kniekehlen.
Der exsudative Charakter blieb dabei zunächst noch bestehen, ging dann aber doch allmählich zurück.
Bisherige Therapie mit Linola FS, dann mit „Zillertaler Emulsion".
Die Mutter führte zusätzlich eine überaus strenge Diät durch, was jedoch zunehmend schwieriger wurde.

Befund vom 22.4.1988:
Trockenes Ekzem, z.T. noch krustig belegt, betont im Gesicht.
Relativ großer Kopf.

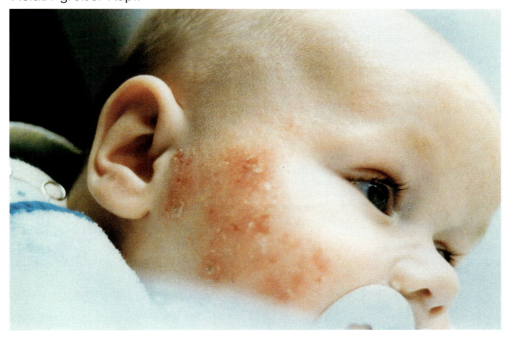

Beschwerden am 22.4.1988:
Er leide jetzt zunehmend unter erheblichem Juckreiz.
Häufig komme es zu Juckanfällen, bei denen er sich blutig aufkratze.
Schlimmer sei es bei Müdigkeit, vor allem aber nach bestimmten Nahrungsmitteln: Weizen, Dinkel, Banane, Karotten, Äpfel, Honig, Kohlrabi, Pflaumen, Spinat, Erbsen, Sojamilch, Kuhmilch und Eier lösten sofortigen Juckreiz aus.
Im Winter bei sehr frostigem Wetter sei es auch schlimmer, ansonsten habe das Wetter keinen Einfluß.

Unverträglichkeit bestehe auch gegenüber Wolle und synthetischen Kleidungsstücken.
Auch Staub und Kontakt zu Wellensittichen könne auslösen.
Sonst sei alles in Ordnung.
Sein Appetit sei sehr gut, er werde auch noch teilgestillt.
Mittags ißt er Vollkornbrei.
Beim Stillen schwitzt er immer gleich am Kopf.
Auch abends im Bett viel Kopfschweiß.
In den ersten Schlafstunden sei er „klatschnaß".
Stuhlgang meist einmal tagsüber, etwas säuerlich riechend.
Schläft meist schon auf dem Arm ein, schläft dann ungefähr elf Stunden durch.
Bevorzugt Rückenlage.
Noch keine Dentitio erkennbar.
Kein Daumenlutschen, versucht aber, sich alles in den Mund zu stecken.

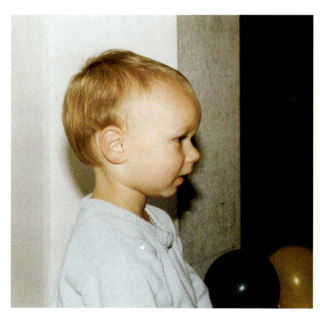

Hierarchisation:
Kopfschweiß in Schlaf (RGD 190: u.a. **Calc.**, *cic.*, *lyc.*, *sil.*).
Kopf groß (RGD 96: u.a. *Calc.*, *sil.*).
Zahnung spät (RGD 389: u.a. **Calc.**, **Sil**.).
Ekzem Gesicht (RGD 316: u.a. **Calc.**, **Cic**., *lyc.*, sil.).

Therapie und Verlauf:
Am 22.4.1988 Einnahme von *Calcarea carbonica XM*.
26.5.1988: Gehe viel besser, alles in Abheilung begriffen. So gut wie jetzt sei es noch nie gewesen!

6.6.1988: Gehe sehr gut.
21.6.1988: Hatte urtikariellen Schub auf Sauerrahm, insgesamt gehe es aber immer besser.
18.8.1988: Haut bis auf ein Fleckchen erscheinungsfrei.
14.10.1988: Komplett erscheinungsfrei.
7.11.1988: Leichter Rückfall mit trockenen Stellen an den Wangen und den Kniescheiben, jedoch kein Juckreiz. Wieder verstärkter Kopfschweiß.
Calcarea carbonica XM.
12.12.1988: Es sei alles „super".
Er vertrage übrigens alle Speisen, sogar Eis und Sahnetorten!
Seitdem geht es ihm bezüglich der Neurodermitis sehr gut.
Ab und zu kommt es noch zu kleinen trockenen Stellen, das Kind bedurfte jedoch bis heute keiner homöopathischen Therapie mehr.

86. Fall:

9 Monate alter Junge.
Erstkonsultation am 20.6.1991.

Familienanamnese:
Mutter: Nahrungsmittelallergie.

Eigenanamnese:
Bei Geburt großer Kopf.
Ausbruch der Neurodermitis in der achten Lebenswoche im Gesicht und am Hals mit dann folgender Ausbreitung.
Nach Nahrungsmittelumstellung auf hypoallergene Kost erfolgte zunächst eine deutliche Besserung, dann jedoch breitete sie sich auf den ganzen Körper mit Betonung der Extremitäten und des Nackens aus.

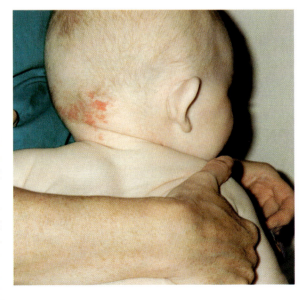

Bisherige Therapie: Harnstoffsalben, Kortisonsalben bei schlimmeren Schüben, verschiedene Fettsalben.

Kasuistiken

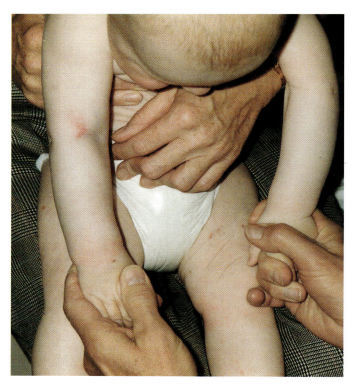

Befund am 20.6.1991:
Trockenes, diffus ausgebreitetes Ekzem mittlerer Schwere, betont an den Extremitäten (siehe Bilder). Haut sehr trocken und teilweise blutig gekratzt. Relativ großer Kopf. Gesicht sehr blaß.

Beschwerden am 20.6.1991:
Es bestehe „wahnsinniger" Juckreiz, der kaum zu beruhigen sei.
Schlimmer durch Wasserkontakt.
Schlimmer durch Wollekontakt.
Schlimmer nach Genuß von Karotten und Erdbeeren.
Regelmäßig kratze er sich blutig, sei sehr schwer abzulenken.
Manchmal auch ohne erkennbaren äußeren Anlaß, lege er plötzlich mit dem Kratzen los.
Besonders falle es abends auf, wenn er seine Flasche bekommt.
Er brauche deshalb immer Fenistiltropfen.
Sonst falle nichts auf.
Sein Appetit sei „riesig".
Er habe eigentlich immer Hunger.
Beim Essen schlinge er, wirke da hastig und schnell.

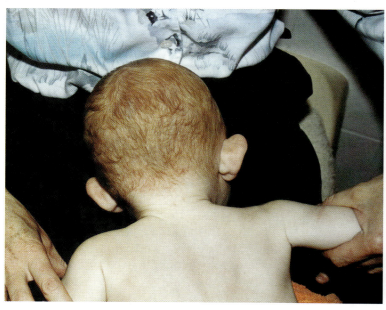

Sein Stuhlgang sei gut, ganz normal.
Schwitzen tue er nicht, seine Haut sei eben eher trocken, auch bei Wärme.
Seitens der Psyche eigentlich ganz normal, vielleicht etwas unruhig.
Schlaf in Rückenlage, ruhig.
Zahnung normal.
Sonst konnten mir die Eltern noch keine Symptome des kleinen Kindes berichten.

Hierarchisation:
Heißhunger (RGD 420: u.a. **Calc.**).
Kopf groß (RGD 96: u.a. *Calc.*

Therapie und Verlauf:
Am 20.6.91 Einnahme von *Calcarea carbonica* XM.
30.7.1991: Alles sei viel besser. Hautbefund wesentlich gebessert.
17.9.1991: Befund erscheinungsfrei, keinerlei Ekzeme mehr.
Er vertrage auch wieder Joghurt, den er bis vor einigen Monaten noch nicht vertragen habe.
5.11.1991: Völlig gesund.
Wir einigten uns dann darauf, daß wir keine weiteren Termine mehr ausmachen müssen.
Ich hörte dann in den folgenden Jahren nichts mehr.
Bei einem Anruf meinerseits im September 95 erfuhr ich, daß es ihm bis auf kleinste Reste sehr gut gehe, eine Behandlungsbedürftigkeit habe sich nicht mehr ergeben.

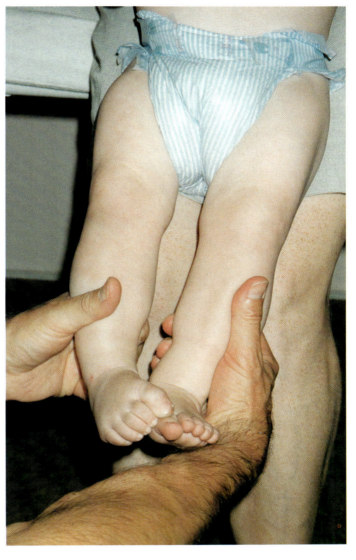

Kasuistiken

87. Fall:

28jährige Patientin.
Erstkonsultation am 27.12.1993.

Familienanamnese:
Vater: Neurodermitis.
Großmutter mütterlicherseits: Asthma bronchiale.

Eigenanamnese:
Beginn der Neurodermitis 1992 im Bereich der Ohren mit dann folgender Ausbreitung über den Hals, die Arme, die Hände und Finger.
Bisherige Behandlung überwiegend durch Kortisonsalben, sowie Behandlung bei einem Heilpraktiker.
Ein Erfolg stellte sich dadurch jedoch nicht ein.

Befund vom 27.12.1993:
Trockene Ekzemherde am Ohrläppchen, den Armen und Händen. Interdigitale Bläschenbildung. Haut sehr trocken.
Sehr schlanke Patientin bei 50 kg und 170 cm Größe.

Beschwerden am 27.12.1993:
Es bestehe Juckreiz sowohl tags wie nachts.
Wärme und Schwitzen verschlimmere.
Mäßige Sonne sei eher bessernd, jedoch hatte sie schon zweimal eine Sonnenallergie.
Sie sei allergisch auf Weizen, was das Ekzem auch verschlechtere.
Durch Seeklima sei alles in zwei bis drei Tagen gut.
Die Haut ist insgesamt sehr trocken.
Eine Zeitlang hatte sie weiße Flecke an den Unterarmen, das sei aber inzwischen wieder weg.
Momentan Haarausfall.
Die Nägel neigen zu Verformungen.
Sie habe Kreislaufbeschwerden. Viel Schwindel, wenn sie lang stehen müsse, dann drehe sich alles.
Immer kalte Hände und Füße.
Friert leicht überhaupt.
Sie neige zu Krampfadern, insbesondere zu Besenreisern, seit etwa einem Jahr öfter schwere Beine. Sommer und Wärme überhaupt verschlimmere.
Bei Erkältungen oft geschwollene Lymphknoten am Kieferwinkel und in der Leiste, hier sei auch schon einmal ein Lymphknoten entfernt worden.
Vom Gemüt her eigentlich ein positiver Mensch. Die letzten zwei Jahre seien beruflich sehr streßig gewesen. Gefühl der Erschöpfung.

Starke Höhenangst, fliegt nie in den Urlaub.
Sehr gesellig.
Hobbys Sport wie Jogging, Tauchen und Radfahren.
Trost gut ja.
Appetit wechselt je nach Streßlage.
Sie trinke einen halben Liter Kaffe täglich.
Pille seit zehn Jahren.
Periode ohne Pille immer regelmäßig alle 28 Tage gewesen und ohne subjektive Beschwerden.
Schlaf gut, aber durch Juckreiz aufwachend.
Empfindlich gegen Zugluft, dann schnell erkältet.
Eher ungeduldig.
Stark kurzsichtig.
Oft gerötete Augen.
Trockenheit der Augen.

Hierarchisation:
Seeluft bessert (SR II 31: Brom., **carc**., lyc., **med**., **nat-m**., **tub**.).
Bläschen zwischen den Fingern (RGD 849: u.a. *Nat-m*., **Psor**., **Sulph**.).
Sonnenallergie (RGD 1193: u.a. Brom., **Nat-m**., sulph.).
Empfindlich gegen Zugluft (RGD 1160: u.a. *Med*.., nat-m., **Sulph**.).
Kurzsichtig (RGD 239: u.a. *Lyc*., *nat-m*., psor., *sulph*.).

Therapie und Verlauf:
Am 27.12.1993 Einnahme von *Natrium chloratum XM*.
7.2.1994: Es war die letzten Wochen eindeutig besser geworden. Seit gestern Quaddelbildung durch Kratzen beim Schwitzen, was sie auf ein Dampfbad zurückführe.
Apis C 30 heilte rasch.
14.2.1994: Seit vorgestern Ekzem wieder stärker werdend in den Armbeugen und Kniekehlen. Juckt sehr stark.
Haut trocken und sehr rot, spannt sehr.
Auch ein paar Bläschen zwischen den Fingern.
Sulphur C 200.
18.3.1994: Haut sehr gut, fast alles weg, nur noch kleine Reste.
Schläft seit zwei Wochen ganz durch.
1.4.1994: Haut deutlich schlimmer seit ein paar Tagen. Quaddelbildung durch das Kratzen (RGD 1120: u.a. Nat-m., sulph.).
Sonst aber alles gut.
Sulphur M.
2.5.1994: Rezidiv erneut.
Jetzt auch Hals und Ohrbereich.

Lippenherpes aufgetreten, Bläschen zwischen den Fingern.
Natrium chloratum XM.
2.6.1994: Zustand nach Blasenentzündung, inzwischen wieder gut.
Ihre Menses trete seit geraumer Zeit nicht mehr auf.
Der Gynäkologe habe diesbezüglich nichts festgestellt.
Wir einigten uns darauf, die Pille abzusetzen.
15.7.1994: Haut insgesamt sehr gut.
Auch die Regel sei wieder da.
In letzter Zeit etwas anfällig für Erkältungen, zum Beispiel bei kaltem Sitzen, schnell Reiz zum Wasserlassen (RGD 1152: u.a. **Rhus-t.**, *sep.*).
Höhenangst weg, fliegt jetzt in den Urlaub.
Haarausfall viel besser.
Kreislauf sehr gut.
Durchfall durch Milch (RGD 537: u.a. **Sep**., *sil.*, *sulph.*).
Krampfadern schmerzen teilweise noch sehr.
Oft gerötete Augen und empfindlich gegen helles Licht (RGD 211: u.a. **Nat-m.**, **Rhus-t.**, *sep.*, *sil.*, **Sulph**.).
Sepia C 200.
7.10.1994: Sie habe viele Probleme mit einem Zahnwurzelabszeß (RGD 375: u.a. **Hep**., *merc.*, **Pyrog**., **Sil**., *sulph.*) gehabt, der seitens des Zahnarztes eröffnet und mit Penicillin behandelt wurde. Metallischer Mundgeschmack (RGD 354: **Merc**., nat-m., **Rhus-t**., *sep.*, sil., *sulph.*).
Gefühl von lockeren Zähnen (RGD 376: u.a. *Merc.*, nat-m., *rhus-t.*, *sulph.*).
Viele Pickel im Bereich der Stirne und der Brust.
Mercurius solubilis C 200.
26.10.1994: Die Neurodermitis melde sich wieder seit einer Geschäftsreise.
Wieder schlechter Mundgeschmack.
Wieder Haarausfall.
Natrium chloratum CM.
6.12.1994: Hautzustand sei „phantastisch".
Gemüt sei sehr gut, sie habe das Gefühl, wesentlich mehr Energie zu haben. Kann gut arbeiten, fühle sich richtig wohl. Höhenangst sei vernachlässigbar. Erkältungsneigung keine mehr. Appetit sehr gut. Gerne Saures. Gerne Salz. Gerne Gemüse. Milchunverträglichkeit nicht mehr festgestellt.
Periode ganz regelmäßig und problemlos.
Haarausfall vollständig verschwunden.
19.12.1994: Bläschen im Mund. Zunge entzündet (RGD 348: u.a. Sep., *sulph.*). Zungenspitze rot (RGD 350: u.a. **Sulph**.). Auffallend Übelkeit beim Autofahren (RGD 462: u.a. **SEP**., Sulph.).
Sulphur M.
30.1.1995: Hatte wieder leichte Ekzeme am Zeigefinger.
Augen gerötet und geschwollen. Niesanfälle. Haare fettig in letzter Zeit.

Verlangen Salz und Sauer. Trost eher unangenehm jetzt.
Natrium chloratum CM als vorerst letztes Mittel.
Die Patientin stellte sich mit einer mittelschweren Neurodermitis vor, die weite Areale der Arme, der Hände und des Halses betrafen.
Dank der bis jetzt durchgeführten homöopathischen Behandlung konnte ihr bereits sehr gut geholfen werden, es sind nur noch sporadisch Beschwerden vorhanden, die an Intensität mit früheren Beschwerden nicht mehr zu vergleichen sind.

88. Fall:

1jähriger Junge.
Erstkonsultation am 15.1.1992.

Eigenanamnese:
Hatte von Beginn an trockene Haut. Im siebten Lebensmonat im Rahmen einer Pertussis-Erkrankung wurde er mit Antibiotika behandelt, woraufhin das Ekzem „explodierte", indem es sich sehr rasch diffus ausbreitete auf die Gelenkbeugen, die Kniekehlen, die Ellenbeugen, den Hals und den Nacken, sowie die Gegend um die Ohren.
Bisherige Therapie überwiegend mit Kortisonsalben.
Ein Allergietest beim Hautarzt habe nichts ergeben.

Befund vom 15.1.1992:
Schwere diffus ausgebreitete Neurodermitis an den oben erwähnten Hautarealen. Blutig aufgekratzt. Grob lichenifizierte Haut.
Haut hart, trocken und verdickt, sowie stark gerötet.

Beschwerden am 15.1.1992:
Starker Juckreiz, vor allem nachts.
Er sei dann nur sehr schwer zu beruhigen, kratze sich, bis er brülle. Dabei schwitze er, was noch mehr verschlimmere.
Er kratzt, bis alles dunkelrot und blutig ist.
Die Haut werde nachts richtig heiß.
Wärme verschlimmere deutlich, auch warme Bekleidung.
Nahrungsmittel sind ohne Einfluß.
Nach dem Baden schlimmer.
Im Herbst schlimmer.
Im Schub Gemüt unruhig und nervös, sonst gut.
Im allgemeinen ziemlich unruhig, Zappelphilipp.
Keine Ängste.

Immer in Bewegung.
Appetit sehr gut.
Abneigung gegen Karotten.
Seit der Keuchhustenerkrankung, also seit der Verschlimmerung der Neurodermitis, hat er nie mehr durchgeschlafen.
Schlaflage wechselt, Rücken, seitlich, Bauch.
Zähneknirschen nein.
Kein Schweiß.
Durst normal, nicht so viel.

Hierarchisation vom 15.1.1992:
Ruhelosigkeit bei Kindern (SR I 846: u.a. Ars., **Merc.**, **Rhus-t.**, sulph., **tub.**).
Folge von Mißbrauch von Medikamenten (SR II 364: u.a. Ars., **sulph**.).
Hautausschläge juckend, Bettwärme verschlimmert (RGD 1114; u.a. Merc., **Psor.**, *rhus-t.*, **Sulph.**).

Therapie und Verlauf:
Am 15.1.1992 Einnahme von *Sulphur XM*.
12.3.1992: Eigentlich keine überzeugende Besserung bis jetzt. Draußen in kalter Luft sei es sehr gut, aber sobald er in der warmen Wohnung sei, fange er zu kratzen an.
Schlaf sehr unruhig, jetzt auch ab und zu auf den Knien.
30.3.1992: Hautbefund trocken, rot, schuppig.
In letzter Zeit oft kalte Hände aufgefallen (RGD 868: u.a. **Sulph**.).
Um den Mund herum „so bläuliche" Farbe (RGD 309: u.a. Sulph.).
Erneut *Sulphur XM*.
25.5.1992: Hautbefund wesentlich gebessert.
Bläuliche Farbe um den Mund weg.
Verträgt sogar Wasser besser auf der Haut.
Hat erstmals seit Monaten drei Nächte durchgeschlafen.
Unruhe gleichbleibend am Tage.
Schwitzt jetzt viel mehr, vor allem im Gesicht.
27.7.1992: War „super".
Jetzt seit einer Woche leichter Rückfall an Armen und Beinen. Nächtlicher Juckreiz aber ganz weg. Kratzt vor allem, wenn er seinen Willen nicht bekommt. Gemüt hartnäckig, eigensinnig, gibt nicht nach.
Appetit eher schlecht.
Sulphur CM.
5.10.1992: Laut Hausarzt Verdacht auf Pertussis, obwohl schon durchlaufen und seinerzeit antibiotisch behandelt (HERING'sches Heilgesetz). Hustet nachts anfallsartig mit hochrotem Gesicht und Erbrechen. Bläuliche Lippen bei Husten (RGD 309: u.a. Cupr.).

Cuprum metallicum C 30.
10.10.1992: Seit heute nacht keine Anfälle mehr gehabt. Haut sehr trocken und wieder juckend.
9.11.1992: Hustet wieder.
Cuprum metallicum C 200.
16.11.1992: Husten ganz weg. Haut aber nicht besser werdend.
17.12.1992: Haut doch nicht besser werdend, kratzt wieder relativ intensiv. Wird deshalb wieder wach nachts, dann kratzend von Mitternacht bis vier Uhr früh.
Eiskalte Hände (RGD 869: u.a. *Nux-v.*).
Blaue Lippen draußen (RGD 309: u.a. **Nux-v**.).
„Total" jähzornig (SR I 963: u.a. **Nux-v**.).
Schlägt (SR I 963: u.a. **Nux-v**.).
Nux vomica XM.
4.3.1993: Insgesamt doch gebessert. Schläft auch wieder besser. Gemüt noch sehr problematisch, aber doch schon etwas besser.
19.8.1993: Haut recht gut, aber furchtbarer Jähzorn (SR I 27: u.a. **Tarent**.).
Zerstörungssucht (SR I 397: u.a. **Tarent**.).
Widerspenstig (SR I 186: u.a. **Tarent**.).
Verlangen nach rohen Speisen (RGD 467: u.a. *Tarent.*).
Verlangen nach Salz (RGD 467: u.a. *Tarent.*).
Warzen am Finger.
Tarentula XM.
29.7.1994: Hautzustand seit Monaten sehr gut. Warzen alle weg.
Gemüt und Zorn besser, aber noch immer ein Problem.
Habe jetzt auch Angst vor Hunden.
Rollt nachts den Kopf.
Sehr große Unruhe.
Tuberculinum bovinum XM.
15.12.1994: Alles viel besser, trotz Winter und trotz Kälte. Gemüt gut, verträglich. Schmust sogar. Haut recht gut. Keine Jähzornsanfälle mehr, macht auch nichts mehr kaputt. Kopfrollen weg.
Am 24.2.1995 stellte mir die Mutter das Kind zum letzten Mal vor, es gehe ihm insgesamt sehr gut.
Seitdem bedurfte er keiner Therapie mehr.

Materia Medica

Materia Medica unter besonderer Berücksichtigung der Hautsymptome

Im folgenden möchten wir zu einigen der in diesem Buch vorgestellten homöopathischen Mittel, aber auch zu anderen häufig bei Hauterkrankungen verwendeten Homöopathika einen kleinen Überblick bezüglich der besonders kennzeichnenden Symptome geben. Wir möchten aber betonen, daß es sich hier nur um einen kleinen Einblick handeln kann und daß der interessierte Leser sich bei seiner Arzneiwahl auf die diesbezüglich großen Arzneimittellehren stützen muß.

Da das Thema „Hauterkrankung" in diesem Buch vordergründig abgehandelt wird, haben wir zu jedem der besprochenen Mittel die wichtigsten Hautsymptome dargestellt, im Rahmen der diesbezüglichen Symptomschilderung jedoch auch zumindest einige der allgemeinen Charakteristika angefügt.

Da es sich bei Ekzempatienten sehr oft um Kinder handelt, haben wir deren besonders häufige Mittel und Symptome bei der Schilderung der Materia Medica teilweise herausgehoben.

Sämtliche bis jetzt bekannten Symptome aller hier vorgestellten Mittel aufzuführen, würde den Rahmen dieses Buches sprengen.

Nicht zuletzt weisen wir darauf hin, daß die Arzneiwahl in der Homöopathie sich nur sehr selten am Lokalsymptom orientiert, daß erst eine Berücksichtigung der charakteristischen Gemüts-, Allgemein- und Lokalsymptome als Ergebnis zusammengenommen zu einem ähnlichsten Mittel führen kann.

Wenn auch bei Hauterkrankungen einige Mittel etwas typischer sind als andere, ist dennoch auch eine „Auswahl" sogenannter „typischer" Hautmittel letztlich schwierig zu treffen, da *jedes* homöopathische Mittel zur Behandlung eines Hautkranken in Betracht kommt, sofern sich ähnliche Bezüge ergeben.

Diese Umstände sollten im folgenden berücksichtigt werden.

Acidum fluoricum

Klinische Diagnosen:
Ekzeme, Teleangiektasien, Warzen, juckende Narben, Haarausfall, Nageldystrophie, Lymphknotenschwellungen, Ulcus cruris varicosum besonders bei roten Rändern und von Bläschen umgeben, Abszeße, Fisteln, Exostosen, Pityriasis.

Symptome der Haut:
Es gibt wenige Mittel, die soviel allgemeines und hartnäckiges Jucken erzeugen, das in Wärme schlimmer, von Kälte besser wird (27). Sommerekzem. Abends und nachts entwickelt sich eine große Hitze im Körper mit sehr heißer Haut; der Patient hat das Verlangen, Gesicht und Kopf im kalten Wasser zu baden; die Füße brennen und werden aus dem Bett gestreckt (29). Wundmachender Hand- und Fußschweiß, besonders zwischen den Zehen. Alte Narben röten sich, werden schmerzhaft, es entwicklen sich Keloide. Die Haut wird faltig, dünn, wie Zigarettenpapier. Rauhe und harte Hautstellen. Hautausschläge trocken, vesikulös, krustig, pustulös. Das Haar verfilzt sich, bricht ab. Crusta lactea, trockene Schuppen. Die Kopfhaut juckt. Es kommt zu fleckweisem Haarausfall. Die Nägel sind brüchig. Es bilden sich variköse Geschwüre, die einen roten Rand haben und oft jucken. Schmerzen an kleinen Stellen, Reizungen der Fingerspitzen mit roter glänzender Haut und Schmerzen, schlimmer durch Wärme. Umschriebenes Jucken in der Umgebung von Körperöffnungen der Hautschleimhautöffnungen, schlimmer durch Wärme und besser durch Kälte. Krustige Ausschläge mit eitriger, dünner und stinkender Sekretion, mit Juckreiz schlimmer in Wärme.

***Zusammenfassung der Haut-Leitsymptome*:**
1. **Überwiegend harte und rauhe Haut.**
2. **Heftigstes Jucken mit Hitze und Brennen, besonders abends und nachts.**
3. **Lokalisiertes Jucken um die Körperöffnungen an den Hautschleimhautöffnungen.**
4. **Besserung durch Abkühlung, kaltes Baden, Aufenthalt im Freien; Unverträglichkeit von Bettwärme, Zimmerwärme, warmen Getränken.**
5. **Allgemeine Besserung durch rasche Bewegung.**

Antimonium crudum

Klinische Diagnosen:
Verhornungsneigung, Keratosis palmare et plantaris, Urtikaria, Handschwielen, indurierte Akne faciei et vulgaris, Hyperhidrosis der Hände, Impetigo contagiosa, allgemein pustulöse Hauteruptionen, Warzen an den Fußsohlen und den Fingern, Hühneraugen, Nageldystrophie, Blepharitis der Augenwinkel.

Symptome der Haut:
Neigung zu schmerzhaften schwieligen Verdickungen von Fußsohle und Handinnenflächen, aber auch Verhornungsneigung im Bereich von Übergang der Haut zur Schleimhaut, wie an den Mundwinkeln und Augenlidern. Die Haut ist empfindlich gegen kaltes Wasser und verschlimmert sich dadurch. Sie verschlimmert sich auch durch saure Speisen, obwohl Verlangen nach Saurem besteht.
Antimonium crudum erzeugt auch Jucken und manchmal Erytheme und wurde erfolgreich bei Urtikaria in Zusammenhang mit gastrischen Symptomen eingesetzt.
Die Haut von Antimonium crudum ist verletzlich, mit der Neigung zu Rissen und Schmerzen. Es kommen honigartige, dicke Krusten vor mit Rissen in deren Bereich, besonders an den Nasenlöchern, den Mund- und Augenwinkeln (44).
Antimonium crudum verschlimmert sich meist in der Hitze im Sommer. Schlechter auch durch Hitzestau, strahlende Ofenwärme, oder offenes Kaminfeuer. Erhitzung bei Anstrengung verschlimmert ebenfalls. Auch Wasserkontakt verschlechtert. Der Genuß von Wein, Essig, Saurem bekommt nicht. Besserung durch heiße Bäder und Ruhe, sowie im Freien.

Zusammenfassung der Haut-Leitsymptome:
1. **Pustulöse Hauteruptionen.**
2. **Bildung dicker, gelblicher Krusten.**
3. **Neigung zu schmerzhaften Rissen.**
4. **Neigung zu Verhornungen und Verdickungen auf der Fußsohle und an der Haut-Schleimhautgrenze.**
5. **Verschlimmerung der Beschwerden durch jegliche Wasseranwendung und strahlende Wärme.**

Apis mellifica

Klinische Diagnosen:
Urtikaria, Erythema nodosum, Erysipel, Abszeß und Furunkel, Quincke-Ödem, Gichtanfall, Scharlach, Panaritium, Bienenstich, Konjunctivitis.

Symptome der Haut:
Ödematöse und/oder erysipelartige Anschwellungen der Haut von meist blaßroter Farbe.
Heftigste stechende und brennende Schmerzen, die eine hohe Empfindlichkeit gegen Berührung haben.
Verlangen nach Abkühlung, was lindert, z.B. kaltes Abwaschen.
Wärme verschlimmert, z.B. warmes Bad, warme Getränke, oder Zimmerwärme.

„Wenn ein gegen Bienengift empfindlicher Mensch auch nur einen Stich erleidet, so bekommt er derartige Übelkeit und Angst, daß er denkt, er müsse sterben; in zehn Minuten ist er von Kopf bis Fuß mit Nesseln bedeckt; es sticht und brennt überall, er möchte ins kalte Wasser springen und fürchtet, zu sterben." (28)
Entwicklung von Furunkeln, pemphigusartigen Blasen oder Bläschen.
Die Ödeme des Apiskranken können an nahezu jedem Körperteil auftreten, auch an den Lippen, im Mund, an den Tonsillen, an den Lidern.
Das Unterlid hängt „wie ein Wassersack" herab.
„Ödematöse Schwellung der Lider; sackartige unter den Unterlidern; Oberlider hängen wie Säcke herab." (60)
Die Lidschleimhäute sind dermaßen geschwollen, daß sie sich nach außen stülpen.
Erysipele besonders im Bereich des Gesichts und der Augengegend.
Urtikaria nach heftigen körperlichen Anstrengungen.
Urtikaria bei Wärme.
„Urtikaria wie nach Stichen von Bienen oder anderen Insekten, mit unerträglichem Jucken in der Nacht." (65)
Ödeme und Aszites ohne Durst.
Unterdrückung von akuten Exanthemen, von Hautausschlägen.
Die Schleimhaut sieht aus wie glasiert.
Die Haut des Patienten ist abwechselnd trocken und schwitzend.
Die Beschwerden des Apis-Patienten befinden sich betont rechts und gehen dann nach links, oder von oben nach unten.

Zusammenfassung der Haut-Leitsymptome:
1. **Ödematöse Schwellungen mit erheblichen stechenden oder brennenden Schmerzen.**
2. **Hohe Empfindlichkeit in den betroffenden Gebieten gegenüber Berührung und Druck.**
3. **Besserung der Beschwerden durch Kälte und Verschlimmerung durch Wärme.**
4. **Plötzlichkeit im Auftreten der Beschwerden.**
5. **Die Haut ist abwechselnd trocken und verschwitzt.**

Arsenicum album

Klinische Diagnosen:
Trockene und nässende Ekzeme, Hautausschläge juckend oder brennend, Herpes simplex u. Herpes zoster, Urtikaria, Erysipel, Furunkel, Karbunkel, Milchschorf, Geschwüre, Phlegmone, Haarausfall, Psoriasis, Hyperkeratose, Lupus, Carcinome der Haut.

Symptome der Haut:
Die typische Konfiguration ist die meist trockene pergamentartige Haut, die rauh und schuppend ist und starkes Brennen und Jucken verursacht. Auch Papeln und Pusteln, verschiendenste Hauterscheinungen sind möglich. Verdickte und lichenifizierte Haut des chronischen Ekzematikers. Das Brennen und Jucken ist sehr heftig, weshalb sich der Arsen-Kranke oft blutig kratzt, was zwar den Juckreiz zunächst beruhigt, das Brennen jedoch verstärkt. Sobald aber das Brennen wieder nachläßt, fängt das Jucken wieder an und zwar typischerweise nachts, nach Mitternacht, gegen 1–3 Uhr (30).
Besserung der Beschwerden wird durch Wärmeeinfluß herbeigeführt, also auch z. B. durch heißes Wasser. Überhaupt bessert Wärme fast alle Beschwerden des Arsenpatienten, außer bei seinen Kopfschmerzen, wo lokale Kälteeinwirkung lindert.
Das nächtliche Jucken des Patienten ist von heftigster Unruhe, Verzweiflung und Angstzuständen begleitet. Die ganze Nacht wechseln Jucken und Brennen ab, der Patient scheint überhaupt nicht zur Ruhe zu kommen zu können. Überhaupt sind brennende Schmerzen ein Charakteristikum für Arsenicum album, genauso wie die Verschlimmerung nach Mitternacht, die heftige Angst und Ruhelosigkeit und der brennende Durst.
Furunkel und Karbunkel mit brennenden Schmerzen und Besserung durch Wärme.
Urtikaria, die brennt und durch Wärme gebessert wird.
Gürtelrose mit zusammenfließenden Bläschen und starkem Brennschmerz, wie von glühenden Nadeln, Nachtverschlimmerung und Wärmebesserung. Weiße Hautflecken. Hämangiom. Die Haut ist unfähig zu schwitzen. Urtikaria durch Essen von Muscheltieren. Wundmachende Schleimhautabsonderungen, die brennenden Schmerz verursachen.
„Stechendes Jucken am Körper, unerträgliches Brennen in der Haut." (62)
„Ekzematöse Flecke, bedeckt mit Blasen und kleieartigen Schuppen, mit nächtlichen brennenden Schmerzen." (63)
„Trockene, pergamentartige oder blaue und kalte Haut." (64)

Bei HAHNEMANN (37) finden sich bezüglich der Haut u.a. folgende Mittelsymptome:
Symptom 773: „Er kann die nächtlichen Schmerzen bloß durch Herumgehen erträglich machen; im Sitzen und am meisten im ruhigen Liegen sind sie nicht auszuhalten."
Symptom 797: „Ein brennendes Jucken am Körper."
Symptom 800: „Brennendes Jucken und nach dem Kratzen tut die Stelle weh."
Symptom 801: „Unerträgliches Brennen in der Haut."

Symptom 805: „Entzündete, masernartige Flecke über den Körper, vorzüglich am Kopf, im Gesicht und am Hals."
Symptom 807: „Dichter Ausschlag weißer Buckelchen von der Farbe der übrigen Haut, von der Größe einer Linse und kleiner, mit beißendem Schmerze, welcher gewöhnlich nachts am schlimmsten ist."
Symptom 812: „Der Nesselsucht ähnliche Hautausschläge."
Symptom 818: „Unter brennendem Jucken, wie von Mückenstichen, entsteht ein Ausschlag an den Händen, zwischen den Fingern und am Unterleib, von weißlichen Blütchen, welche in ihrer Spitze Wässrigkeit enthalten; vom Kratzen geht die Flüssigkeit heraus und das Jucken vergeht."
Symptom 819: „In den Ausschlagsblütchen brennt es so sehr, daß sie vor Angst kaum bleiben kann."

Zusammenfassung der Haut-Leitsymptome:
1. **Trockene und schuppende, meist chronische Ekzeme.**
2. **Vesikulöse oder eiternde Eruptionen mit dünnflüssigem, übelriechendem und scharfem Sekretfluß.**
3. **Heftiges Brennen und Jucken, schlimmer durch Kratzen, nachts nach Mitternacht von null bis drei Uhr, beim Ausziehen, durch Kälte, durch Aufenthalt am Meer.**
4. **Besserung in der Regel durch Wärme, auch durch lokale Wärmeanwendung.**
5. **Bei nächtlichen Kratzanfällen heftigste Unruhezustände, dabei großer Durst.**
6. **Laut Dewey (31) ist Arsenicum album unser bestes Allgemeinmittel für die chronischen Formen des Ekzems mit starkem Brennen und Jucken.**

Zu den allgemeinen Charakteristika des Mittels Arsenicum album gehören die starke Unruhe des Patienten. „Kein Mittel hat mehr Unruhe als dieses; die Arsen-Unruhe tritt in den späteren Stadien, nachdem die Kräfte des Patienten sehr gesunken sind, ein; der Arsen-Patient ist aber zu schwach, sich nachts hin und her zu werfen, wozu ihn Angst und Unruhe treiben möchten; er kann sich nicht umherbewegen wie er möchte, verlangt jedoch von einer Stelle zur anderen, von Bett zu Bett gebracht zu werden, während ihn die leichteste Anstrengung seinerseits furchtbar erschöpft; er hat Todesfurcht, aber nicht die Angst wie bei Aconitum, sondern mehr eine Besorgnis und ein Gefühl, daß es nutzlos sei, Arznei zu nehmen, denn es gehe zum Sterben und er sei unheilbar krank; die geistige Unruhe ist ebenso stark wie seine körperliche; er hat Angstanfälle, die ihn nachts aus dem Bett treiben." (70)
Sonstige recht typische Mittelsymptome sind: Die starke Schwäche des Patienten, große Unruhe mit Bewegungsdrang, der brennende Schmerz-

charakter seiner Beschwerden, die sich durch Wärme bessern, das frostige und allgemein überaus kälteempfindliche Bild, die allgemeine Verschlimmerung nach Mitternacht, der große Durst.

Zusammenfassung der allgemeinen Charakteristika:
1. **Angstzustände, größte Unruhezustände, Erschöpfung, Schwäche.**
2. **Schmerzcharakter brennend, Kälte verschlimmert und Wärme bessert.**
3. **Hautausschläge juckend und brennnend.**
4. **Allgemeine Verschlimmerungszeit aller Beschwerden nach Mitternacht.**
5. **Frostigkeit, Kälteempfindlichkeit.**
6. **Heftiger Durst, trinkt oft und jeweils in nur kleinen Schlucken.**

Belladonna

Klinische Diagnosen:
Abszeß und Furunkel, Panaritium und Phlegmone, Erysipel, Scharlach, jeder akut entzündliche Vorgang kann Belladonna erfordern, wenn er nur plötzlich auftritt, einen schnellen Verlauf nimmt, rot ist, schmerzhaft und besonders klopfend im Charakter, Ekzem.

Symptome der Haut:
Die Symptome des Mittels, die Hitze, die Röte und das Brennen kennzeichnen die Wirkungen dieses natürlich nicht nur auf die Haut beschränkten Mittels. Die Beschwerden treten in großer Heftigkeit und Plötzlichkeit auf. Die Hitze in der Haut ist so enorm, daß sie schon bei bloßen Darüberhalten der Hand spürbar ist. Jede Berührung, jede kleinste Erschütterung verschlimmert die Beschwerden. Belladonna ist eines der schmerzvollsten Mittel.
Alle Schmerzen werden schlimmer von Bewegung, von Licht, von Geräuschen und von Kälte. Es bessert Wärme und es verschlimmert Kälte. Auftreten von Störungen oft in der Folge von Abkühlungen. Selbst bei Fieber deckt er sich gut zu. Die Haut ist trocken. Erregung und Heftigkeit kennzeichnen den Zustand.
Im Belladonnazustand ist der Kopf heiß und die Glieder kalt. Der Mund ist trocken.
Und die Haut zeigt eben auch als charakteristische Trias die Hitze, die Rötung und das Brennen. Belladonna neigt zu glatter, scharlachroter Haut. Bei Ekzemen oder anderen Hauterscheinungen wird Belladonna immer dann hilfreich sein, wenn die beschriebene Plötzlichkeit des Falls, die äußerste Heftigkeit der Beschwerden, die brennende Hitze in der Haut, das

Pulsieren, die hochgradige Berührungsempfindlichkeit und die Besserung durch Wärme den Fall kennzeichnen.

Bei HAHNEMANN (36) finden sich bezüglich der Haut u. a. folgende Mittelsymptome:
Symptom 1240: „Brennende Haut."
Symptom 1262: „Entzündung der Oberfläche des ganzen Körpers."
Symptom 1263: „Röte des ganzen Körpers."
Symptom 1265: „Hitze des ganzen Körpers mit violetter Röte in der ganzen Haut."
Symptom 1267: „Der ganze Körper ist geschwollen, brennend heiß und rot."
Symptom 1269: „Plötzliche Entzündungen."
Symptom 1274: „Jucken des ganzen Körpers und Ausbruch roter Flohstich-Flecken."
Symptom 1275: „Brust und Bauch sind mit kleinen roten, etwas erhabenen unschmerzhaften Flecken besäet, die öfters verschwinden und sich dann plötzlich wieder zeigen, bei allgemeiner Röte der Haut."
Symptom 1279: „Masernähnlicher Hautausschlag."
Symptom 1281: „Scharlachausschlag."
Symptom 1282: „Haut-Ausschlag von Blasen, welche häufiges Wasser von sich geben und wegen der sehr großen Schmerzhaftigkeit derselben zu wimmern und zu heulen nötigen."

Zusammenfassung der Haut-Leitsymptome:
1. **Plötzlicher Beginn der Beschwerden in großer Heftigkeit.**
2. **Brennende Hitze und pulsierende Schmerzen.**
3. **Allgemeine Hyperästhesie.**
4. **Prozesse mit glatter Hautrötung.**
5. **Haut trocken und heiß.**
6. **Bei akuten Prozessen verschlimmert Licht, Lärm, jede Erschütterung und Berührung.**

Zu den allgemeinen Charakteristika zählt man:
Die äußerste Heftigkeit aller Beschwerden, die plötzlich und unerwartet auftreten, der hochrote und heiße Kopf, während Hände und Füße kalt sind, die Überempfindlichkeit gegen alle Sinnesreize, die klopfenden und pulsierenden Schmerzen, die Verschlimmerung durch Kälte, durch Zugluft und Entblößung, die Konstriktionen von Hohlorganen, die Trockenheit der Schleimhäute, der schnelle und volle Puls, die Unverträglichkeit von Sonne usw.

Berberis aquifolium

Klinische Diagnosen:
Ekzeme, Psoriasis.

Symptome der Haut:
Bei Berberis aquifolium beginnt das Hautjucken zunächst an kleinen Stellen, breitet sich aber dann auf den ganzen Körper aus, es finden sich vor allem im Gesicht pustulös-nässende Hauterscheinungen; der Juckreiz verschlimmert sich abends und nachts, es bessert kaltes Wasser (31).
Berberis aquifolium wird vor allem bei der Behandlung der Psoriasis empfohlen.

Zusammenfassung der Haut-Leitsymptome:
1. **Gesichtsbetonte pustulöse Hautausschläge.**
2. **Trockene Eruptionen auf rauher Haut.**
3. **Jucken zunächst an kleinen Stellen mit folgender Ausbreitung über den ganzen Körper.**
4. **Verschlimmerung abends und nachts.**
5. **Besserung durch kaltes Wasser.**

Berberis vulgaris

Klinische Diagnosen:
Pruritus simplex, Urtikaria, Lichen simplex, Hautjucken bei Niereninsuffizienz, Purpura, Perianales Ekzem, Circinäres Ekzem, Mykotische Infektion.

Symptome der Haut:
Allgemeines Hautjucken ohne spezifische morphologische Hautveränderungen.
Jucken mit Brennen und Stechen, schlimmer durch Kratzen, besser durch kalte Anwendungen; die Heilung des Ekzems erfolgt stets von der Mitte der juckenden Rötung her, und eine kreisförmige Pigmentzone bleibt noch lange Zeit bestehen (33).
Gefühl von Aufsprudeln unter der Haut.

Zusammenfassung der Haut-Leitsymptome:
1. **Hautjucken mit oder ohne Ausschlag.**
2. **Ekzem am Handrücken und am After.**
3. **Ekzem mit Brennen und Stechen, besser durch kalte Anwendungen.**
4. **Abheilung vom Zentrum des Ekzems zur Peripherie hin.**

Borax

Klinische Diagnosen:
Kopfhaut- und Wangenekzem, Hand- u. Fingerekzem, Erysipel, Milchschorf, Hühneraugen, Wundheilungsstörungen, Herpes simplex und Herpes zoster, Nagelbettvereiterung, Mundaphthen, Blepharitis, Entropium.

Symptome der Haut:
Die Haut des Boraxpatienten heilt schlecht, und Wunden infizieren sich leicht. Es kann zu Eiterungen kommen. Im Gesicht wird über das Gefühl einer Spinnwebe geklagt.
Um den Mund herum finden sich Herpesbläschen, im Mund blutende Aphthen, besonders bei Kindern.
Die Haut ist trocken.
An der Kopfhaut besteht heftiger Juckreiz, der zum Kratzen zwingt. Die Haare können sich verfilzen wie bei der Plica polonica, besonders beim Säugling.
Am Fuß und Unterschenkel entwickelt sich eine Rotlaufentzündung.
Die Wimpern können zusammenkleben. Es kommt zum Entropium.

Bei HAHNEMANN (34) finden sich bezüglich der Haut u. a. folgende Mittelsymptome:
Symptom 61: „Wie bei einem Weichselzopfe verwickeln sich die Haare des Kindes an den Spitzen und kleben da zusammen, daß man sie nicht auseinander bringen kann, und schneidet man diese Büschel ab, so verwickeln sie sich doch wieder aufs neue."
Symptom 77: „Die Wimpern kehren sich in das Auge hinein und entzünden es, besonders im äußeren Winkel, wo die Lidränder ganz wund sind."
Symptom 80: „Entzündung der Augenlid-Ränder beim Säuglinge; er reibt sich die Augen und über Nacht kleben sie zu."
Symptom 124: „Rote Ausschlage-Blüthen auf den Wangen und um das Kinn beim Säugling."
Symptom 380: „Gefühl auf der Haut der Hände, als hätten sich Spinnweben angelegt."
Symptom 381: „Zwei harte, warzenähnliche Verhärtungen an der inneren Handfläche, nachdem sie mit einem Stocke etwas stark ausgeklopft.".
Symptom 382: „Jucken hie und da auf den Handrücken, mit Reiz zum Kratzen, als wenn Flöhe gebissen hätten."
Symptom 383: „In der Daumenspitze, klopfender Schmerz, Tag und Nacht; Nachts oft aus dem Schlaf weckend."
Symptom 384: „Lange Eiterung einer Stelle unter dem Daumennagel, wohin sie sich mit einer Nadel gestochen hatte, mit Schmerzhaftigkeit bei Berührung."

Symptom 385: „Starkes Jucken auf den Fingerrücken, daß er heftig kratzen muß."
Symptom 386: „Brennen, Hitze und Rötung der Finger, bei geringer Kälte, wie von Erfrierung."
Symptom 387: „Eiterbläschen mit rotem Hof auf dem Mittelfinger der rechten Hand, mit Geschwulst und Steifheit des Fingers, der auch nach dem Aufgehen des Bläschens noch lange eiterte und schmerzte."
Symptom 388: „Flechten- Ausschlag auf dem Hinterbacken eines Kindes."
Symptom 394: „Rothlaufentzündung und Geschwulst am linken Unterschenkel und Fuße, nach starkem Tanzen, mit Reißen, Spannen und Brennen darin, und erhöhtem Brennschmerze bei Berührung; beim Drucke mit dem Finger verschwindet die Röte auf Augenblicke."
Symptom 408: „Unheilsamkeit der Haut; kleine Verletzungen schwächen und eitern."

Zusammenfassung der Haut-Leitsymptome:
1. **Teil trockene, teils nässend-verklebende Hautausschläge betont auf dem behaarten Kopf und im Gesicht.**
2. **Bläschen mit rotem Hof.**
3. **Starkes Kopfhautjucken.**
4. **Vereiternde und schlecht heilende Wunden.**
5. **Blepharitis und Entropium.**
6. **Rotlaufentzündungen.**

Zu den allgemeinen Charakteristika des Mittels gehören u. a. die große Schreckhaftigkeit gegenüber Geräuschen, die Verschlimmerung und Angst durch Abwärtsbewegungen, weshalb sich die Kinder nicht ins Bett legen lassen wollen oder schon im Moment des Hinlegens aufschreien, die Angst beim Abwärtsgehen und im Lift, die Auto- und Eisenbahnkrankheit, die Neigung zu plötzlichen Durchfällen besonders bei Kindern mit großer Empfindlichkeit gegenüber Obst, die nächtlichen Alpträume und die Mundaphthen speziell bei Kindern, die Dentitio difficilis, der Pavor nocturnus, das Schreien vor dem Urinieren, das Schreien des Kindes beim plötzlichen Erwachen.

Zusammenfassung der allgemeinen Charakteristika:
1. **Schreckhaftigkeit durch Geräusche.**
2. **Angst und Verschlimmerung der Beschwerden durch Abwärtsbewegungen.**
3. **Neigung zu plötzlichen Durchfällen.**
4. **Neigung zu blutenden Mundapthen bei Kindern.**

Calcarea carbonica

Klinische Diagnosen:
Milchschorf, Kopfhaut- und nässend-krustöse Gesichtsekzeme, retroaurikuläre nässende Ekzeme, Urtikaria, Warzen, Akne, Vitiligo, Sommersprossen, trockene Ekzeme, Beugenekzeme.

Symptome der Haut:
Calcarea carbonica ergibt sich oft bei blonden, dicklichen Kindern, die eine blasse Haut, ein großes Bäuchlein und weiche Knochen haben; es sind Kinder, die langsam zahnen und erst spät laufen lernen; sie haben ungleichmäßige oder partielle Schweiße und vergrößerte Lymphknoten; auch junge Menschen, die fett und schlaff sind, sich unwohl fühlen und an Gewebserschlaffung leiden, benötigen bei Hautleiden oft dieses Mittel (35).
Calcarea zeigt meist feuchte, krustig-ekzematöse Erscheinungen. Oft Kopfekzeme und Milchschorf, das auf dem Kopf beginnt und sich dann über das Gesicht ausbreitet. Es besteht heftiger Juckreiz, was zu starken Verkrustungen und Schwellungen der regionären – oft am Hals – Lymphknoten führt. Beim Erwachen, besonders morgens, kratzt sich das Kind wie wild. Da die Haut von Calcarea ebenfalls eine schlechte Heilungstendenz aufweist, kommt es auch oft zu Sekundärinfektionen im Bereich der Ekzeme, z.B. zu Infektionen mit dem Herpes simplex-Virus oder mit Staphylokokken, was auch den häufig üblen Geruch der typischen Calcarea-Ekzeme erklären könnte.
Der Juckreiz ist meist äußerst stark, und das Kind zerkratzt sich besonders beim Aufwachen.
Die Haut von Calcarea ist meist kalt, schweißig, zart und schlaff.
Bei urtikariellen Erscheinungen verschwinden die Quaddeln an der frischen Luft.
Da Calcarea eine starke Kälteempfindlichkeit aufweist, sind die diesbezüglichen Ekzemschübe meist im Winter, bei naßkalter Witterung, anzutreffen. Auch körperliche Anstrengungen vermögen das Ekzemkind zu verschlimmern. Trockenes Wetter lindert seine Beschwerden.

Bei HAHNEMANN (34) finden sich bezüglich der Haut u. a. folgende Mittelsymptome:
Symptom 219: „Jucken auf dem Haarkopfe."
Symptom 220: „Jucken am Hinterkopfe."
Symptom 221: „Jucken hinter dem Ohre."
Symptom 221: „Jucken auf dem Haarkopfe, beim Gehen im Freien, kitzelndes Jucken auf dem Haarkopfe, das zum Kratzen nötigt, mit Schmerzhaftigkeit der Haarwurzeln bei Berührung; Kriebeln und Jucken auf dem Haarkopfe, durch Reiben nicht zu tilgen."

Symptom 228: „Ausschlag auf dem Haarkopfe, mit Drüsen-Geschwülsten am Halse."
Symptom 229: „Arger Kopf-Ausschlag."
Symptom 230: „Ausschlags-Blüthen an der Stirne."
Symptom 340: „Ausschlag hinter dem rechten Ohre, welcher näßt."
Symptom 409: „Arges Jucken im ganzen Gesichte, sie mußte stets kratzen."
Symptom 1461: „Heftiges Jucken, abends im Bett, auf dem Rücken, in der Herzgrube, am Hals, am Kinn, im linken Auge, auf dem Haarkopfe, am Schamberge, am Hodensack."
Symptom 1466: „Nesselausschlag, welcher immer an kühler Luft vergeht."
Symptom 1526: „Alle Nächte, beim Erwachen, Jucken auf dem Kopf."

Zusammenfassung der Haut-Leitsymptome:
1. **Meist feuchte und stark juckende Ekzeme des behaarten Kopfes und des Gesichtes mit Neigung zur Impetiginisation.**
2. **Ekzeme meist schlimmer im Winter, allgemein bei naßkalter Witterung, bei Kälte.**
3. **Verschlimmerung vor allem durch körperliche, aber auch geistige Anstrengungen und durch Waschen.**
4. **Ekzemschübe bei der Zahnung.**
5. **Ekzeme, die schmerzlos sind und trotz schwerer morphologischer Ausprägung kaum jucken.**
6. **Bei eitrigen Eruptionen begleitend weiche indolente Drüsenschwellungen.**
7. **Urtikaria, besser in trocken-kalter Luft.**
8. **Juvenile Warzen an den Händen und Fußsohlen.**

Calcarea carbonica ist eines der wichtigsten Homöopathika bei Kindern und wird wegen seiner Symptomvielfalt hier auch häufig ein Simillimum darstellen. BORLAND (47) hat den Calcarea carbonica-„Kindertyp" sehr anschaulich beschrieben: „Typisch für ihn sind die weichen, hellen, frostigen und trägen Kinder. Sie haben wenig geistige und körperliche Energien. Sie haben eine besondere Neigung zu Rachitis mit aufgetriebenen Epiphysen, großem Kopf, verzögertem Verschluß der Fontanellen und einer dauernden Neigung zu Schweißen, die oft sauer riechen und ganz besonders am Kopf zu finden sind. Die Kinder sind sehr frostig veranlagt, und trotzdem werden sie durch die kleinste Anstrengung sehr heiß. Sie schwitzen nachts und strecken ihre Füße unter der Bettdecke hervor. Sie lernen langsam in der Schule, sie sind langsam beim Spielen, sie neigen dazu, ihre Fußgelenke zu verrenken, sie haben schwache Muskulatur, schwitzen bei Anstrengung und sind rasch erkältet. Wir finden bei ihnen vergrößerte Tonsillen, vergrößerte Halsdrüsen und einen ziemlich dicken Bauch. Die Kinder sind auch ängstlich und haben wenig Initiative. Sie hassen es, wenn man über sie lacht. Sie neigen zu Verstopfung, fühlen sich aber wohl dabei. Sie werden leicht schwindelig und es wird ihnen übel bei Fahrten mit dem Auto oder in der Eisenbahn. Es besteht eine ausgesprochene Abneigung gegen heiße Nahrung, dagegen essen diese Kinder liebend gerne Eis und haben eine Abneigung gegen Fleisch; manchmal finden wir ein ausgeprägtes Verlangen nach Eiern in jeder Form. Abends, wenn es dunkel wird, bekommen sie eine ausgesprochene Angst, bei Dunkelheit ins Bett zu gehen und neigen zu Alpträumen; sie wachen in der Nacht schreiend auf und sehen schreckliche Gesichter in der Dunkelheit."

Meist sind träge und körperlich faule Kinder, jedoch auch Erwachsene davon betroffen, die leicht frostig sind, zu Fettleibigkeit neigen und partielle Schweiße aufweisen.

Calcarea carbonica gehört in der Homöopathie zu den wohl wichtigsten und auch am besten geprüften Mitteln, eine Verordnung dieses bedeutenden Medikamentes wird sich qausi immer auf die charakteristischen Gesamtsymptome stützen.

Zusammenfassung der allgemeinen Charakteristika:
1. **Blonde, dicke Kinder mit großen Köpfen, großen Bäuchen und weichen Knochen.**
2. **Verzögerte Zahnung, langsames Laufen lernen.**
3. **Trägheit, Faulheit.**
4. **Partielle Schweiße, Kopfschweiß im Schlaf.**
5. **Furcht vor Dunkelheit und vor Hunden.**
6. **Große Ängstlichkeit vor allem.**
7. **Alpträume bei Kindern.**
8. **Dentitio difficilis.**
9. **Mangel an Lebenswärme, Kälteempfindlichkeit und allgemeine Verschlimmerung durch Kälte.**
10. **Obstipation bei Kindern, die sie kaum beeinträchtigt.**

Cicuta virosa

Klinische Diagnosen:
Ekzeme, pustulöse Hauterscheinungen betont im Gesicht und an den Händen, Sykosis barbae, Urtikaria, Milchschorf.

Symptome der Haut:
Cicuta virosa, das vornehmlich auf das Nervensystem wirkt, macht besonders im Gesicht und an den Händen einen eitrigen Hautausschlag. Die Pusteln fließen zusammen und bilden eine gelbe und dicke Kruste auf der Haut. Diese pustulösen Eruptionen sind für das Mittel recht typisch. Die Absonderungen sind wenig oder kaum wundmachend, auch der Juckreiz ist

meist eher gering. Die Haut ist in den betroffenen Arealen sehr berührungsempfindlich.
Es kann auch einen fleckigen, brennenden Ausschlag bewirken wie bei Urtikaria.
Auch ein generalisierter Pruritus ist möglich.

Zusammenfassung der Haut-Leitsymptome:
1. Konfluierender Pustelausschlag mit zitronengelben Krusten.
2. Schmerz oder Juckreiz eher gering.
3. Berührungsempfindlichkeit.
4. Lokalisiert meist im Gesicht, am Kinn (Bartflechte) oder auf dem Kopf.

Clematis erecta

Klinische Diagnosen:
Herpes, vesikulöse und pustulöse Hauterscheinungen, variköse Ekzeme, nässende Hautausschläge am Hinterkopf, Krusten auf dem Kopf, Haarrandausschlag.

Symptome der Haut:
Stark juckende und meist nässende Ekzeme. Die Hautausschläge sind schmerzhaft, gerötet und heiß. Bettwärme und kaltes Wasser verschlimmern die Hautausschläge deutlich, vor allem den Juckreiz. Die Hautausschläge sind rot und feucht bei zunehmendem, blaß und trocken bei abnehmendem Mond. Der Clematis-Patient ist sehr empfindlich gegen Kälte und kalte Luft und verschlimmert sich in der Regel hierdurch.
Häufige Lokalisation ist die Haargrenze, besonders am Hinterkopf, jedoch auch Gesicht, Hände und Füße.
Die Hautausschläge sind oft von harten Lymphknotenschwellungen begleitet.
Ein Alternieren mit rheumatischen Beschwerden ist möglich.

Bei HAHNEMANN (38) finden sich bezüglich der Haut u. a. folgende Mittelsymptome:
Symptom 33: „Ausschlags-Blüthchen auf der Stirn."
Symptom 34: „Viele Blüthchen, vorzüglich auf der Stirn, welche mit einem feinen Stich entstehen, und bei Berührung etwas schmerzen."
Symptom 121: „Auf den Zehen, abends, nach dem Niederlegen, heftiges, zum Kratzen reizendes Jucken, und zwischen den Zehen Schweiß."
Symptom 127: „Krätzartige Pusteln über den ganzen Körper."

Zusammenfassung der Haut-Leitsymptome:
1. Bläschen und Pusteln.
2. **Schmerzhafte, meist nässende und stark juckende Hautausschläge mit Betonung des Hinterkopfes.**
3. **Verschlimmerung der Hautausschläge durch kaltes Wasser, durch zunehmenden Mond und durch Bettwärme.**

Zu den allgemeinen Charakteristika des Mittels gehören u. a. der unterbrochene Harnstrahl, die schmerzhafte Hodenschwellung mit dem Gefühl der Quetschung darin, die schmerzhaft geschwollenen Lymphknoten an Hals, Nacken und in den Leisten, die Schlaflosigkeit, die Besserung der Zahnschmerzen durch kaltes Wasser.

Zusammenfassung der allgemeinen Charakteristika:
1. **Unterbrochene Miktion und Striktur in der Urethra.**
2. **Orchitis und Verhärtung der Hoden nach unterdrückter Gonorrhoe.**
3. **Naßkalte Umschläge verschlimmern.**

Croton tiglium

Klinische Diagnosen:
Herpes simplex und zoster, meist vesikulöse Ekzeme an den äußeren Genitalien und des Gesichtes.

Symptome der Haut:
Bei Croton tiglium finden sich zwar durchaus auch Ekzeme am ganzen Körper, der vesikulös nässende und krustöse Prozeß ist jedoch meist auf die äußeren Genitalien, meist auf Hoden, Penis, Glans und Inguinalgegend, beschränkt, daneben betont auch an den Schläfen, dem behaarten Kopf und den Lidern.
Auf der stark geröteten Haut finden sich viele Bläschen auf rotem Grund, die heftigen Juckreiz und auch starkes Brennen verursachen. Es besteht ein unwiderstehliches Verlangen danach, sich zu kratzen. Die Haut ist ganz erheblich berührungsempfindlich, leichtes zartes Reiben lindert.
Es kann auch zu Pusteln auf der Hornhaut kommen.
Bei Ekzempatienten, die Croton tiglium benötigen, kann ein Wechsel zwischen Hautausschlägen und Asthma bronchiale vorliegen, was das Mittel auch charakterisiert (39), auch mit Durchfall und rheumatischen Beschwerden kann es abwechseln.

Zusammenfassung der Haut-Leitsymptome:
1. **Sehr heftiges Hautjucken mit Rötung und starkem Brennen.**
2. **Meist vesikulöser Hautausschlag, welcher sich zu gelblichen Krusten entwickelt.**

Materia Medica

3. Betonung der Genitalgegend, des Skrotums, des Penis.
4. **Schmerzende Hautausschläge, bei denen Berührung und Kratzen verschlimmert, wogegen leichtes Reiben erleichtert.**

Zu den allgemeinen Charakteristika zählt man u.a. die voluminösen und wäßrigen Durchfälle, die schußweise oder explosionsartig entleert werden und meist sofort nach dem Trinken oder Essen auftreten, den orangefarbigen Urin, die ziehenden Schmerzen beim Stillen in der linken Brustwarze mit Ausstrahlung in den Rücken, das Rollen des Kopfes, die Schmerzen in den Brustwarzen beim Stillen und die Tatsache, daß sich Hautausschläge und Asthma abwechseln.

Zusammenfassung der allgemeinen Charakteristika:
1. **Diarrhoe, „explosionsartig" entleert und wäßrig, sofort nach Trinken und beim Essen.**
2. **Schmerzen in der Brustwarze beim Stillen.**
3. **Rollen des Kopfes.**

Dolichos pruriens

Klinische Diagnosen:
Pruritus simplex, Altershaut, Pruritus bei Ikterus und Leukämie.

Symptome der Haut:
Starkes Jucken, auch ohne Hautausschläge.
Dolichos pruriens ist bis heute nicht genügend geprüft worden und wird von manchen Ärzten als symptomatisch wirkendes juckreizstillendes Mittel empfohlen, was aber den Heilgesetzen der Homöopathie nicht entspricht.
Das Mittel hat bis jetzt keine große Bedeutung.

Haut-Leitsymptom:
Juckreiz.

Dulcamara

Klinische Diagnosen:
Trockene und nässende, auch pustulöse oder vesikulöse Hautausschläge, Kältepurpura, Wärmeurtikaria, Herpes, Erythema nodosum, Warzen.

Symptome der Haut:
Bei Dulcamara finden sich stark juckende Hautausschläge, die auch brennen und stechen.
Im Rahmen der allgemeinen Verschlimmerung des Dulcamarapatienten durch Kälte tauchen diese besonders im Herbst und Winter auf, vor allem

auch dann, wenn auf heiße Tage die ersten kühlen Nächte folgen. Das Jucken wird durch Kälte verschlimmert. Durch Kratzen kommt es zu brennenden Empfindungen.

Beschwerdezunahme ebenfalls durch einen Wechsel von warmen in kühle Räume.

Auch rote Ausschläge, die wie von Flohstichen aussehen, kommen vor; sie bluten bei Berührung und werden durch kaltes Wasser und Berührung schlimmer. Auch juckende Pusteln kommen vor. Die Ausschläge sind schlimmer vor der Regel. Hautausschläge wechseln sich ab mit rheumatischen Beschwerden oder mit Durchfall oder mit Asthma.

Bei HAHNEMANN (40) finden sich bezüglich der Haut u. a. folgende Mittelsymptome:

Symptom 93: „Jucken an den Backen, dicht an den Nasenflügeln."
Symptom 94: „Feuchtender Ausschlag auf der Backe."
Symptom 95: „Buckel, Quaddeln an der Stirne, die bei Berührung stechend schmerzten."
Symptom 97: „Blüthchen und Geschwüre um den Mund, mit reissenden Schmerzen bei Bewegung der Theile."
Symptom 99: „Juckende Blüthen am Kinne."
Symptom 286: „Brennendes Jucken äusserlich am rechten Oberarme, das zum Kratzen reizt; die Stelle war roth und ein brennendes Blüthchen darauf."
Symptom 287: „Fressendes Nagen an der äusseren Seite des Ellbogens, in kurzen Absätzen."
Symptom 288: „Rothe Blüthchen in der Ellbogen-Beuge, früh und abends in der Wärme der Stube sichtbar, mit fein stechendem Jucken, und nach Kratzen Brennen."
Symptom 298: „Flechtenartiger Ausschlag vorzüglich auf den Händen."
Symptom 319: „Brennendes Jucken an den Oberschenkeln; er muß kratzen."
Symptom 323: „Auf der Aussenseite des rechten Unterschenkels, Jucken, mit einem juckenden Stiche endend."
Symptom 324: „Jucken an der Aussenseite des linken Unterschenkels, nach Kratzen bald wiederkehrend."
Symptom 349: „Heftiges Jucken am ganzen Körper."
Symptom 350: „Stechendes Jucken an verschiedenen Körperteilen."
Symptom 352: „Brennendes, schnell laufendes Jucken hie und da, wie von Ungeziefer; er muß heftig kratzen, wonach es sich anfangs vermehrt, dann vermindert; am Tage wenig, nur nachts und am meisten von 12 bis 5 Uhr; er erwacht darüber nach kurzem Schlaf."
Symptom 354: „Ausschlag weisser Knoten (Quaddeln) mit rotem Hof, stichlichtem Jucken und mit Brennen nach Reiben, an den Armen und Oberschenkeln."

Symptom 357: „Hellrote, spitze Hüpelchen auf der Haut, die sich nach einigen Tagen mit Eiter füllten."
Symptom 358: „Rote, erhabene Flecken, wie von Brennesseln."

Zusammenfassung der Haut-Leitsymptome:
1. **Stark juckende und auch brennende und stechende meist vesikulöse Hauterscheinungen.**
2. **Hautausschläge blutend nach Kratzen.**
3. **Tendenz zur Impetiginisation.**
4. **Beschwerdezunahme durch Berührung, Reiben und Kratzen.**
5. **Verschlimmerung insbesondere durch feuchte Kälte, kaltes Wasser, im Herbst und Winter.**
6. **Urtikaria bei Wärme und körperlichen Anstrengungen**
7. **Beschwerdezunahme v o r und w ä h r e n d der Regel.**

Zu den allgemeinen Charakteristika des Mittels gehören insbesondere die Verschlimmerung quasi aller Symptome durch Kälte und Nässe, die Beschwerden durch Liegen auf feuchten Böden, die Beschwerden durch kalte Nächte nach heißen Tagen, die zu späte und schwächliche Regelblutung, das Versiegen der Muttermilch, die große Empfindlichkeit gegen Wetterwechsel, die Landkartenzunge, die asthmatischen Beschwerden bei feuchtkaltem Wetter und in Verbindung mit Heuschnupfen.

Zusammenfassung der allgemeinen Charakteristika:
1. **Beschwerden durch Nässe, Kälte, Unterkühlung, Wetterwechsel von warm zu kalt.**
2. **Asthma bei feuchtkaltem Wetter.**
3. **Heuschnupfen mit Asthma.**
4. **Folge von unterdrückten Hautausschlägen.**

Graphites

Klinische Diagnosen:
Trockene rhagadiforme Hautausschläge, meist aber feucht-krustös nässende Ekzeme, chronische Ekzeme, seborrhoisches Ekzem, akutes Erysipel betont im Gesicht, Ekzem der Lider und Lidränder, Keloide, Nageldystrophie, Warzen, Atherome, Haarausfall, Milchschorf, Herpes zoster, Bartflechte, Akne, Lupus erythematodes, Analekzeme und Analfissuren, Genitalekzeme.

Symptome der Haut:
Bei Graphites findet sich eine überaus große Wirksamkeit auf die Haut.
Es können schrundige Erscheinungen an den Übergangsstellen von Haut zu Schleimhaut auftreten, die leicht bluten (Mund, Nase, Gehörgange, Vulva, Anus), meist jedoch handelt es sich um nässende, krustöse Hautausschläge, in deren Bereich eine dicke, klebrige, zähe Absonderung auftritt.
Bevorzugter Sitz der Ausschläge sind die Gelenkbeugen, die vordere Halsfalte, die Achseln, die Mund- und Augenwinkel und hinter den Ohren, die richtiggehend verkleben können.
Werden die Hautstellen manuell gereizt, kommt es zur Blutung und/oder Verstärkung dieser klebrig-wundmachenden Absonderungen.
Das schreckliche Hautjucken wird verschlimmert durch Waschen, Hitze und Bettwärme, gebessert durch Kälte, obwohl der Graphites-Patient in der Regel sehr frostig ist und äußere Kälte schlecht toleriert. Der Graphites-Patient braucht zwar frische Luft, zieht sich aber warm an, da es ihn leicht friert.
Auf der kindlichen Kopfhaut sehen wir Milchschorf, der mit solchen Krusten bedeckt ist, und unter denen diese Flüssigkeit aussickert, oft auch im Gesicht von Säuglingen.
Das Sekret ist üblicherweise wundmachend und scharf.
Es kommt zu Haarausfall. Es kommt zu Wundheit zwischen den Schenkeln, die Mamillen werden schrundig und wund.
Die Nägel werden brüchig und hart, deformieren sich, werden verdickt und können schwarz werden, bis sie auch ganz ausfallen.
Rissige Erscheinungen in den Mundwinkeln, zwischen den Zehen, in den Canthi der Augen.
Viele Hautsymptome an den Augen (Verdickte Lider, rissige mit Schuppen und Krusten bedeckte Lider, verklebte Wimpern, Gerstenkörner, Blepharitis).
Der Graphites-Patient produziert einen meist übelriechenden Schweiß, der die Hautaffektionen zusätzlich verschlimmern kann.
Die Hautausschläge können mit inneren Symptomen abwechseln.
Graphites muß in die Reihe der großen Mittel mit einbezogen werden. Es paßt besonders auf frostige, hartleibige, indolente, anämische Menschen mit Neigung zu Fettleibigkeit; selten finden wir einen Graphit-Patienten ohne Hauterscheinungen; auch dann, wenn keine Hautausschläge vorhanden sind, ist die Haut trocken, rauh und schlecht ernährt (42).

Bei HAHNEMANN (40) finden sich bezüglich der Haut u. a. folgende Mittelsymptome:
Symptom 117: „Jucken auf dem Haar-Kopfe."

Symptom 118: „Viel Schuppen auf dem Kopfe, welche ein sehr lästiges Jucken verursachen und zu Schorfen werden, die beim Waschen abgehen und dann nässen."
Symptom 122: „Schmerzhaftigkeit und Feuchten unter den Grind-Stellen, auf dem Kopfe."
Symptom 125: „Ausfallen der Kopfhaare."
Symptom 151: „Sehr entzündete Augenlid-Ränder."
Symptom 161: „Verklebtheit der Augen früh."
Symptom 190: „Jucken hinter den Ohren."
Symptom 191: „Jucken im linken Ohre, abends, eine Viertelstunde lang."
Symptom 192: „Jucken am Ohrläppchen und am Backen; nach dem Kratzen dringt Lymphe heraus, die an den Stellen verhärtet."
Symptom 196: „Nässen und wunde Stellen hinter beiden Ohren."
Symptom 258: „Wundheit und Aufgesprungenheit der Lippen und Nasenlöcher, wie von Frost."
Symptom 259: „Aufgesprungene Unterlippe."
Symptom 260: „Ausschlag am Mundwinkel."
Symptom 540: „Jucken am After."
Symptom 581: „Ausschlags-Bläschen an der Vorhaut."
Symptom 588: „Jucken und nässender Ausschlag am Hodensacke."
Symptom 616: „Ein Bläschen an der Schamlippe, juckend beissenden Schmerzes."
Symptom 620: „Wundheit an den Schamtheilen."
Symptom 621: „Schmerzhafte Wundheit zwischen der Scham und dem Oberschenkel, mit Blüthen, Blasen und Geschwüren besetzt."
Symptom 808: „Spröde, an mehreren Stellen aufgesprungene Haut der Hände."
Symptom 809: „Schmerzhafte Schrunden überall an den Händen; bei Bewegung der Finger reisst die Haut auf."
Symptom 828: „Wundheit oben zwischen den Beinen, bei und nach dem Spazierengehen."
Symptom 950: „Wundheit zwischen den Zehen, mit heftigem Jucken, viele Tage lang."
Symptom 988: „Ein augenblickliches fressendes Jucken bald hier, bald da, das zum Kratzen reizt."
Symptom 989: „Jucken am ganzen Körper, und nach Kratzen kleine Blüthen, die Wasser enthalten."
Symptom 995: „Viele rote, juckende Flecke am ganzen Körper, besonders an den Waden, sieben Tage lang."
Symptom 997: Schrunden an den mit Flechten besetzten Gliedern."
Symptom 998: „Unheilsame Haut, jede kleine Verletzung geht in Eiterung."

Zusammenfassung der Haut-Leitsymptome:
1. Große Neigung des Mittels zu Hautaffektionen, teils trockene, rissige, schrundige und leicht blutende Haut und trockene Hautausschläge, überwiegend aber Hautausschläge mit scharfen, übelriechenden Absonderungen und dicken, honiggelben Sekreten.
2. Betonung des behaarten Kopfes und Gesichtes, der retroaurikulären Region, des äußeren Genitale, der Gelenkbeugen, der Lippen und Lidränder und zwischen den Zehen.
3. Verschlimmerung des Hautjuckens in Hitze und Bettwärme, als auch durch Waschen und Berührung, Verschlimmerung der Verkrustung durch Kratzen.
4. Nägel abblätternd, deformiert, dick, Zehennägel eingewachsen, spröde Nägel.
5. Risse in den Mundwinkeln.
6. Hornhaut an den Händen.
7. Mykose zwischen Scrotum und Schenkeln.
8. Hautausschläge im Frühjahr.
9. Hautausschläge während der Menses.
10. Neigung zur Chronizität der Ekzeme.

Ähnlich zu Calcarea carbonica hat auch Graphites im allgemeinen starke Beziehungen zu Kindern.

Hier finden sich oft „fette, schwere, frostige und ständig verstopfte Kinder, die immer müde sind und wenig Selbstbewußtsein aufweisen. Sie neigen zu Nasenbluten, besonders nach Anstrengungen. Ihre Haut ist oft trocken und rissig, besonders unter dem Einfluß von Kälte, von Wasser und kaltem Wetter, wobei diese gerissenen oder aufgesprungenen Hautstellen leicht bluten. Während die gesprungenen Finger schnell bluten, scheiden die Hauteruptionen ein dickes, gelbes, seröses Sekret aus. Die Hauteruptionen finden wir bevorzugt in den Falten, hinter den Ohren, in den Augen und Mundwinkeln, an den Gelenken, in der Ellbogenbeuge, den Leisten, an den Handgelenken und besonders um den Anus herum, und hier bilden sich dann schmerzhafte tiefe Fissuren, welche ebenfalls nässen. Die Kinder sieht man behaftet mit einer chronischen Blepharitis, wobei die Augen morgens ganz verklebt sind. Manchmal besteht die Neigung zu Abdominalkrämpfen, welche durch Trinken von heißer Milch gebessert werden. Der träge Stuhl ist durch größere, klebige Schleimbildungen umhüllt. Die Graphit-Kinder sind hungrige Kinder und haben immer Appetit. Sie fühlen sich besser durch Essen. Oft besteht eine Abneigung gegen Süßes." (48)

Zusammenfassung der allgemeinen Charakteristika:
1. Frostige, kälteempfindliche Menschen.
2. Schwäche, Schlaffheit.

3. Essen bessert.
4. Obstipation; Stuhl hart, knollig und mit Schleim bedeckt.
5. Neigung zur Adipositas.
6. Widerwille gegen gekochte Speisen, gegen Süßigkeiten.
7. Übelriechender Fußschweiß.

Hepar sulfuris

Klinische Diagnosen:
Abszeß, Furunkel, allgemein bei Pyodermien besonders durch Staphylokokken, Karbunkel, Herpes simplex und Herpes zoster, Ekzeme, Ulcera, Urtikaria, Wundheilungsstörung, Rhagaden, Drüsenschwellungen und Drüsenentzündungen, Akne, Panaritien, Milchschorf, Atherom, Haarausfall.

Symptome der Haut:
Hepar sulfuris ist eines der wichtigsten Mittel bei akut und hochschmerzhaften eitrigen Prozessen. Die Schmerzen des Hepar-Patienten sind enorm, Hepar zählt durchaus zu den wohl schmerzhaftesten Mitteln unserer Materia Medica. Die Schmerzen werden oft als stechend wie von einem Splitter angegeben, außerdem besteht eine enorme Empfindlichkeit gegen Berührung, die ihn aufschreien läßt. Kälte verschlimmert seine Beschwerden; viele seiner Beschwerden treten in der Folge von Kälte, bei trockenem kalten Wind oder nach Durchnässung auf. Er deckt sich nachts bis zur Nasenspitze zu. Seine Kälteverschlimmerung dürfte wohl der Grund dafür sein, daß seine Hautausschläge schlimmer im Winter sind.
Bei Wärme, warmen Anwendungen und warmen Getränken kommt es zur Besserung.
Kleinste Verletzungen eitern, es kommt zu hochgradig berührungsempfindlichen Abszessen und Furunkeln, es schreitet langsam voran und reift schlecht.
Solche Beschwerden können bei nahezu allen eiternden Hautaffektionen beobachtet werden, was jedoch nicht bedeutet, daß quasi bei jeder Eiterung automatisch zu Hepar sulfuris gegriffen werden soll. Das Mittel paßt nur dann, wenn typische und charakteristische Symptome des Mittels vorliegen. Auch ist Hepar sulfuris nur selten in den frühen Stadien einer Krankheit indiziert.
Hepar kommt auch bei ekzematösen Ausschlägen mit viel Jucken und einer eitrigen, übelriechenden Absonderung in Betracht.
Hepar sulfuris paßt zu Ekzemen, die krustig oder schorfig sind, einen stinkenden, wundmachenden Eiter ausscheiden und sich durch die Bildung neuer Pusteln an den Rändern der alten Läsion ausbreiten.

Auch die unheilsame Haut, die Risse aufweist, ulzieriert und leicht blutet, verlangt zuweilen nach Hepar sulfuris.
Häufig begleiten schmerzhafte Lymphknotenschwellungen das Bild.
Bei chronischen Hauterscheinungen sind das Gesicht, die Lippen, die Ohren und der behaarte Kopf besonders oft betroffen.
Der Hepar sulfuris-Patient schwitzt ohne Erleichterung, der Schweiß riecht oft sauer.
Seine Hautbeschwerden sind oft von großer Reizbarkeit und hochgradiger Erregbarkeit begleitet.
Bei HAHNEMANN (40) finden sich bezüglich der Haut u. a. folgende Mittelsymptome:
Symptom 187: „Stechen im Halse, wie von einem Splitter, beim Schlingen, und bis nach dem Ohre zu beim Gähnen."
Symptom 409: „Schmerzhafte Empfindlichkeit in der rechten Fleisch-Brust und unter dem rechten Arme, bei Berührung der Brust oder Bewegung des Armes."
Symptom 432: „Viele kleine, schmerzlose Blüthen im Nacken und an beiden Seiten des Halses."
Symptom 433: „Die Achselhöhl-Drüsen schwären und eitern."
Symptom 447: „Arges Jucken in der Ellbogen-Beuge."
Symptom 459: „Schuppiger Ausschlag auf den Händen."
Symptom 460: „Jucken und rauhe, trockene, riebige Haut auf den Händen."
Symptom 465: „Eine Fressblase am vorderen Gelenke des Daumens ohne Empfindung; bloß beim Aufdrücken sticht es drin."
Symptom 475: „Wundheit in der Falte zwischen Hodensack und Oberschenkel."
Symptom 554: „Empfindlichkeit gegen freie Luft, mit Frostigkeit und öfterer Uebelkeit."
Symptom 555: „Schon wenige Durchnässung des Körpers verursacht ihm schmerzhaftes Klopfen hie und da."
Symptom 560: „Brennendes Jucken am Körper, vorzüglich früh, beim Aufstehen, mit weissen Blasen nach Kratzen, die weisse Flüssigkeit ergiessen und bald darauf vergehen."
Symptom 562: „Nessel-Blasen, z.B. am Hand-Gelenke."
Symptom 563: „Aufgesprungene Haut und Schrunden in Händen und Füßen."
Symptom 564: „Unheilsame, süchtige Haut; selbst geringe Verletzungen fassen Eiter und schwären."
Symptom 568: „Starke Stiche im Geschwüre, beim Lachen."
Symptom 569: „Brennen und Klopfen im Geschwüre, nachts."
Symptom 573: „Die Warze entzündet sich und es sticht darin, als ob es schwären wollte."

Zusammenfassung der Haut-Leitsymptome:
1. Große Neigung zu eiternden Prozeßen überall.
2. Hochgradige Schmerzhaftigkeit wie von einem Splitter, Berührung verschlimmert.
3. Starke Kälteempfindlichkeit und Besserung durch Wärme.
4. Rissige und ulzerierende Hautläsionen.
5. Nässend-eitrige Hauteruptionen, die sehr berührungsempfindlich sind und nur wenig jucken.
6. Hautjucken schlimmer durch Wolle.
7. Ausschläge in den Gelenkbeugen.
8. Riß in der Mitte der Ober- oder Unterlippe.
9. Bläuliche Flecke der Haut.

Zu den allgemeinen Charakteristika zählt man u. a. die starke Frostigkeit, die Verschlimmerung durch Kälte und die Besserung durch Wärme, die Reizbarkeit, den Zorn, die Schmerzempfindlichkeit, die Gewalttätigkeit, die Verschlimmerung durch Entblößen selbst beim Herausstrecken der Hand aus dem Bett, das Weinen vor dem Husten, die Schmerzen und allgemeine Verschlimmerung durch kalten Wind.

Zusammenfassung der allgemeinen Charakteristika:
1. Erkrankungen durch trockene und kalte Winde.
2. Reizbarkeit, Neigung zum Zorn wegen Nichtigkeiten, Gewalttätigkeit.
3. Berührungsempfindlichkeit erkrankter Teile bei allgemeiner Schmerzüberempfindlichkeit.
4. Übelriechende Absonderungen.
5. Splitterschmerz.
6. Schweiße reichlich, sauer riechend und ohne Erleichterung.
7. Besserung durch Wärme und feuchtwarme Anwendungen.

Kreosotum

Klinische Diagnosen:
Milchschorf, Hämangiom, Fluor vaginalis, Papulöse Hautausschläge, Pruritus senilis und diabeticus, Urtikaria, Furunkulose, trockene Ekzeme.

Symptome der Haut:
Es liegt ein sehr starker Juckreiz am ganzen Körper vor, der dem Patienten heftigste Beschwerden macht. Kratzt er sich, kommt es zu Brenngefühlen. Auch urtikarielle, papulöse und auch vesikulöse Erscheinungen mit heftigem Juckreiz kommen vor.

Wunden bluten leicht, überhaupt ist die Blutungsbereitschaft des Mittels sehr deutlich.
Der Juckreiz verschlimmert sich durch Kratzen und durch Bettwärme.
Das Mittel hat starke Beziehungen zu den weiblichen Geschlechtsorganen, wo bezüglich der Schleimhaut scharfer, ätzender und faulig riechender Fluor auftritt, der auch starken Juckreiz verursacht, wobei das Kratzen noch zusätzlich verschlimmert. Die Neigung zum Wundwerden durch die Ex- und Sekrete erstreckt sich bei Kreosotum auf alle Körpergewebe.
Die Tränen sind scharf und machen die Lidränder rot und wund. Die Mundwinkel sind rot und wund, weil der Speichel brennt und wund macht. Die eitrigen Absonderungen sind scharf.
Die Leukorrhoe verursacht Stechen und Brennen in der Umgebung der Vulva, die gerötet und wund ist.
Geschwüre heilen nicht und werden gangrenös.

Zusammenfassung der Haut-Leitsymptome:
1. **Erheblicher Juckreiz, schlimmer nachts in Bettwärme und durch Kratzen.**
2. **Brennendes Jucken, abends schlimmer werdend.**
3. **Scharfe, wundmachende Absonderungen aus den Schleimhäuten.**
4. **Kleine Wunden bluten leicht und stark.**

Lachesis

Klinische Diagnosen:
Abszeß, Furunkel, Karbunkel, Erysipel linksbetont, Hämangiom, Narbenkeloide, Schlechte Wundheilung, Bißverletzungen, Haarausfall in der Schwangerschaft, Ulcus cruris, Purpura haemorrhagica, Ekzeme.

Symptome der Haut:
Die Hautaffektionen (Schwellungen, Abszeße, Furunkel usw.) zeigen eine meist cyanotische, purpurfarbene bis bläuliche oder gar schwärzliche Verfärbung und sind äußerst berührungsempfindlich. Wunden bluten leicht und profus, obwohl sie nicht einmal sehr groß sind.
Wenn aufgekratzte Ekzeme bläuliche Verfärbungen zeigen, leicht bluten und sich durch Wärme und Berührung verschlimmern.
Lachesis ist ein Mittel gegen Erysipel und Gangrän.
Erysipele mit Beginn auf der linken Seite, wie überhaupt das Mittel eine starke Linksaffinität besitzt.
Braune Flecke auf dem Handrücken.
Wärme jeder Art verschlimmert, auch durch Schlaf verschlimmert sich das Beschwerdebild, der Patient schläft sich in seine Verschlimmerung hinein.
Enge Kleidung am Bauch oder am Hals verschlimmert ebenfalls. Auch im

Frühling oder durch schwül-heißes Wetter geht es ihm schlechter. Kommen die Ausscheidungen in Gang, geht es ihm besser.

Zusammenfassung der Haut-Leitsymptome:
1. **Bläuliche Farbe der Haut und Schleimhäute an den erkrankten Teilen.**
2. **Starke Berührungsempfindlichkeit derselben.**
3. **Beschwerden der linken Seite.**
4. **Verschlimmerung durch Schlaf und durch Wärme.**

Zu den allgemeinen Charakteristika zählt man u.a. die große Erregung und Geschwätzigkeit, die Beschwerden durch Eifersucht, Betonung der linken Seite, die Empfindlichkeit gegen Kleiderdruck, die Hitze der Fußsohlen abends und nachts mit Entblößen derselben, die Überempfindlichkeit gegen Berührung, die Verschlimmerung durch Ausbleiben von Absonderungen, die Hitzewallungen mit Schweiß, die Verschlimmerung durch Wärme und durch Schlaf, die Besserung durch Bewegung und frische Luft, die Blutungsneigung.

Zusammenfassung der allgemeinen Charakteristika:
1. **Verschlimmerung durch Schlaf.**
2. **Extreme Empfindlichkeit gegen Berührung.**
3. **Empfindlichkeit gegen enge Kleidung an Bauch und Hals.**
4. **Beschwerden beginnen links und gehen dann nach rechts.**
5. **Besserung durch Wiederauftreten von Absonderungen.**
6. **Verschlimmerung durch Wärme.**

Lycopodium

Klinische Diagnosen:
Trockene lichenifizierte Ekzeme, Altershaut, feuchte Ekzeme hinter den Ohren, Akne, Furunkel, Tumoren, Naevi, Analekzem, Warzen an den Fußsohlen und den Fingern, Impetigo des Haarbodens, Milchschorf, Gerstenkörner, Lidekzeme, Blepharitis, Haarausfall stellenweise, Perleche, Schweißdrüsenabszeße rezidivierend, vorzeitige Graufärbung der Haare.

Symptome der Haut:
Lycopodium ist eines der großen Homöopathika. Seine Hautsymptome sind vielfältig, eine Verschreibung des Mittels wird sich aber fast durchwegs an seinen allgemeinen Charakteristika orientieren.
Die Haut des Lycopodum-Patienten ist überwiegend trocken. Es kommen vielerlei Ekzeme vor, auch schrundige Haut, Bläschen, Furunkel, Schorfe auf der Kopfhaut, die eine dicke Sekretion von üblem Geruch absondern.

Auch hinter den Ohren kann ein verkrustendes Ekzem vorliegen. Es liegt starker Juckreiz vor, besonders nachmittags bis abends.
Neigung zu Vereiterungen. Braune und gelbe Flecken auf der Haut. Condylomata. Auch variköse indolente Geschwüre kennzeichnen Lycopodium. Das Gesicht des Lycopodium-Patienten scheint vom Aussehen her vorzeitig gealtert zu sein.
Hauterscheinungen, wie man sie bei Lycopodium häufig sieht, sind meist trocken, kleieförmig oder schuppig wie bei Psoriasis oder die feuchten Krusten von Ekzema capitis; letzteres beginnt im Hinterkopf, kriecht nach oben und juckt durch Wärme, besonders wenn sie durch eine größere Anstrengung entsteht; Lycopodium ist eine ausgezeichnete Arznei für schwächliche, abgemagerte Kinder mit Milchschorf oder für Kinder mit feuchten, schuppigen Ausschlägen hinter den Ohren und in den Hautfalten; Lycopodium heilt auch Intertrigo unter den Brüsten, in den Gelenkfalten und an anderen Stellen, wenn noch andere Indikationen seinen Gebrauch rechtfertigen; die Leberflecke von Lycopodium neigen zum Jucken (43).
Bei HAHNEMANN (41) finden sich bezüglich der Haut u.a. folgende Mittelsymptome:
Symptom 186: „Die Haare auf dem Kopfe gehen ungeheuer aus."
Symptom 189: „Sie bekommt viel graue Haare."
Symptom 191: „Jucken auf dem Haarkopfe."
Symptom 192: „Fressen auf der Kopfhaut; er muß kratzen."
Symptom 193: „Kopfausschlag mit geschwollenen Halsdrüsen, am Hinterkopf eine große Eiterbeule, und über den ganzen Haarkopf ein Schorf, den das Kind nachts aufkratzt, und welcher dann blutet."
Symptom 194: Stark eiternde Kopfausschläge."
Symptom 237: „Gerstenkörner an den Augenlidern."
Symptom 240: Rote Blüthchen am oberen rechten Augenlide, die sich in einem Schorf zusammenziehen."
Symptom 241: „Zuschwären der Augen, vorzüglich nachts und besonders in den äußeren Winkeln."
Symptom 242: Früh sind die Augenlider wie zusammengeklebt."
Symptom 350: „Rotes, gedunsenes Gesicht, voll dunkelroter Flecke mit Eiterblüthchen besetzt."
Symptom 352: „Ausschlag im Gesichte."
Symptom 354: „Jucken im Gesichte, am Kopf und in der Nase."
Symptom 355: „Jucken im ganzen Gesichte und Blüthen mit Eiter in der Spitze, auf den Backen, an der Stirn, und vorzüglich an den Schläfen."
Symptom 360: „Juckende, schuppige Schwinden im Gesichte und an den Mundwinkeln, mit Bluten."
Symptom 376: „Wundheit der Mundwinkel."
Symptom 378: „Ausschlag um den Mund."

Symptom 385: „Juckende Ausschlags-Blüthen um das Kinn."
Symptom 787: „Jucken am After."
Symptom 790: „Jucken am After und Schamberge."
Symptom 835: „Jucken am Hodensacke."
Symptom 1110: „Achsel-Drüsen-Geschwulst."
Symptom 1168: „Grosse Trockenheit der Haut an den Händen."
Symptom 1169: „Juckende Blüthen an den Händen."
Symptom 1171: „Warzen entstehen auf den Händen."
Symptom 1195: „Heftiges, fast schmerzliches Jucken an beiden vordersten Gliedern des rechten Zeigefingers, wie beim Schwären einer Wunde, mit etwas Röte, und durch Reiben nicht zu tilgen."
Symptom 1203: „Juckende Blüthen zwischen den Fingern."
Symptom 1263: „Jucken in der Kniekehle."
Symptom 1384: „Arges Jucken an den Beinen, dem Rücken, den Hinterbacken, abends im Bette, mit Quaddeln nach Kratzen, welche stets bald wieder vergehen."
Symptom 1388: „Große, rote Flecke (an den Unterschenkeln) , die weder schmerzen noch jucken."
Symptom 1390: „Juckende Leberflecke."

Zusammenfassung der Haut-Leitsymptome:
1. **Stark juckende Ekzeme, trocken oder feucht-nässend und krustös.**
2. **Verschlimmerung nachmittags ab 16—20 Uhr.**
3. **Verschlimmerung des Juckreizes durch Wärme, Bettwärme, enge Kleidung; Besserung allgemein durch frische Luft, durch warme Getränke und durch Bewegung.**
4. **Beschwerden zunächst an der rechten, dann an der linken Körperseite.**

Die Verordnung von Lycopodium wird sich jedoch nie nur auf Lokalsymptome stützen, auch bei diesem großen Mittel ist die Berücksichtigung des gesamten Symptombildes unerläßlich, dann wird es phantastische Wirkungen entfalten können.
Zu den allgemeinen Charakteristika:
Lycopodium betrifft meist reizbare, ärgerliche, verdrießliche Kinder und Erwachsene, die schlecht Widerspruch ertragen. Sie haben Angst vor dem Alleinsein, sind aber doch eher menschenscheu und vom Typ her verschlossen. Kinder leiden unter Konzentrationsschwäche und machen oft Fehler beim Schreiben, verwechseln Buchstaben und Worte. Durch Überanstrengung in der Schule bekommt das Lycopodium-Kind leicht Kopfschmerzen. Sie leiden an hartnäckiger Verstopfung und haben starkes Verlangen nach Süßigkeiten.

Kleiderdruck ist ihnen vor allem am Bauch ein Greuel, wohl deshalb, weil sie im Unterbauch sehr gebläht und von Darmgeräuschen geplagt sind.
Sie vertragen deshalb auch schlecht blähende Speisen und sind trotz Heißhungers schnell satt, weil sie sich voll fühlen.
Warmes Essen wird in der Regel bevorzugt.
Die Hauptangriffsseite ist rechts, oder Beschwerden beginnen rechts und gehen nach links.
Ihre Beschwerden werden durch Wärme verschlimmert. Kälte wird aber auch nicht gut vertragen, indem der Lycopdium-Patient doch kälteempfindlich ist, frische Luft und angenehme Kühle lindern jedoch.
Auch Bewegung tut ihm gut.
Ihre Hauptverschlimmerungszeit liegt von 16–20 Uhr, was durchaus auch für seine lokalen Übel, wie etwa Ekzeme, Gültigkeit besitzt. Nach Mitternacht geht es ihm in der Regel wieder besser, ganz anders als etwa bei Arsenicum album, bei dem die Beschwerden meist gegen Mitternacht einzusetzen pflegen.

Zusammenfassung der allgemeinen Charakteristika:
1. **Verschlossenheit, Konzentrationsschwäche, Furcht vor dem Alleinsein, Argwohn, Pedant, Hochmut, Fehler beim Schreiben und Sprechen.**
2. **Verschlimmerungszeit von 16—20 Uhr.**
3. **Symptome der rechten Seite, von der rechten zur linken Seite wechselnd.**
4. **Auftreibung der Unterbauches, Flatulenz, Darmgeräusche und Empfindlichkeit gegenüber Kleiderdruck durch enge Gürtel.**
5. **Völlegefühle, schnell satt, Abmagerung.**
6. **Unverträglichkeit von blähenden Speisen, Verlangen nach Süßigkeiten.**
7. **Verschlimmerung durch Wärme.**

Medorrhinum

Klinische Diagnosen:
Soor genitalis, Herpes simplex, Favus, Säuglingsekzem, Tinea capitis, Feigwarzen, Fibrome, Polypen, perianales Ekzem.

Symptome der Haut:
Jucken heftig und ohne Unterbrechung, wandernd, schlimmer nachts; Jucken überall, an Vagina, Labien, Rücken; schlimmer beim Drandenken (45). Um den After herum findet sich bei Säuglingen eine scharf abgegrenzte Rötung. Stielwarzen. Die Haut ist kalt und trotzdem ist dem Medorrhinum-Patienten die Kleidung und auch die Bettdecke unverträglich.

Die Füße brennen ihm und er streckt sie aus dem Bett. Am Meer geht es ihm deutlich besser.

Nachts liegt das Kind in Knieellenbogenlage, der Erwachsene auf dem Bauch, was bessert.

Der Medorrhinum-Patient leidet unter Kälte, hat kalte Extremitäten und eine kalte Nase.

Wenn er an sein Ekzem denkt, wird der Juckreiz sofort schlimmer. Verschlimmerung seiner Beschwerden von Sonnenaufgang bis Sonnenuntergang. Kinder sind tagsüber mürrisch, nachts dagegen sind sie heiter und wollen spielen.

Zusammenfassung der Haut-Leitsymptome:
1. **Starkes Jucken der Haut, schlimmer nachts.**
2. **Verstärkung der Symptome durch Drandenken.**
3. **Schlaf in Knieellenbogenlage oder Bauchlage.**
4. **Besserung durch Seeluft.**
5. **Scharf abgegrenztes Erythem der Analregion bei Säuglingen.**

Zu den allgemeinen Charakteristika zählt man u.a. die Beschwerden infolge von Erwartungsspannung, die Beschwerden durch schlechte Nachrichten, die Verschlimmerung der Beschwerden durch Drandenken, die Hast und Eile des Patienten, die depressive Neigung mit Suicidgedanken, die Gedächtnisschwäche, die Furcht vor Unglück, das Weinen beim Angesprochen werden, das Rollen des Kopfes, die brennende Hitze der Fußsohlen nachts, die Knieellenbogenlage im Schlaf, das Asthma bei feuchtkaltem Wetter, die Angst in Dunkelheit, die Masturbation bei Kindern, die Orchitis durch unterdrückte Gonorrhoe, den Reaktionsmangel, Verlangen nach Saurem.

Zusammenfassung der allgemeinen Charakteristika:
1. **Hektik, Eile.**
2. **Knieellenbogenlage im Schlaf.**
3. **Beschwerdezunahme durch Denken an diese.**
4. **Weinen beim Angesprochen werden.**
5. **Besserung durch Seeluft.**
6. **Wenn gut gewählte Mittel nur vorübergehend helfen.**

Mercurius solubilis Hahnemanni

Klinische Diagnosen:
Nässende Ekzeme, impetiginisierte Ekzme, Abszeß und Furunkel, Herpes simplex und Herpes zoster, entzündliche Hauterkrankungen, Pemphigus,

Erythema nodosum, infizierte Ulcera, Gangrän, syphilitische Hautausschläge, trocken-rissige Hautausschläge, Aphthen, Stomatitis herpetica.

Symptome der Haut:
Mercurius ist eines der wohl größten Mittel bei Hautsymptomen. Es findet Anwendung vor allem bei entzündlichen Prozeßen wie Erysipeln, eiternden Hautausschlägen, urtikariellen Ausschlägen bis zur schweren Pyodermie. Die Haut ist fast immer feucht. Es besteht allgemein eine starke Schweißneigung, vor allem nachts, was dem Patienten aber keine Erleichterung, ja sogar eher eine Verschlimmerung seiner Beschwerden macht. Der Mercurius-Patient ist zwar außerordentlich empfindlich auf Kälte, andererseits verschlimmern sich seine Beschwerden auch sehr ausgeprägt durch Wärme, besonders strahlende Wärme, oder Bettwärme nachts. Die Körperwärme, die unter der Bettdecke entsteht, verschlimmert das Brennen und Jucken der Haut, doch wenn er sich entblößt, fröstelt er wieder. Der Mercurius-Patient wird darüber hinaus vielleicht auch starken nächtlichen Speichelfluß aufweisen, der das Kissen feucht macht, weil er im Schlaf aus dem Mund fließt. Auch wird er vielleicht einen starken Mundgeruch haben, der ekelerregend ist und das ganze Zimmer durchdringt.
Die Haut ist leicht entzündet und gereizt. Sie reagiert auf Wärme, aber auch auf Kälte mit Rötung. Die Haut zeigt Brennen und starkes Jucken.
Oft Bläschen und Pusteln.
Zwischen den Oberschenkeln ist alles wund.

Bei HAHNEMANN (36) finden wir bezüglich der Haut u.a. folgende Mittelsymptome:
Symptom 88: „Brennen und Jucken auf dem Haarkopfe."
Symptom 90: „Juckender, zum Kratzen nötigender Kopf- Ausschlag."
Symptom 93: „Viele Grinde auf dem Haarkopfe, welche juckten und nach dem Kratzen brannten."
Symptom 94: „Nässender Ausschlag auf dem Haarkopfe, welcher gleichsam die Haare wegfrißt, mit empfindlichem Drücken, besonders an den wunden Stellen."
Symptom 150: „Rote Flecken im Gesichte."
Symptom 218: „Ausschlag an der oberen Lippe, mehr am Rande derselben, mit gelben Krusten besetzt, von beißend brennendem Schmerze."
Symptom 224: „Geschwüriger Mundwinkel, der wie wund schmerzt."
Symptom 678: „Wundheit zwischen den Zeugungsteilen und den Oberschenkeln."
Symptom 824: „Jucken am linken Ellbogen."
Symptom 827: „Juckender Friesel-Ausschlag am Vorderarme."
Symptom 826: „Flechte am rechten Vorderarme, welche rund ward, die Haut abgehen ließ, wohllüstiges Jucken verursachte und 18 Tage lang dauerte."

Symptom 849: „Abends im Bette, an den Handrücken, fressendes Jucken, das nach Kratzen vergeht, aber bald wiederkommt."

Symptom 894: „Abends (nach Hitze des Kopfs und auf dem Fußrücken), Ausschlag an beiden Oberschenkeln, welcher juckte und nach dem Kratzen ein brennendes Wasser aussieperte, als wenn man in eine Wunde Branntwein gießt; nach dem Jucken, um Mitternacht Schweiß am Unterleibe und den Oberschenkeln; alles ohne Durst."

Symptom 895: „Stechen und Jucken in der Haut der Oberschenkel, was ihn nach Mitternacht um 3 Uhr aufweckt."

Symptom 956: „An den Fußsohlen Empfindung, als wenn sie in kaltem Wasser stäcken mit einem gleichzeitigen Gefühl von Brennen darin."

Symptom 978: „Nessel-Ausschlag, welcher nach zwei Tagen zu roten Flecken wird."

Symptom 980: „Ganz kleine, wässrige Feuchtigkeit enthaltende, durchsichtige (Bläschen) Hübelchen kamen an verschiedenen Stellen des Körpers hervor, früh vor Tage."

Symptom 985: „Unerträgliches, stichlichtes Jucken am Körper, als wenn hie und da ein Floh stäche, abends."

Symptom 987: „Pusteln an den Ober- und Untergliedmaßen mit Eiter in der Spitze und Jucken."

Symptom 1213: „Starker Nachtschweiß."

Zusammenfassung der Haut-Leitsymptome:
1. **Starkes Jucken und Brennen der Haut, schlimmer nachts in Bettwärme und beim Schwitzen.**
2. **Bläschen oder Pusteln, die zur Eiterung neigen, bei meist geringer Rötung in der Umgebung und nur geringer Berührungsempfindlichkeit.**
3. **Begleitende schwächende Schweiße und Speichelfluß.**
4. **Entzündliche, oft eiternde und ulzerierende Hautprozesse.**

Entscheidend für den therapeutischen Einsatz von Mercurius solubilis sind seine allgemeinen Charakteristika, u.a.:
1. **Die nächtliche Verschlimmerung fast aller seiner Beschwerden.**
2. **Die Verschlimmerung durch Bettwärme.**
3. **Die Unverträglichkeit sowohl von Wärme als auch von Kälte.**
4. **Die nächtlichen Schweiße, die nicht erleichtern, eher verschlimmern.**
5. **Der profuse nächtliche Speichelfluß.**
6. **Der typische „Mercurius"-Mundgeruch.**

Mezereum

Klinische Diagnosen:
Herpes simplex und Herpes zoster, Impetigo, Milchschorf, Psoriasis capitis, vesikulös-krustige Hautausschläge.

Symptome der Haut:
Charakteristisch für Mezereum ist der nässende und bläschenartige Hautausschlag, der sich nachts durch Bettwärme und durch Berührung verschlimmert.
Das äußerst heftige Jucken wechselt nach Kratzen oft den Ort.
Auf der Haut zeigt sich Jucken, Brennen und Bläschenbildung mit rotem Hof und Rötung.
Die nässenden Ausschläge bedecken sich mit Krusten: Zunächst brennt der Ausschlag wie Feuer und juckt, dann trocknet er unter Bildung einer dicken Kruste, dann verschwindet er; bald danach beginnt ein neuer Ausschlag an der gleichen Stelle oder in der Umgebung; die Bläschen bilden eine Kruste, unter der ein Geschwür entsteht; die Krusten werden weiß wie Kreide, sind dick und hart wie Leder, oft sind sie erhöht und wenn man auf sie drückt, dann sickert ein dicker, weißer, gelegentlich gelblich-weißer Eiter hervor (46).
Die Mezereum-Ausschläge sitzen betont am Kopf, in den Haaren, im Gesicht und am übrigen Körper.
„Die Haare verfilzen sich; der Kopf ist mit dicken, lederartigen Krusten bedeckt, unter denen sich stellenweise dicker, weißer Eiter ansammelt, wodurch die Haare verklebt werden; der Schorf am Kopf sieht aus wie Kreide und reicht bis zu den Augenbrauen und bis zum Nacken (49)."
Der Mezereum-Patient ist kälteempfindlich und fröstelt leicht.
Seine Hautausschläge sind schlimmer im Winter.
Auch Waschen und Baden verschlimmert hier recht deutlich.
Der Juckreiz wird durch ein heißes Bad gesteigert.

Zusammenfassung der Haut-Leitsymptome:
1. **Nässende meist vesikulöse Hautausschläge.**
2. **Hautausschläge mit brennenden, schießenden Schmerzen und unerträglichem Jucken.**
3. **Ausschläge bilden Geschwüre, welche dicke Krusten bilden, unter denen sich eitriges Sekret ansammelt.**
4. **Bei eitriger Sekretion sind die Krusten dick und weißlich, bei nichteitriger Sekretion bräunlich oder schwärzlich.**
5. **Verschlimmerung im Winter, durch kalte Luft, nachts in Bettwärme, durch Berührung, durch Waschen; Besserung des Brennens durch kalte Anwendungen, das Jucken der Haut wird jedoch davon eher verschlimmert, oder davon zumindest nicht beeinflußt.**

6. Juckreiz wechselt beim Kratzen die Stelle.
7. Periodische Verschlimmerung im Sommer.
8. Bevorzugte Lokalisation sind Kopf, Gesicht, Gliedmaßen.

Zusammenfassung der allgemeinen Charakteristika:
1. Neuralgien mit schießenden Schmerzen und danach Taubheitsgefühlen.
2. Kältegefühle in den betroffenen Körperteilen.
3. Wenn Hautausschläge unterdrückt wurden.
4. Allgemeine Kälteempfindlichkeit.
5. Heftige Kopfschmerzen mit Verschlimmerung durch die geringste Berührung und durch kalten Wind.
6. Schmerzen in der Tibia nachts.
7. Herpes-Zoster Neuralgie.

Natrium chloratum

Klinische Diagnosen:
Herpes labialis, Akne faciei, Ekzem, Mykose, postpartaler Haarausfall, Wärmeurtikaria, trocken-schuppige Ausschläge, Ausschläge am Haarrand, Fußsohlen- und Handtellerwarzen, Beugenekzeme, Milchschorf, weiße Kopfschuppen, Haarausfall, vesikulöse Hautausschläge, Psoriasis, Gerstenkörner, Analekzem, interdigitales vesikulöses Ekzem.

Symptome der Haut:
Die charakteristischen Hautsymptome von Natrium chloratum sind vielfältig. Es finden sich Aknepusteln besonders am Haarrand, auch an der Stirn, an den Nasenflügeln, im Nacken oder in den Gelenkbeugen. Auch trockene Ekzeme, feuchte Ekzeme, Impetigo und Furunkel haben eine diesbezügliche Affinität. Bei Wärme und starken körperlichen Anstrengungen kommt es zu urtikariellen Erscheinungen. Herpetische Eruptionen sind häufig, meist an den Lippen bei fast jeder Erkältung. Neigung zu Rissen an der Nase, in der Mitte der Ober- und Unterlippe und am After. Die Zehennägel können einwachsen. Die Nagelbetten sind rissig. Zwischen den Zehen tritt heftiges Wundsein und Jucken auf. Das Gesicht ist fettig und weist viele Mitesser auf. Bei körperlichen Anstrengungen besteht trotz dieser ein Mangel an Schweiß.
Die Ekzeme des Natrium chloratum-Patienten verschlimmern sich in der Regel im Sommer bei großer Hitze und durch Sonneneinstrahlung, was sogar allergisch-vesikulöse Hauterscheinungen provozieren kann; sie bessern (oder verschlechtern) sich durch einen Aufenthalt an der See. Die Ekzeme sind schlimmer im Frühling, wenn es draußen warm wird.

Natrium chloratum-Ekzeme werden gebessert draußen an der frischen Luft und durch kaltes Abwaschen.

Bei HAHNEMANN (41) finden sich bezüglich der Haut u.a. folgende Mittelsymptome:

Symptom 204: „Juckender Ausschlag an der Haar-Grenze des Nackens und der Schläfe, so wie in den Augenbrauen."

Symptom 207: „Friesel-Ausschlag in der Stirnhaut, bloss beim Anfühlen bemerkbar."

Symptom 288: „Jucken hinter dem rechten Ohre und darauf langes Brennen."

Symptom 294: „Juckender, grieseliger Ausschlag hinter dem Ohre, einige Tage lang."

Symptom 315: „Jucken am linken Nasenflügel."

Symptom 316: „Weisse Blüthchen um die Nase."

Symptom 317: „Viele schrundende Bläschen auf der Nasenwurzel, die zu Schorfen werden."

Symptom 327: „Fettglänzendes Gesicht."

Symptom 346: „Viele Blasen am Rothen der Unterlippe, die, beim Nasswerden der Lippen, brennen und schründen."

Symptom 349: „Kleine Bläschen um den Mund bilden eine Art Flechte, die sich mit Grinde bedeckt, der sich nach einigen Tagen ablöst, aber zwei Wochen lang eine roten Fleck hinterläßt."

Symptom 350: „Ausschlag an beiden Mundwinkeln."

Symptom 354: „Trockene, aufgesprungene Lippen."

Symptom 356: „Tiefe, schmerzhafte Spalte in der Mitte der Unterlippe."

Symptom 670: „Juckende Stiche im Mastdarme, abends im Bette."

Symptom 976: „Kleine rote, juckende Bläschen an den Armen, hie und da."

Symptom 977: „Juckende weissliche Quaddeln an Armen und an Händen, nach reiben rot werdend, mit argem Jucken."

Symptom 978: „Viele runde, juckende Flechten Flecke auf den Armen."

Symptom 1029: „Arges Jucken der Finger, abends, im Bette, Einschlafen hindernd."

Symptom 1030: „Ein juckendes Bläschen auf dem kleinen Finger."

Symptom 1122: Jucken über den ganzen Körper."

Symptom 1124: „Feine, juckende Haut-Stiche, abends im Bette."

Symptom 1126: „Rote Flecke, wie ein Nadelkopf, über den ganzen Körper, nach vorgängiger Hitz-Empfindung im Gesichte, am Bauche, an den Armen und Beinen; die Flecke jucken und nach Reiben war der ganze Körper rot, eine halbe Stunde lang."

Symptom 1130: „Quaddeln, große und rote, mit argem Jucken am ganzen Körper und am Halse."

Symptom 1131: „Nessel-Ausschlag, nach starker Bewegung, eine Stunde lang juckend."
Symptom 1134: „Warzen entstehen im Handteller, mit Schmerz beim Aufdrücken."

Zusammenfassung der Haut-Leitsymptome:
1. **Trockene oder fettige Hautausschläge mit Betonung des Haarrandes, Gesichtes und der Gelenkbeugen.**
2. **Neigung zu Herpesinfektionen der Lippen.**
3. **Verschlimmerung der Ekzeme im Sommer, durch Hitze, durch Sonne, durch Aufenthalt an der See und durch Schwitzen, da der eher trockene Ekzempatient durch seine Unfähigkeit zu schwitzen davon noch mehr verschlimmert wird.**
4. **Besserung durch kaltes Abwaschen, durch Aufenthalt an der See.**
5. **Sonnenallergie.**
6. **Riß in der Mitte der Unterlippe.**

Allgemeine Charakteristika:
Natrium chloratum neigt zu nervöser Reizbarkeit und depressiven Verstimmungen. Auch viel Weinen kommt vor. Will man trösten, wird der Zustand eher verschlimmert, ja sogar Zorn wird hiervon ausgelöst. Das Kind, welches weint, bessert sich, wenn man es in Ruhe läßt, ansonsten weint es eher noch mehr. Natrium chloratum und Sepia sind sich bezüglich ihrer Depression, verbunden mit Neigung zu Zorn und Heftigkeit, sehr ähnlich; beide haben diesen Haß gegen jeden, der ihnen widerspricht, Sepia zeigt aber eine ausgesprochene Gleichgültigkeit gegen das Familienleben, was man bei Natrium chloratum so nicht findet.
„Das Natrium chloratum-Kind ist in der Regel etwas kleiner und untergewichtiger als andere Kinder. Sie haben, wenn sie das Sprechzimmer betreten, eine ausgesprochene Abneigung dagegen, behandelt zu werden. Sie brechen deshalb leicht in Tränen aus, es schreit und weint aber mehr aus Wut als aus Furcht. Bleibt man lange genug ungerührt von diesen Tränen und versucht nicht, das Kind zu trösten oder zu liebkosen, dann hört das Schreien von alleine auf, das Kind setzt sich in eine Ecke und beobachtet still. Es hat eine verzögerte Entwicklung, lernt langsamer gehen und sprechen. Die Hauteffloreszenzen finden sich ganz charakteristisch an den Haargrenzen. Ältere Kinder bekommen Schulkopfschmerzen bei großen Anstrengungen und zu großer Konzentrationsleistung. Sie haben eine ausgesprochene Unverträglichkeit von Hitze, besonders gegen schwüle Hitze, können keine Sonne vertragen und bekommen davon Kopfschmerzen. Sie verlangen nach Salz." (50)

Materia Medica

Zusammenfassung der allgemeinen Charakteristika:
1. Trösten verschlimmert.
2. Stiller Kummer, Widerspruchsgeist, Erregbarkeit.
3. Abmagerung trotz reichlichem Essen.
4. Unverträglichkeit von Sonne und schwüler Hitze.
5. Verlangen nach Salz und Saurem, Abneigung gegen Brot.
6. Mangel an Lebenswärme.
7. Kann in Gegenwart anderer keinen Urin lassen.
8. Großer Durst.
9. Besserung durch Aufenthalt an der See.
10. Besserung durch kaltes Abwaschen.

Oleander

Klinische Diagnosen:
Milchschorf, Ekzeme mit Betonung des Kopfes und der retroaurikulären Region, Intertrigo, Gehörgangsekzem, Kopfläuse.

Symptome der Haut:
Betont nässende und stinkende Ekzeme, besonders am Haarrand, hinter den Ohren und im Gesicht.
Das Jucken wird beim Auskleiden verstärkt, vor allem abends.
Die Haut ist hochgradig empfindlich und wird durch Kratzen oder schon durch die Reibung der Kleidungsstücke wund. Die Haut färbt sich rot nach Kratzen.
Das Mittel ist häufig mit gastrointestinalen Symptomen assoziiert.
Bei HAHNEMANN (36) finden sich bezüglich der Haut u. a. folgende Mittelsymptome:
Symptom 37: „Fressendes Jucken wie von Läusen auf dem ganzen Haarkopfe, das zum Kratzen nötigte, abwechselnd den ganzen Tag."
Symptom 40: „Juckender Blüthen-Ausschlag auf dem Haarkopfe."
Symptom 85: „Ein juckendes Fressen auf dem rechten Backen."
Symptom 93: „Unausgesetztes Wuwwern im linken Ohre."
Symptom 42: „Nachts, beständiges beissendes Jucken auf dem Haarkopfe, wie von Läusen."
Symptom 234: „Jucken am rechten Schulterblatte."
Symptom 243: „Empfindung von Jucken über der Ellenbogenbeuge."

Zusammenfassung der Haut-Leitsymptome:
1. Nässende Hautausschläge mit Betonung des Haarandes, hinter den Ohren und im Gesicht.
2. Starkes Jucken und Brennen, sowie klebrige Absonderungen.

3. Jucken schlimmer abends beim Auskleiden, sowie durch Wärme.
4. Kratzen bessert nur vorübergehend.
5. Rote Verfärbung der Haut nach Kratzen.

Allgemeine Charakteristika u.a.:
1. Starker Meteorismus, Völlegefühl und Flatulenz.
2. Spastische Darmkoliken und Wechsel von spastischer Obstipation mit explosiver Diarrhoe.
3. Extrasystolie, Herzbeklemmungen, Angina pectoris.
4. Unwillkürlicher Stuhlabgang beim Abgang von Flatus.
5. Schmerzlose Lähmungen.

Petroleum

Klinische Diagnosen:
Hautausschläge trocken, rhagadenbildend, Fissuren, Pusteln, Wundheilungsstörungen, Hand- und Fingerekzeme, Kontaktekzem der Hände, Herpes, Milchschorf, Mykosen, Frostbeulen, seborrhoische Ekzeme, Furunkulose.

Symptome der Haut:
Die Hautsymptome des Petroleum-Patienten sind im Winter schlimmer, kein anderes homöopathisches Mittel weist diese Modalität so eindeutig auf.
Es sind trockene, rauhe, rissige, aufgesprungene Hände, die im Winter deutlich schlimmer sind und ganz mit Ekzemen bedeckt sind, im Sommer dagegen abheilen. Ausschläge an der Haut-Schleimhautgrenze, besonders an den Mundwinkeln, den Ohren, der Nase, am After und Skrotum. Schmerzhaftigkeit und Schrundenentwicklung.
„Auch Ekzeme hinter den Ohren mit wäßriger Sekretion. Feuchte Ausschläge auf dem Kopf.
Brennende und juckende Frostbeulen, bei denen Wärme bessert. Die kleinste Wunde eitert.
Herpetiforme Bläschen, die sich mit einer dicken gelben Kruste bedecken und nässen.
Der Juckreiz ist sehr stark. Kratzen verstärkt noch mehr, doch gibt es eine Linderung, wenn es blutig aufgekratzt wurde. Die Hautausschläge sind juckend und stark brennend, besonders nachts. Die Haut ist stellenweise heiß, an anderen kalt; Brennen im Gesicht und auf der Kopfhaut; die brennenden Stellen jucken sehr; rissige Hände mit blutigen Rissen (52)."
„Die Haut ist sehr empfindlich. Jede Bekleidung schmerzt, es ist ihr alles zu hart (51)."

Aufgesprungene Lippen, Fisuren in den Augenwinkeln, Blepharitis mit Verkleben der Lider und Ausfallen der Wimpern. Fissuren um das Ohr, Intertrigo und starkes Jucken.
Wundheit der Gelenkbeugen.

Bei HAHNEMANN (41) finden sich bezüglich der Haut u. a. folgende Mittelsymptome:
Symptom 95: „Viel Jucken auf dem Haar-Kopfe."
Symptom 96: „Jucken auf dem Haarkopfe; nach Kratzen, Schmerz wie wund."
Symptom 97: „Ausschlags-Blüthen auf dem Kopfe."
Symptom 112: Jucken und Trockenheit der unteren Augenlider."
Symptom 162: „Röte, Rohheit, Wundheit und feuchten hinter den Ohren."
Symptom 179: „Geschwürige Nasenlöcher."
Symptom 180: „Schorfe in der Falte des linken Nasenflügels, ohne Schmerz für sich."
Symptom 190: „Jucken im Gesichte."
Symptom 195: „Ausschlags-Blüthe im Mundwinkel, stechenden Schmerzes."
Symptom 197: „Aufgesprungene Lippen."
Symptom 429: „Ein glatter, roter Fleck auf der Eichel, ohne Empfindung."
Symptom 432: „Jucken und Nässen des Hodensackes."
Symptom 433: „Röte und feuchtende Wundheit an der einen Seite des Hodensackes."
Symptom 570: „Haut der Hände, spröde und rauh."
Symptom 571: „Aufgesprungene, rissige Haut der Hände, voll Schrunden."
Symptom 581: „Rauhe, rissige, aufgesprungene Fingerspitzen, mit stechenden und schneidenden Schmerzen."
Symptom 589: „Kleine juckende Blüthen im Winkel zwischen dem Hodensacke und Schenkel."
Symptom 661: „Schmerzhafte Empfindlichkeit der Haut des ganzen Körpers, jede Bekleidung schmerzt."
Symptom 662: „Es ist ihr alles zu hart, beim Sitzen und Liegen."

Zusammenfassung der Haut-Leitsymptome:
1. **Schmerzhafte, rissige, stark juckende Hautausschläge, schlimmer im Winter.**
2. **Juckreiz schlimmer tagsüber, schlimmer nachts.**
3. **Betonte Hautareale Fingerspitzen, Hände, Ohren, behaarter Kopf und Haut-Schleimhautübergang.**
4. **Nässend krustöse Ausschläge.**
5. **Schmerzhafte Empfindlichkeit der Haut gegenüber Druck, Berührung.**

Allgemeine Charakteristika:
„Das Kind, welches Petroleum benötigt, ist leicht beleidigt und leicht verletzbar. Es ist empfindlich gegenüber Geräuschen und Menschenmengen. Sie sind sehr kälteempfindlich. Die Hauterscheinungen bestehen vorwiegend aus Fissuren und Rissen der Gelenkbeugen, der Fingerspitzen, der Lippen, der Nasenöffnungen, des Afters und aus Ekzemen hinter den Ohren mit feuchten, krustenbildenden Absonderungen und viel Jucken. Sie erkälten sich leicht und leiden dann besonders unter akuten Blasenerkrankungen mit wundmachenden Sekreten und Krustenbildungen. Ohrenentzündungen neigen zu Perforation, zu Gehörgangsekzembildungen mit wundmachenden Sekreten. Auffallend sind vielleicht das Jucken der Augen und die geröteten Lidränder. Die Petroleum-Kinder haben oft Blasenreizungen und sehr oft Enuresis. Ganz charakteristisch ist die Rissebildung an der Haut der Hände, besonders aber an den Fingerspitzen, die sehr empfindlich und schmerzhaft bei Berührung sind, leicht bluten und an kalten Herbst- und Wintertagen aufspringen. Andere typische Erscheinungen sind die Verschlimmerung durch Bewegung, die Neigung zu See- und Reisekrankheit, sowie ein typischer Hinterkopfschmerz bei geistiger Anstrengung." (53)

Zusammenfassung der allgemeinen Charakteristika:
1. **Verschlimmerung im Winter.**
2. **Verschlimmerung durch passive Bewegung, wie Fahren im Auto oder auf dem Schiff.**
3. **Verschlimmerung durch Schreck, durch Ärger.**
4. **Verschlimmerung morgens und tagsüber.**
5. **Magenbeschwerden besser durch Essen.**
6. **Besserung durch Wärme, durch trockenes Wetter.**

Pix liquida

Klinische Diagnosen:
Ekzem.

Symptome der Haut:
Stark juckendes Ekzem, betont auf dem Handrücken, schlimmer nachts und blutend beim Kratzen.
Ein bekanntes Symptom des Mittels ist ein Schmerz, der von der linken oberen Brust bis nach hinten zum Rücken zieht.

Haut-Leitsymptome:
1. **Juckendes und überwiegend trockenes Ekzem, schlimmer nachts.**
2. **Fissuren und Risse der Haut, die beim Kratzen leicht bluten.**

Psorinum

Klinische Diagnosen:
Chronische Ekzeme, Papeln, Pusteln, Bläschen, krustöse Hautausschläge, mannigfaltige Manifestationen verschiedenster Hautaffektionen, Milchschorf, Haarausfall, fleckweiser Haarausfall, Akne vulgaris, retroaurikuläre Ekzeme, rezidivierendes Erysipel, Gerstenkörner, Nageldystrophie, Abszesse, Wärmeurtikaria, Anstrengungsurtikaria, Beugenekzeme, Frostbeulen.

Symptome der Haut:
Starkes Jucken der Haut. Verschlimmerung nachts im Bett, schlimmer auch durch Ausziehen, durch Tragen von Wollkleidung, durch Waschen, allgemein schlimmer auch im Winter und besser im Sommer, Ausschläge auch während schwacher Menses. Da bei Psorinum der Wetterwechsel von kalt zu warm verschlimmert, sehen wir auch im Frühling eine typische Verschlimmerungszeit.
Psorinum muß kratzen, bis es blutet. Sein Juckreiz treibt ihn zur Verzweiflung.
Bei starker Wärme oder Anstrengungen kann es zu urtikariellen Erscheinungen kommen.
Nach HERING ruft Psorinum „Hautausschläge verschiedenster Art hervor, zum Beispiel rosenartige Stellen über dem ganzen Körper, kleine Schwären mit großem, rotem Hofe, besonders am Unterleibe, feines, weiches, rotes Friesel; an Rücken und Gelenken sind dergleichen mehr, besonders aber krätzeähnliche Blasen zwischen den Fingern, Krätzeblasen am Hintern, Schrunden und Spalten."
Die Hautaffektionen haben hartnäckigen Verlauf und weisen trotz Waschens einen üblen Geruch auf, wie eben bei Psorinum alle Ausscheidungen einen üblen Geruch haben.
„Die Haut wirkt schmutzig trotz Waschens. Schmutziges, schwarzbräunliches, schlechtes Aussehen. Die Haut ist rauh, uneben, schuppig und springt leicht auf. Blutende Fissuren, so daß der Patient sich nicht richtig waschen kann. Die Haut der Hände wird dick, schuppig, rissig, bekommt kleinschuppige Eruptionen und sieht ungepflegt aus. Der Patient scheint immer schmutzige Hände zu haben. Viele Hautbeschwerden werden durch Baden und Bettwärme schlimmer. Die Haut juckt in der Wärme, besonders in der Bettwärme und wenn Wolle getragen wird. Der Kranke kratzt die betreffende Stelle wund, so daß sich neue Schorfe bilden. Beim Abheilen juckt es wieder und dann muß er von neuem kratzen. Beine und Arme sind wund und schorfig vom Kratzen. Heftiges Jucken in der Bettwärme, auch wenn kein Ausschlag besteht. Ekzem des behaarten Kopfes und des Gesichtes. Krusten bilden sich unter dem Haar. Das Haar fällt aus. Durch die feuchte Absonderungen werden die Krusten abgehoben und man sieht neue Bläs-

chen. Die Stellen sehen wie rohes Fleisch aus und jucken und prickeln derart, daß z. B. Kinder die Finger nicht davon lassen können. Schlimmer nachts, durch Bettwärme, durch Wärmeapplikationen, durch Zudecken, kurz durch Luftabschluß in jeder Form. Gebessert durch kalte Luft, obwohl der Patient ansonsten überaus empfindlich gegen kalte Luft und Kälte in jeder Form ist. Das nässende Sekret riecht aashaft und erregt Brechreiz. Der üble Geruch ist ein derart charakteristischer Zug des Psorinum-Bildes, daß man ihn besonders hervorheben muß. Papeln, Wärzchen, Krusten, Furunkel, Bläschen und andere Eruptionen sondern ein wäßriges Sekret ab, die Haut wird verdickt und infiltriert, und unter den alten Krusten entstehen neue Herde; Wundsein, Jucken, Stechen, Krabbeln, Bluten." (54)

Zusammenfassung der Haut-Leitsymptome:
1. **Haut wirkt schmutzig und ungepflegt, rauh und ungesund.**
2. **Furchtbares und zur Verzweiflung treibendes Jucken, schlimmer durch Warmwerden, Bettwärme, nachts, durch Waschen, im Frühling, durch Tragen von Wolle.**
3. **Ständiges Kratzen bis zum Bluten der Haut.**
4. **Hautausschläge meist im Winter.**
5. **Die Wärmeverschlimmerung des Hautjuckens widerspricht dem all gemeinen Wärmeverlangen und der Frostigkeit des Psorinum-Patienten.**

Allgemeine Charakteristika:
Hervorstechende Empfindlichkeit gegen Kälte und Luftzug, das ständige Frieren des Patienten, der sich gar nicht warm genug anziehen kann. Er neigt zu sehr massiven und oft übelriechenden Schweißen am ganzen Körper oder auch nur an einzelnen Körperteilen. Auch übelriechender Nachtschweiß kommt vor. Seine Stimmungslage ist von Schwermut, Hoffnungslosigkeit und tiefer Verzweiflung geprägt. An Tage vor einer Krankheitsattacke fühlt er sich aber auffallend wohl (55).
Allgemeine Verschlimmerung auch vor und während eines Sturmes, durch Sonne, durch Fahren im Auto. Besserung durch Wärme (außer beim Hautjucken). Besserung durch Essen.

Zusammenfassung der allgemeinen Charakteristika:
1. **Verzweiflung, Hoffnungslosigkeit, Depression.**
2. **Große Empfindlichkeit gegen Kälte.**
3. **Neigung zu profusen Schweißen.**
4. **Reaktionsmangel.**
5. **Wohlbefinden am Tage vor einer Krankheitsattacke.**
6. **Übler Geruch aller Ausscheidungen.**
7. **Besserung durch Wärme, Ruhe, Essen.**

Pulsatilla

Klinische Diagnosen:
Wärmeurtikaria, Ekzem, Akne, variköse Geschwüre, Exantheme, Frostbeulen, bläuliche Hautverfärbungen, Naevi.

Symptome der Haut:
Jucken und Brennen, schlimmer abends und nachts vor Mitternacht. Bettwärme verschlimmert; Urtikaria mit brennendem Jucken nach fetten Speisen; ein anderes Hauptsymptom ist wie bei Lachesis die bläuliche Hautfarbe; sie kann marmoriert, fleckig oder stellenweise lila sein (57).
„Starkes Jucken am ganzen Körper; unablässiges Jucken am Tage und am stärksten gegen Abend zu; schlimmer nachts vor dem Schlafengehen; hält auch die Nacht über an; Reiben mit der Frottierbürste bessert; morgens ist er fast völlig frei von Jucken; Fahren in kalter Luft verschlimmert das Jucken, das den ganzen Winter in längeren Abständen und geringerem Ausmaße wiederkehrt." (58)
„Hautausschlag am Rücken, den Unterschenkeln und Knöcheln, von dunkler, bläulich-roter Farbe, mit mehr oder weniger Jucken während des Tages, aber nachts im warmen Bett ist das Jucken im höchsten Maße unerträglich." (59)
Die Haut fühlt sich heiß an, obwohl kein Fieber vorliegt.
Es gibt zu diesem Mittel keine allzu viele spezifische lokale Symptome an der Haut. Die Auswahl von Pulsatilla bei Hautleiden wird man daher stets über die allgemeinen Symptome treffen müssen, die mit dem Krankheitsbild an der Haut assoziert sind.

Bei HAHNEMANN (37) finden sich bezüglich der Haut u. a. folgende Mittelsymptome:
Symptom 141: „Ein beissendes Jucken auf dem Haarkopfe."
Symptom 142: „Auf dem Haarkopfe kleine, wie geschwürig schmerzende Geschwülste."
Symptom 197: „Jucken in der Gegend des Kinns, vorzüglich abends."
Symptom 534: „Beissendes Jucken unter der Vorhaut an der Eichel."
Symptom 536: „Früh, in und außer dem Bette, Jucken des Hodensacks."
Symptom 698: „Am Tage ein Jucken am Halse und an den Backen; wenn man kratzt, so entstehen Blüthchen."
Symptom 699: „Am Halse, unter dem Kinne, Ausschlag von Blüthchen, die bei Berührung schmerzten."
Symptom 710: „Jucken im Rücken und über den Lenden."
Symptom 757: „Ein fressendes Jucken an der Spitze des Ellbogengelenks, wie Jucken und Reiben von Schafwolle."

Symptom 778: „Wasser enthaltende Blüthchen zwischen den Fingern, mit feinstechendem Schmerze, wie von einem eingestochenen Splitter, wenn man sie befühlt, oder die Finger bewegt."
Symptom 905: „Beissendes Jucken hie und da in der Haut."
Symptom 906: „Jucken auf dem Fußrücken und zwischen den Brüsten, früh im Bette."
Symptom 907: „Juckend feinstechende Empfindung in der Haut, wie von vielen Flöhen."
Symptom 908: „Ein brennendes Jucken vor Mitternacht, wenn er im Bette warm wird, am ganzen Leibe, welches durch Kratzen heftiger wird; er kann die Nacht nicht davor schlafen; am Tage wenig, und nur, wenn er sich warm gegangen hat, oder sich reibt; man sieht keinen Ausschlag."
Symptom 910: „Rote, heiße Flecken am Körper, die sich zu Knoten, wie von Brennnesselberührung, erheben, von fressend juckendem Schmerze."

Zusammenfassung der Haut-Leitsymptome:
1. Hautjucken schlimmer abends, vor Mitternacht.
2. Hautjucken schlimmer durch Wärme und Besserung durch Kälte.
3. Urtikaria durch Wärme.

Allgemeine Charakteristika:
HERING (56) beschreibt Pulsatilla als „sanfte, freundliche und nachgiebige Anlage, jammert über alles; ist traurig und verzagt; weint um alles; kann vor lauter Weinen kaum ihre Symptome angeben." Tröstet man die Patientin, dann hilft ihr das auch spürbar, und das Weinen, das die Schilderung ihrer Beschwerden begleitete, läßt nach. Pulsatilla ist von meist sehr einnehmendem, milden Wesen, was natürlich nicht zwingend immer so sein muß. Auch das Gegenteil ist möglich, jedoch viel seltener.
Ihre Stimmungen sind auch sehr wechselnd und veränderlich.
Sie friert zwar leicht und erkältet sich auch leicht, Wärme verschlimmert jedoch fast alle ihre Beschwerden, z. B. auch das Hautjucken.
Abends und speziell in der Zeit vor Mitternacht geht es ihr schlechter.
Zimmerwärme, Ruhe und die prämenstruelle Phase verschlimmern, während Bewegung im Freien, in kühler Umgebung und vor allem natürlich der tröstende Zuspruch bessern.
Zu den allgemeinen Mittelsymptomen muß man rechnen: Die allgemeine Neigung, sich zu erkälten, die Beschwerden durch nasse Füße, Beschwerden durch Fett, die Durstlosigkeit sogar im Fieber, die zu späte oder gar aussetzende oder zumindest unregelmäßige Menses, die dicken und meist gelb-grünlichen Schleimhautabsonderungen usw.
Finden sich nun bei einer Neurodermitis-Patientin u. a. obige Symptome, dann wird Pulsatilla in der Lage sein, ihre Neurodermitisbeschwerden zu heilen.

Zusammenfassung der allgemeinen Charakteristika:
1. Mildes, nachgiebiges Wesen.
2. Neigung zum Weinen.
3. Besserung durch Trösten.
4. Verschlimmerung durch Wärme, abends und vor Mitternacht.
5. Erleichterung durch kalte Anwendungen und in der frischen Luft.
6. Durstlosigkeit.

Rhus toxicodendron

Klinische Diagnosen:
Nässende und vesikulöse Hautausschläge, Herpes simplex und Herpes zoster, Kopfekzeme, Impetigo, Kälteurtikaria, Scharlach, Masern, Windpocken, Pemphigus, Purpura hämorrhagica, Erysipel, Abszeß, Furunkel, Karbunkel, Warzen, Hühneraugen, Frostbeulen.

Symptome der Haut:
Im allgemeinen ist Rhus-toxicodendron weniger bei trockenen, als vielmehr bei nässenden und krustösen Ausschlägen indiziert. Vorherrschend sind Eruptionen von Bläschen, Blasen, Quaddeln und Herpesbläschen. Die Bläschen bilden oft Krusten, aus denen ein dünnflüssiges Sekret sickert, was Kribbeln, Brenngefühle und starkes Jucken verursacht.
Die Beschwerden werden nachts und in der Bettwärme verschlimmert, die vorherrschende Verschlimmerungszeit von Rhus toxicodendron tritt nachts auf mit einem Höhepunkt meist ab Mitternacht.
Die Haut ist meist hochgradig entzündet und berührungsempfindlich, sogar kalte Luft auf der Haut vermag schon Schmerzen auszulösen, desweiteren verträgt Rhus toxicodendron kein kaltes Wasser auf der Haut.
Die Hautbeschwerden wie Ödem, Brennen und intensives Jucken werden durch Kratzen eher verschlimmert, es tritt hierdurch keine Erleichterung ein. Von manchen Patienten wird angegeben, daß es hilft, wenn man die betreffende Stelle mit Wasser abbrüht, so heiß, wie es eben ertragen wird.
„Exanthem im allgemeinen; Brennen; brennendes Jucken; pustulös; mit Schwellung; Hautflecken; wie Milchschorf; feucht; wie Urtikaria; blau, mit Erysipel, schorfig; spannend oder mit Engegefühl darin; pockenförmig; schwarz; eitrig; Zona oder Zoster; Petechien; Stechen; Kitzeln; Blasen breiten sich manchmal das Glied nach oben aus und sind manchmal kreisförmig, breiten sich mit einem vorausgehenden roten Rand aus, der allmählich zu einer Blase wird, der rote Rand bleibt dabei weiterhin vorn (wenn die

Ränder schwarz sind, gebe man Ars.); Jucken, schlimmer nach Kratzen." (60)
„Stechen und Prickeln auf der Haut, Brennen nach Kratzen." (61)
Es kommt in der Folge von Durchnässung zu Urtikaria.
Zu den allgemeinen Mittelzügen gehört:
Große Ruhelosigkeit, muß sich ständig bewegen.
Die Verschlimmerung durch Ruhe und die Besserung durch fortgesetzte Bewegung.
Kälte verschlimmert. Folgen von Kälte und Nässe.
Besserung durch Wärme im allgemeinen.

Zusammenfassung der Haut-Leitsymptome:
1. **Vesikulöse, pustulöse und feuchte Hautausschläge.**
2. **Brennen, Ödeme der betroffenen Hautareale und intensives Jucken, das durch Kratzen nicht gebessert wird.**
3. **Starke Berührungsempfindlichkeit der Haut und Empfindlichkeit gegen kalte Luft.**
4. **Besserung der Beschwerden durch Bewegung, Verschlimmerung nachts durch Ruhe.**

Zusammenfassung der allgemeinen Charakteristika:
1. **Starker Bewegungsdrang.**
2. **Geistige und körperliche Ruhelosigkeit.**
3. **Verschlimmerung durch Kälte, von Nässe und Feuchtigkeit.**
4. **Besserung durch fortgesetzte Bewegung und Wärme.**

Sarsaparilla

Klinische Diagnosen:
Ekzem, Herpes genitalis und labialis, Analekzem, Milchschorf, Rhagaden, Indolente Ulcera, Keratosis plantaris.

Symptome der Haut:
Sarsaparilla zeigt trockene, verhärtete und faltige Haut mit der Neigung zur Rissigkeit besonders an Händen und Füßen. Die Hautausschläge jucken sehr stark, wobei hier Wärme und Waschen verschlimmert. Auch die Zeit des Frühjahrs vermag die Hautausschläge zu aktivieren. Vor der Regel ist es schlimmer. Beim Kratzen wechselt der Juckreiz oft seine Lokalisation.
Bevorzugte Stellen sind die behaarte Kopfhaut, das Gesicht, die Oberlippe, die Genitalgegend und die Handteller und Fußsohlen.
Ein charakteristisches Symptom von Sarsaparilla sind bläuliche Flecke der Haut.

Auch die Bildung von Quaddeln, Papeln, Pusteln und Bläschen kommt durchaus in Betracht.
Nächtliches Jucken am After.
Im allgemeinen betrifft Sarsaparilla mehr den chronischen Ekzematiker.
Bei Kindern soll es vor allem bei abgemagerten Kindertypen passen, vor allem dann, wenn die Abmagerung der Kinder von oben nach unten geht.
Bei HAHNEMANN (66) finden sich bezüglich der Haut u. a. folgende Mittelsymptome:
Symptom 87: „Jucken hinten auf dem Haarkopfe."
Symptom 124: „Juckender Ausschlag unter der Nase."
Symptom 133: „Feinstechendes Jucken im Gesichte und auf dem Haarkopfe, so wie um den Hals und die Schultern, mit grossem Wärme-Gefühl an diesen Theilen, nach Kratzen sogleich an einem andern Orte beginnend."
Symptom 135: „Juckendes Blüthchen am Backen, das sich weit umher entzündete, mit argem Brennen, einen dicken, großen Schorf ansetzte und an der freien Luft schmerzte."
Symptom 137: „Pusteln in der Mitte der Stirn."
Symptom 140: „Ausschlags-Blüthchen an den Seiten des Kinnes, mit Jucken, bald Eiter in der Spitze fassend."
Symptom 288: „Wundheits-Schmerz am After weckt ihn nachts auf und geht dann in ein brennendes Jucken über, das den ganzen Tag fortwährt."
Symptom 340: „Vor der Regel, drei Tage, juckender Stirn-Ausschlag, der nach Reiben brennt und nässt."
Symptom 341: „Bei Eintritt der Regel, Wundheit der rechten Schoss-Beuge und Harndrängen."
Symptom 428: „Jucken auf der Hand und den Fingerrücken."
Symptom 440: „Flechten auf den Händen."
Symptom 441: „Grosse Schrunden in der Haut des Daumens, brennenden Schmerzes."
Symptom 488: „Jucken, jeden Abend vor Schlafengehen, was sich im Bette verliert."
Symptom 489: „Jucken am Vorderarme, nach der Hand zu, und an der Inseite des Knies, über der Kniekehle, vorzüglich abends, im Bette."
Symptom 490: „Stechendes Jucken über den ganzen Körper, abends, von 5 bis 7 Uhr, und früh beim Aufstehen."
Symptom 493: „Jucken am ganzen Körper, hie und da, am ärgsten abends, vor und nach dem Niederlegen, durch Kratzen sehr vermehrt."
Symptom 496: „Rote Blütchen von der Grösse eines Stecknadel-Kopfes, ohne Feuchtigkeit, auf dem Rücken und en Oberschenkeln, nur in der Wärme (fressend) juckend, was durch Kratzen nur kurz vergeht."

Symptom 499: „Frieselblüthen, sobald er aus der warmen Stube an die kalte Luft kommt."

Zusammenfassung der Haut-Leitsymptome:
1. **Trockene und rissige Hautausschläge betont an den Extremitäten, den Händen und Füßen.**
2. **Heftiger Juckreiz, schlimmer durch Waschen, Wärme, im Frühling, vor der Regel.**
3. **Vesikulöse, pustulöse und schmerzhafte Hautausschläge, schlimmer im Freien.**
4. **Afterjucken nachts.**

Allgemeine Charakteristika:
Ein Charakteristikum von Sarsaparilla ist der weiße Sand im Urin der Kinder.
Im Gegensatz zu Lycopodium hat Sarsaparilla mehr spärlichen, flockigen Harn, auch hat Lycopodium mehr den roten Satz. Wegen eines heftigen Schmerzes am Ende des Wasserlassens schreien die Kinder laut auf, wenn sie urinieren wollen, oder sie schreien am Ende des Urinierens. Der Harn kann im Stehen besser fließen als im Sitzen wegen des Sphincterspasmus, wenn sich der Kranke zum Urinieren hinsetzt. Beim Urinieren kann Luft aus der Harnröhre entweichen.

Zusammenfassung der allgemeinen Charakteristika:
1. **Abmagerung der Kinder von oben nach unten.**
2. **Blasentenesmus mit starken Schmerzen am Ende des Wasserlassens.**

Sepia

Klinische Diagnosen:
Beugenekzeme, Mykosen, Akne rosazea et vulgaris, Herpes, Ikterus neonatorum, Milchschorf, Haarausfall, Sommersprossen, Nageldystrophie, Vitiligo, Naevi, Warzen, Handekzeme, rissige Handrücken, Chloasmae, Kälteurtikaria.

Symptome der Haut:
Typische Sepiasymptome an der Haut sind besonders die bläschenartigen Hautausschläge in den großen Gelenkbeugen, z. B. Kniekehle, aber auch im Handteller. Auch rissige, trockene und schmerzhafte Hautausschläge der Hände sind recht typisch.

Die Hautaffektionen jucken stark, sind auch schmerzhaft, Kratzen lindert nicht.
Am Handteller und an den Fingern schilfert die Haut ab, die Finger- und Zehennägel sind deformiert.
Im Winter kommt es zur Verschlimmerung insbesondere der Beugen- und Handekzeme.
Im allgemeinen werden die Ekzeme der Sepia-Patientin meist durch den Winter, Kälte und Nässe allgemein, Schneeluft, durch Zorn und vor und während der Regel und durch Warmwerden im Bett verschlimmert.
Bekannt ist die Ausbildung von ringförmigen und scharf abgegrenzten Effloreszenzen, wie man sie häufig bei Mykosen sehen kann. Auf der Nase befindet sich ein gelber Sattel, der sich über die Wangen weiter erstreckt. Im meist fettigen und von Mittessern behafteten Gesicht breitet sich ein schmetterlingsartiges Ekzem oder eine Akne rosazea aus. Auf der Oberlippe befindet sich ein zarter und kaum zu sehender Haarflaum. Auf der Stirn finden sich braune Flecke. Der Hals wird anfallsweise (hektisch) rotfleckig, was sich bis auf die obere Brust ausbreiten kann.

Bei HAHNEMANN (66) finden sich bezüglich der Haut u. a. folgende Mittelsymptome:
Symptom 326: „Gelbe Flecke im Gesichte und ein gelber Sattel quer über die Oberbacke und Nase."
Symptom 355: „Gelbheit um den Mund."
Symptom 356: „Flechten-Ausschlag auf den Lippen."
Symptom 357: „Nässender Blüthen-Ausschlag am Rande des Rothen der Oberlippe."
Symptom 360: „Ausschlag im Mundwinkel mit Schmerz bei Berührung."
Symptom 369: „Juckende Ausschlags-Blüthen am Kinn."
Symptom 1190: „In den Ellbogen-Beugen, Jucken."
Symptom 1194: „Juckende Schärfe hinten an beiden Ellbogen."
Symptom 1211: „Abschälen der Haut der innern Hand-Fläche."
Symptom 1213: „Ein rundlicher, hellroter Fleck im Ballen der rechten Hand, mit heftigem Jucken, durch Kratzen nicht zu tilgen, Abends."
Symptom 1348: „Ausschlags-Blüthen auf den Fussrücken, arg juckend, bis zum blutig Kratzen."
Symptom 1440: „Jucken und juckende Blüthen in den Gelenken, besonders in der Ellbogen-Beuge und Kniekehle, und am Fuss-Gelenke, Abends und früh mehr, als am Tage."
Symptom 1445: „Die Oberhaut schält sich auf grösseren und kleineren, meist rundlichen Flecken, vorzüglich an Händen und Fingern, schmerzlos ab."
Symptom 1446: „Weinrote Flecken am Hals und unter dem Kinn, ohne Empfindung."

Zusammenfassung der Haut-Leitsymptome:
1. **Gelber Sattel über dem oberen Teil der Wangen und der Nase.**
2. **Beugenekzeme vesikulös, sowie rissige Ekzeme an den Händen.**
3. **Starkes Jucken und Schmerzhaftigkeit, Kratzen lindert nicht.**
4. **Verschlimmerung durch Kälte, im Winter, durch Schneeluft, durch Warmwerden im Bett.**
5. **Ringförmige Effloreszenzen.**

Allgemeine Charakteristika:
Sepia zählt zu den wohl wichtigsten Homöopathika. Seine Verordnung wird sich immer auf die allgemeinen Charakteristika des Mittels stützen müssen. Zumindest einige davon seien hier genannt:
„Die Fähigkeit natürlicher Liebesempfindung oder Zärtlichkeit scheint ihr fast ganz zu fehlen. Eine Mutter sagt etwa: ‚Ich weiß, ich sollte meine Kinder und meinen Mann lieben; früher habe ich sie auch wirklich geliebt, aber jetzt ist mir jedes zärtliche Gefühl für sie verlorengegangen.' Die Liebe ist nicht tief genug, es fehlt die letzte Verwirklichung und die Möglichkeit des gefühlsmäßigen Ausdrucks. Die Liebe als solche bleibt wohl bestehen, aber die Liebesbezeugungen werden vernachlässigt. Das Gefühlsleben stirbt ab." (67)
Es scheint der Patientin an der Fähigkeit zu fehlen, liebevoll und zärtlich zu sein.
Sie weint leicht, wird gleichgültig gegen alles, gegen ihre Pflichten, ihre Familie, gegen die Menschen, die ihr eigentlich am meisten am Herzen liegen. Zu ihrer Depression gesellt sich ihre Reizbarkeit, die bis zum Jähzorn gehen kann, ja bis zur Gehässigkeit (68), vor allem in der prämenstruellen Phase. Sie kann es nicht ertragen, wenn man ihr widerspricht, macht es anderen durch ihren ständigen Widerspruchsgeist aber sehr schwer. Sie ist hochgradig empfindlich gegenüber Lärm und Gerüchen. Sie verträgt es überhaupt nicht, getröstet zu werden.
Körperlich muß wohl erwähnt werden die zu späte und schwache Regelblutung, die Neigung zum Abort, die Abneigung gegen Koitus, der stark abwärtsdrängende Schmerz in den Geschlechtsteilen, die profusen und übelriechenden Schweiße und die nach oben ziehenden Hitzen bei gleichzeitig großer Kälteempfindlichkeit, das Schwächegefühl im Magen, welches selbst durch reichliches Essen nicht gebessert wird, während die Übelkeit durch Essen gebessert wird, die Obstipation mit sehr hartem großknolligem Stuhl, der üble Geruch aller Ausscheidungen (Schweiß, Stuhl, Harn, Regelblut), die kalten Extremitäten und die Besserung aller Beschwerden durch Bewegung in frischer Luft und allgemein körperliche Aktivität.

Zusammenfassung der allgemeinen Charakteristika:
1. **Traurigkeit, Weinen, Abneigung gegen Gesellschaft.**

2. Verlust der Zuneigung zu nahestehenden und geliebten Personen.
3. Gelber Sattel über den oberen Teil der Wangen und Nase.
4. Beschwerden, die mit uterinen Störungen verbunden sind; während oder nach der Geburt und im Klimakterium.
5. Venöse Plethora.
6. Gefühl des Herabdrängens im Abdomen und Rücken, als ob alles aus der Vagina hervortreten wollte, gebessert durch Sitzen mit übereinander geschlagenen Beinen.
7. Leere- und Schwächegefühl im Epigastrium, was durch Essen nicht gebessert wird.
8. Übelkeit, die durch Essen gebessert wird.
9. Schmerzen, die nach oben schießen.
10. Besserung durch heftige Anstrengung.
11. Große Kälte-Empfindlichkeit.

Sulphur lotum

Klinische Diagnosen:
Ekzem, Milchschorf, Akne, Pusteln, Impetigo, Psoriasis, Atherom, Gerstenkorn, Perleche, Wolf, Kontaktallergie, Warzen, Vitiligo, Wundheilungsstörungen.

Symptome der Haut:
Das Sulphur-Bild wird charakterisiert durch meist trockene und rauhe Ekzeme, die heftigen Juckreiz und starkes Brennen der Haut verursachen. Kratzen bessert den Juckreiz zwar für einen Moment, es folgt darauf aber ein sehr starkes Brennen. Das Jucken wird durch Bettwärme, oder auch Wärme im allgemeinen verschlimmert, auch Tragen von Wolle auf der Haut sowie Waschen verschlechtert deutlich.
Die Haut wirkt ungesund und ungepflegt.
Zwischen den Fingern finden sich vesikulöse Hautausschläge, die ebenfalls stark juckend sind und durch Bettwärme und Waschen verschlimmert werden.
In den Kniekehlen herrschen mehr trockene Ekzeme vor.
Hitzegefühle in den betroffenen Hautarealen.
Es ist jedoch fast jede Effloreszenz bei Sulphur möglich.
Neben dem Juckreiz ist besonders das sehr heftige Brenngefühl charakteristisch für Sulphur, welches nicht nur Hauteruptionen begleitet, sondern bei fast allen Beschwerden anzutreffen ist.
Es besteht eine unangenehme Hautausdünstung, die sich trotz Waschen nicht bessert.

Zusammenfassung der Haut-Leitsymptome:
1. Heftiges Jucken, erleichtert durch Kratzen, dem Brennen folgt.
2. Hautausschläge juckend, schlimmer durch Bettwärme, Tragen von Wolle, Waschen und Baden.

Sulphur wurde von HAHNEMANN zum Hauptmittel der Psora ernannt, woraus man die große Bedeutung erkennen kann, die er gerade diesem Mittel zuschrieb. Das Mittel wurde bis heute wohl am besten geprüft, allein bei ALLEN finden wir zu Sulphur 4048 und in den chronischen Krankheiten von HAHNEMANN 1969 Symptome angegeben.

Trotz dieser großen Vielzahl möchten wir zumindest noch einige der recht typischen allgemeinen Mittelzüge nennen:

Brennen der Fußsohlen nachts, so daß es unbedingt erforderlich wird, die Füße aus dem Bett herauszustrecken; Rötung von Körperöffnungen (Mund, Ohren, Nase, Vagina, Harnröhrenmündung, After) mit Brennen; Hungergefühle und Schwächegefühle meist gegen 11 Uhr; Diarrhoe am frühern Morgen, die aus dem Bett treibt; Beschwerden sind schlimmer am Morgen, durch Stehen und durch Bettwärme; Durst groß und wenig Appetit; es ist dem Sulphur-Patienten immer zu warm, und er verlangt nach leichter Kleidung, wie z. B. bei Kindern, die sich nicht warm anziehen lassen wollen; es kommt zu Wallungen und Hitzegefühlen auf dem Scheitel; nachts wird er durch das kleinste Geräusch geweckt; er hält nicht viel auf sich, er ist unordentlich ud vernachlässigt sein Äußeres; Kritik läßt ihn unbeeinträchtigt; starkes Süßverlangen.

Zusammenfassung der allgemeinen Charakteristika:
1. Flauwerden, Hungergefühl und Schwäche um 11 Uhr früh.
2. Hautausschläge mit Jucken und Brennen.
3. Brennen als Leitsymptom bei fast allen Beschwerden.
4. Rötung einzelner Körperteile, speziell der Körperöffnungen.
5. Verschlimmerung aller Beschwerden durch Bettwärme und Waschen.
6. Diarrhoe morgens aus dem Bett treibend.
7. Verlangen nach Süßem, Zucker und auch Saurem.

Tuberculinum bovinum Kent

Klinische Diagnosen:
Chronisch verlaufende Ekzeme, Mykosen, Abszesse und Furunkel der Achseldrüsen, Nässende Ekzeme, Erythema nodosum.

Symptome der Haut:
Generalisierte oder lokale Ekzeme mit starkem Juckreiz.

Der Juckreiz tritt auf beim Auskleiden, nachts im Bett, durch Darandenken, er wird besser durch heiß Baden. Hinter den Ohren kann es zu nässen beginnen. Auch im Bereich des behaarten Kopfes und in den Gelenkbeugen sind starke ekzematische Erscheinungen möglich.
Die Haut ist verschwitzt, auch nachts im Schlaf, die Wäsche gelb färbend.

Zusammenfassung der Haut-Leitsymptome:
1. **Mehr chronisch verlaufende stark juckende Ekzeme.**
2. **Juckreiz beim Auskleiden, nachts, durch Darandenken.**
3. **Besserung durch heiß Baden.**
4. **Zuweilen wird das Hautjucken in der frischen Luft schlechter, in der Ofenhitze besser.**
5. **Betonung des behaarten Kopfes, der retroaurikulären Region und der Gelenkbeugen.**

Tuberculinum bovinum Kent, auch eines der bedeutenden Homöopathika, wird immer über die allgemeinen Charakteristika gewählt werden, zu denen man auszugsweise zählt:
Die große Angst vor Dunkelheit und vor Hunden, die allgemeine Ruhelosigkeit trotz körperlicher Schwäche, Kinder antworten auf alle Fragen mit „Nein", sind unruhig, rennen herum, sind aggressiv und haben Wutanfälle. Tuberculinum liebt Reisen und Veränderungen allgemein. Er wechselt auch häufig den behandelnden Arzt. Erhebliche Erkältlichkeit. Verlangen nach frischer Luft, obwohl es ihn friert. Verschlimmerung durch geringe Anstrengungen. Verschlimmerung im geschlossenen Raum.
Verlangen nach kalter Milch, nach Salz und Speck, zuweilen nach Butter. Reaktionsmangel.
Tbc. der Vorfahren. Abwechselnde, widersprüchliche Symptome. Ständiger Symptomwechsel.
Kopfschmerzen bei Schülern. Rezidivierende Gerstenkörner.

Zusammenfassung der allgemeinen Charakteristika:
1. **Furcht vor Dunkelheit, vor Hunden.**
2. **Ruhelosigkeit, Verlangen nach Veränderung.**
3. **Ständiger Symptomwechsel.**
4. **Leicht beleidigt, eigensinnig.**
5. **Knie-Ellbogenlage im Schlaf.**
6. **Schweiß auf der Nase.**
7. **Verlangen nach Butter, Speck, kalter Milch.**

Vinca minor

Klinische Diagnosen:
Milchschorf, nässende Ekzeme, Impetigo.

Symptome der Haut:
Vinca minor wird vorzüglich bei nässenden oder impetiginisierenden Ekzemen der behaarten Kopfhaut oder des Gesichtes angewendet. Es kommt hier zu lokal starken Entzündungen und heftigstem Juckreiz. Die Hauteruptionen verkleben die Haare durch weiche und übelriechende Krusten, deren Berührung schmerzhaft ist. Durch die lokale Überempfindlichkeit der Haut kommt es durch Reiben und Kratzen, zu Wundheit und weiterer Entzündung.

Zusammenfassung der Haut-Leitsymptome:
1. **Nässende Ekzeme betont auf dem Kopf und im Gesicht.**
2. **Krustöse und übelriechende, die Haare verklebende Ekzeme.**

Viola tricolor

Klinische Diagnosen:
Ekzem, Milchschorf, Impetigo des behaarten Kopfes oder Gesichts.

Symptome der Haut:
Viola tricolor hat überaus ähnliche Bezüge zur Impetigo oder zum impetiginisierten Ekzem des behaarten Kopfes oder auch des Gesichts.
Ähnlich wie bei Vinca minor ist auch hier die Haut erheblich gereizt mit stark brennendem Juckreiz, besonders nachts. Bei starkem Nässen sondert sich eine dicke, eitrige und stark reizende Flüssigkeit ab. Es bilden sich dicke, gelbliche Krusten.
Die Ekzeme sind meist schlimmer im Winter.

Zusammenfassung der Haut-Leitsymptome:
1. **Nässende krustöse und impetiginisierende Hauteruptionen betont am behaarten Kopf und im Gesicht.**
2. **Verschlimmerung im Winter und nachts im Bett.**

Allgemeine Ratschläge für den Neurodermitispatienten

Im folgenden möchten wir betroffenen Patienten einige Tips und Verhaltensregeln geben, deren Befolgung teilweise doch wesentliche Erleichterung bringen kann:

1) Wahl des *Urlaubsortes:*
Unter Berücksichtigung der allgemeinen und auch der hautspezifischen Besonderheiten des Neurodermitikers hat sich ein Aufenthalt im Hochgebirge ab 1500 Meter, auf den Balearen, den Kanarischen Inseln und an der Nordsee bisher meist sehr positiv ausgewirkt.
Bei einem Aufenthalt in einer spezialisierten Hochgebirgsklinik gaben 78 % der Patienten eine deutliche Besserung an (23), an der Nordsee sogar 100 % (24).
Die positiven Effekte dürften mit der dort vorhandenen Allergenarmut, dem Klimaeffekt und wohl auch mit der durch den Kuraufenthalt einhergehenden psychischen Entspannung erklärt werden.
Die Urlaubsplanung sollte daher diese Tatsachen berücksichtigen.
Ein Aufenthalt in heißen und schwülen Ländern im Hochsommer bietet sicherlich nicht dieselben Vorteile.

2) Meidung von potentiellen *Allergenen im häuslichen Wohnbereich:*
Gerade deshalb, weil der Atopiker sich leicht gegenüber Inhalationsallergen sensibilisiert, sollte auf diesbezügliche Gefahren geachtet werden.
Der Verbreitung von Hausstaubmilben sollte durch eine geeignete Luftfeuchtigkeit von unter 65 % entgegengewirkt werden. Die Raumtemperatur sollte circa 20 Grad nicht überschreiten.
Bettzeug sollte waschbar sein.
Statt dicken Wollteppichen lieber Parkett oder Steinböden.
Auch Stofftiere oder Polstermöbel vermögen eine Hausstaubmilbenallergie zu fördern.
Zimmerpflanzen oder feuchte Wände bringen die Gefahr von Schimmelpilzen.
Viele Haustiere, besonders Katzen, Meerschweinchen oder Pferdekontakt können zur Tierhaarallergie prädisponieren.

3) Meiden von *toxischen Wohnraumluft-Belastungen:*
Substanzen wie Formaldehyd, Lösungsmittel, Holzschutzmittel usw. schädigen das ohnehin angeschlagene Immunsystem des Neurodermitikers zusätzlich.

Ratschläge

Auch können solche Substanzen über eine Veränderung von Oberflächenantigenen von Inhalationsallergenen unmittelbar allergisierende Auswirkungen haben.

Bei Hausbau oder Wohnungseinrichtung sollte daher auf ökologische Zusammenhänge geachtet werden.

4) Meiden von wärmeintensiven *Kleidungsstücken, Wolle* und *Synthetik*.
Auch das meist synthetische Firmenschild sollte vom Kragen entfernt werden. Kleidung sollte luftdurchlässig sein.

5) Häufiges *Baden* trocknet die Haut des Neurodermitikers zusätzlich aus. Er sollte also höchstens zweimal in der Woche baden, die Badedauer sollte 5–10 Minuten nicht überschreiten.
Die Wassertemperatur sollte nur knapp über 30 Grad liegen.
Kühles Abduschen morgens setzt körpereigenes Kortison frei, was durchaus hilfreich sein kann.
Seifen sollten äußerst sparsam, bei Kleinkindern überhaupt nicht verwendet werden.

6) Meiden von *Einmalwindeln* bei Säuglingen.
Die Einmalwindel führt zu Hitze- und Nässestau, was die Entstehung von Ekzemen und Pilzinfektionen fördert.
Verwenden Sie stattdessen eine Baumwollstoffwindel.

7) Schneiden Sie die *Fingernägel möglichst kurz*.

8) Das wichtigste für die Eltern ist aber, daß sie trotz der Schwere des Krankheitsbildes ruhig bleiben. Versuchen Sie, Ihrem Kind durch Ruhe und fürsorgliche Hinwendung Optimismus zu geben. Die Verzweiflung der Eltern und das Gefühl der Ohnmacht gegenüber der Erkrankung ist für das Kind spürbar und belastet es zusätzlich sehr stark, was weiteren Schüben den besten Nährboden gibt.

Zur homöopathischen Selbstbehandlung

Viele Patienten stellen uns die Frage, ob es nicht möglich ist, mittels der frei verkäuflichen verschiedensten „Taschenapotheken" eine eigenverantwortliche Selbstmedikation z. B. bei akuten Infekten durchzuführen.
Hiervor möchten wir warnen.
Denn was passiert, wenn z. B. eine Mutter anruft und erzählt, daß sie ihr Kind, welches vor kurzem oder auch schon vor längerer Zeit ein chronisch wirksames und damit ein für seine gesundheitliche Entwicklung äußerst wichtiges homöopathisches Mittel eingenommen hat, nun wegen tagelangem Fieber schon mit Belladonna, Ferrum phosphoricum und Arsenicum album behandelt hat, und es würde irgendwie nicht besser werden?
Bei diesem Kind wäre das akute individuelle Krankheitsbild durch die vielen Arzneimittel verwischt, das Auffinden des in diesem Krankheitsfall notwendigen Mittels also äußerst erschwert oder gar unmöglich.
Dazu kommt, daß akute Krankheiten auch Reaktionen des vorher gegebenen chronischen Mittels sein können, was keinesfalls gestört werden sollte, da sonst die Heilreaktionen unterbrochen oder gar ausgelöscht werden könnten.
Und drittens sollte – um die Wirkung des chronischen Mittels nicht zu irritieren – im akuten Krankheitsfall unbedingt ein zum chronischen Mittel passendes Folgemittel gewählt werden, da sonst antidotierende Wirkungen zum chronischen Mittel nicht auszuschließen sind.
Aus diesen Gründen ist eine Selbstmedikation abzulehnen.

Literaturnachweis

1) Hahnemann, S.: Reine Arzneimittellehre, Bd. 2, 1833, S. 274 u. 275, Haug Verlag
2) Mezger, J.: Gesichtete homöopathische Arzneimittellehre, Bd. 1, 7. Auflage, 1987, S. 244, Haug Verlag
3) Kent, J.T.: Arzneimittelbilder, 1958, S. 308-313, Haug Verlag
4) Kent, J.T.: Arzneimittelbilder, 1958, S. 210-225, Haug Verlag
5) Nash, E.B.: Leitsymptome in der homöopathischen Therapie, 6.Auflage, 1972, S. 64-68, Haug Verlag
6) Mezger, J.: Gesichtete homöopathische Arzneimittellehre, Band I, 7. Auflage, 1987, S. 294-300, Haug Verlag
7) Borelli, Prof. Dr. med. S., Rakoski, J., Prof. Dr. med. : Neurodermitis, 1992, S. 21, Falken Verlag
8) Korting, G.W.: Praxis der Dermatologie, 1982, S. 75, Georg Thieme Verlag
9) Atheron, D., Hanifin, J., Moroz, B., Norins, A., Hannaksela, M., Kracfchik, B., Mallory, S., Bonifazu, E., Sampson H.: Significance of food hypersensivity in children with atopic dermatitis. Pediatric Dermatology 3-1986, S. 161-174; Ring, J.: Nahrungsmittelallergie und atopisches Ekzem. Allergologie 7-1984, S.300-306; Sampson, H., McCaskill, C.: Food hypersensivity and atopic dermatitis: Evaluation of 113 patients. J.Pediatrica 85-1985, S.669-675).
10) Illing, S., Groneuer, K. J.: Neurodermitis – Atopische Dermatitis, 1991, S.107, Hippokrates Verlag
11) Nasemann, Th., Sauerbrey, W.: Hautkrankheiten und venerische Infektionen, 1981, S. 208, Springer Verlag
12) Engst, R., Prof. Dr. med. Dr. med. habil.: Symptome und Verlauf der Neurodermitis constitutionalis atopica. In Borelli, S., Prof. Dr. med. Dr. phil. Rakoski J., Prof. Dr. med.: Neurodermitis. 1992, S. 25-26, Falken Verlag.
13) Marghescu, S.: Die örtliche Behandlung der Neurodermitis atopica. Allergologie 10 (1987) Seite 519-522
14) Praxismed. Ausgabe 2/95. Seite 60
15) Hahnemann, S.: Die chronischen Krankheiten, Band I, S. 124, 2. Auflage, Karl F. Haug Verlag
16) Hahnemann, S.: Organon orginal, 1985, S.193-195, Barthel u.Barthel Verlag
17) Hahnemann, S.: Organon orginal, 1985, S. 77 ff., Barthel u.Barthel Verlag
18) Hahnemann S.: Organon orginal, 1985, S.178, Barthel u. Barthel Verlag
19) Barthel, H.: Charakteristika homöopathischer Arzneimittel, 1984, Seite 3-4, Barthel und Barthel Verlag
20) Barthel, H.: Homöopathische Schätze, 1994, S.62, Barthel und Barthel Verlag
21) Hahnemann, S.: Organon orginal, 1985, Seite 251, Barthel und Barthel Verlag
22) Hahnemann, S.: Organon orginal, 1985, Seite 252, Barthel und Barthel Verlag
23) Kneist, W., Rakoski, J.: Neurodermitis atopica: Klimatherapie im Hochgebirge. Allergologie 10 (1987) S. 531-535
24) Puerschel, W.: Neurodermitis atopica. Klimatherapie am Meer. Allergologie 10, (1987) S. 526-530
25) Mezger, J.: Gesichtete homöopathische Arzneimittellehre, 7.Auflage 1987, Bd.II, S. 1403-1409, Haug Verlag
26) Mezger, J.: Gesichtete homöopathischer Arzneimittellehre, 7. Auflage, Bd. I, S.26, Haug Verlag
27) Lathoud, J.A.: Materia Medica, 1986, Band II, S.737, Barthel und Barthel Verlag,
28) Kent, J.T.: Arzneimittelbilder, 1958, S.118, Haug Verlag
29) Kent, J.T.: Arzneimittelbilder, 1958, S. 9, Haug Verlag
30) Lathoud, J.A.: Materia Medica, 1986, Band I, S.229. Barthel u.Barthel Verlag
31) Dewey, W.A.: Homöopathie in der täglichen Praxis, 1992, 3. Auflage, S. 229, Barthel und Barthel Verlag
32) Mezger, J.: Gesichtete homöopathische Arzneimittellehre, 7. Auflage 1987, Band I, S.310, Haug Verlag

Literaturnachweis

33) LATHOUD, J. A.: Materia Medica, 1986, Band I, S.327, Barthel und Barthel Verlag,
34) HAHNEMANN, S.: Die chronischen Krankheiten, 1835, Bd. II, Haug Verlag
35) FARRINGTON, H.: Kompaktkurs Homöopathie, 1992, S.215, Barthel und Barthel Verlag
36) HAHNEMANN, S.: Reine Arzneimittellehre, 3. Auflage 1830, Band I, Haug Verlag
37) HAHNEMANN, S.: Reine Arzneimittellehre, 3. Auflage 1833, Band II, Haug Verlag
38) HAHNEMANN, S.: Die chronischen Krankheiten, 2. Auflage 1837, Band III, Haug Verlag
39) BARTHEL, H.: Charakteristika homöopathischer Arzneimittel, Band II, 1990, Barthel und Barthel Verlag
40) HAHNEMANN, S.: Die chronischen Krankheiten, 2. Auflage 1837, Band III, Haug Verlag
41) HAHNEMANN, S.: Die chronischen Krankheiten, 2. Auflage 1838, Band IV, Haug Verlag
42) FARRINGTON, H.: Kompaktkurs Homöopathie, 1992, S. 518, Barthel und Barthel Verlag
43) FARRINGTON, H.: Kompaktkurs Homöopathie, 1992, S.242, Barthel und Barthel Verlag
44) LATHOUD, J. A.: Materia Medica, 1986, Band I, S.130, Barthel und Barthel Verlag
45) MEZGER, J.: Gesichtete homöopathische Arzneimittellehre, 7. Auflage, Band II, S. 989, Haug Verlag
46) LATHOUD, J. A.: Materia Medica, 1986, Band II, S.1138, Barthel und Barthel Verlag
47) BORLAND, D.M.: Kindertypen, 1961, S. 12, Haug Verlag
48) BORLAND, D.M.: Kindertypen, 1961, S. 23, Haug Verlag
49) KENT, J.T. : Arzneimittelbilder, 1958, S.551-552, Haug Verlag
50) BORLAND, D.M.: Kindertypen, 1961, S. 19-20, Haug Verlag
51) MEZGER, J.: Gesichtete homöopathische Arzneimittellehre, 7. Auflage, Band II, S. 1124, Haug Verlag
52) LATHOUD, J.A.: Materia Medica, 1986, Band III, S.1295-1296, Barthel und Barthel Verlag
53) BORLAND, D.M.: Kindertypen, 1961, S.26-27, Haug Verlag
54) KENT, J.T.: Arzneimittelbilder, 1958, S.633, Haug Verlag
55) BOGER, C.M.: Materia Medica in: A synoptic key of the Materia Medica, 6th enlarged edition, S.282, Salzer & Co, Calcutta
56) NASH, E.B.: Leitsymptome in der homöopathischen Therapie, 15. Auflage 1988, S. 8, Haug Verlag
57) LATHOUD, J.A.: Materia Medica, 1986, Band III, S.1404, Barthel und Barthel Verlag
58) ALLEN, T.F. : The Encyclopedia of Pure Materia Medica, New York; Philiadelphia, 1874-1880
59) HALE, E.M.: Materia Medica and Special Therapeutics of the New Remedies, 5 ed., Vol 1.2. 1880-1886
60) GUERNSEY, H.N.: Key-notes to the Materia Medica: As Taught by Henry N. Guernsey, edited by Joseph C. Guernsey, Philadelphia, 1887
61) LIPPE, A.v.: Text Book of Materia Medica, Philadelphia, 1866
62) NOAK, A.; TRINKS, C.F.: Handbuch der homöopathischen Arzneimittellehre, Band I, Leipzig 1843 und TRINKS, C.F., MÜLLER, C.: Handbuch der homöopathischen Arzneimittellehre, Band II, Leipzig 1847
63) JAHR, G.H.G.: Manual of Homoeopathic Medicine, Part I Materia Medica,translated from the fourth edition, and edited, with additions, by P.F.Curie,London und Paris, 1847
64) JAHR, G.H.G.: Handbuch der Haupt-Anzeigen für die richtige Wahl der homöopathischen Heilmittel, 2. umgearb., verb. u. verm. Ausgabe, Düsseldorf, 1835
65) HERING, C.: The Guiding Symptoms of Our Materia Medica, Philadelphia, 1879-1891

66) HAHNEMANN, S.: Die chronischen Krankheiten, 2. Auflage 1839, Band V, Haug Verlag
67) KENT, J.T.: Arzneimittelbilder, 1958, S. 700, Haug Verlag
68) LATHOUD, J.A.: Materia Medica, 1986, Band III, S. 1514, Barthel und Barthel Verlag
69) FARRINGTON, H.: Kompaktkurs Homöopathie, 1992, S.342, Barthel und Barthel Verlag,
70) NASH, E.B.: Leitsymptome in der homöopathischen Therapie, 15. Auflage, 1989, S. 55, Haug Verlag
71) BRAUN-FALCO, O., PLEWIG, G., WOLF H. H.: Dermatologie und Venerologie, 1984, S. 313, 3. Auflage, Springer Verlag.
72) BRAUN-FALCO, O., PLEWIG, G., WOLF H. H.: Dermatologie und Venerologie, 1984, S. 322, 3. Auflage, Springer Verlag.

Abkürzungen:
Barthel, M., Künzli, J.: Repertorium Generale (RGD), Barthel und Barthel Verlag
Barthel, H: Synthetisches Repertorium (SR), Haug Verlag
Hahnemann, S.: Die chronischen Krankheiten (CK), Haug Verlag
Hahnemann, S.: Reine Arzneimittellehre (RA), Haug Verlag

Radke, D. / Eichler, R. / Eichler, K. / Barthel, M.

Kopfschmerz und Migräne
— homöopathisch therapiert

1992, 276 Seiten, geb. / ISBN 3-88950-084-6

Kopfschmerz und Migräne gehören heute zu den Krankheiten, mit denen gerade der niedergelassene Arzt nahezu täglich konfrontiert wird. Der hilfesuchende Patient wird je nach der Schwere des Krankheitsbildes erheblich in seiner Lebensqualität eingeschränkt und strebt deswegen eine möglichst rasche Heilung an.

Das einführende Kapitel „Grundsätzliches zur Homöopathie" gibt sowohl dem Anfänger wie auch dem Fortgeschrittenen eine Richtschnur in seinem therapeutischen Handeln. Nach einer exakten und kritischen Darstellung der gegenwärtigen schulmedizinischen Therapie wird zunächst das Prinzip der Homöopathie vorgestellt. Den Hauptteil stellen die Kasuistiken dar, die ein eindrucksvolles Bild der therapeutischen Möglichkeiten der Homöopathie zeichnen und als Anregung dienen.

Den Abschluß bildet ein umfangreiches Kopfschmerz-Repertorium, womit eine wertvolle Möglichkeit geschaffen wurde, zügig und zielgerecht zur Wahl des passenden homöopathischen Arzneimittels zu gelangen.

Die drei Autoren, homöopathische Ärzte, lassen hier ihre langjährige Erfahrung aus der Praxis einfließen.

Es ist ein ideales Buch für Homöopathen und jene, die „es mit der Homöopathie versuchen wollen".

BARTHEL & BARTHEL Verlag – Postfach 57 – 82069 Schäftlarn